U0270026

针灸适宜病种
优势技术组合治疗

主　编　冀来喜

副主编　王海军

编　委　曹玉霞　程艳婷　董爱爱　高兵兵
　　　　郭玲玲　胡芷君　冀雨芳　李上庆
　　　　孟　越　苗晋玲　马圣凯　邵晓旭
　　　　苏　瑶　武　杰　张中原　张国鑫
　　　　张京瑜　张　静　张维忱　周　君
　　　　朱新枝

人民卫生出版社

图书在版编目（CIP）数据

针灸适宜病种优势技术组合治疗 / 冀来喜主编. --
北京：人民卫生出版社，2018
ISBN 978-7-117-27097-7

Ⅰ.①针…　Ⅱ.①冀…　Ⅲ.①针灸疗法　Ⅳ.
①R245

中国版本图书馆 CIP 数据核字（2018）第 165015 号

人卫智网	www.ipmph.com	医学教育、学术、考试、健康，购书智慧智能综合服务平台
人卫官网	www.pmph.com	人卫官方资讯发布平台

针灸适宜病种优势技术组合治疗

主　　编：冀来喜
出版发行：人民卫生出版社（中继线 010-59780011）
地　　址：北京市朝阳区潘家园南里 19 号
邮　　编：100021
E - mail：pmph @ pmph.com
购书热线：010-59787592　010-59787584　010-65264830
印　　刷：北京画中画印刷有限公司
经　　销：新华书店
开　　本：710×1000　1/16　印张：15
字　　数：277 千字
版　　次：2018 年 8 月第 1 版　2018 年 8 月第 1 版第 1 次印刷
标准书号：ISBN 978-7-117-27097-7
定　　价：85.00 元

打击盗版举报电话：010-59787491　E-mail：WQ @ pmph.com
（凡属印装质量问题请与本社市场营销中心联系退换）

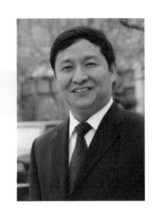

主编简介

　　冀来喜，男，汉族，1964 年 12 月生，山西中医药大学副校长，研究生学历，医学博士，博士生导师，国家二级教授。中国针灸学会常务理事，山西省针灸学会理事长。

　　主持科技部"十一五"支撑计划课题 1 项，参与 1 项；参与科技部"十二五"支撑计划课题 1 项；主持国家自然科学基金面上项目 5 项。获得省科技进步奖二、三等奖各 1 项，省教学成果奖二等奖 1 项，省高校科技进步奖一、二等奖各 1 项，获山西省学术技术带头人、山西省首批教学名师、山西省首批名医、山西省五一劳动奖章获得者、山西省卫生系统突出贡献者等荣誉称号，系山西省委联系的高级专家，享受国务院特殊津贴。

　　主要学术贡献：①对"新九针"疗法进行发扬光大，对颈腰椎病、关节病、神经性头痛等疑难顽疾有独到之处，提高了疗效。②独创"秩边透水道"针法，治疗泌尿生殖系统部分顽固疾患如慢性无菌性前列腺炎、前列腺增生、术后排尿困难等疗效显著。③提倡"埋线疗法"，对过敏性疾患如过敏性鼻炎、哮喘、荨麻疹和部分慢性顽固性疾患如慢性胃肠炎、胆囊炎、颈椎病等疗效满意。④致力于腧穴处方规范化的工作，提出了腧穴"胃病方""肠病方""降脂方""降压方"等针灸处方，弥补了针灸临床处方的不足。⑤倡导临床治病"以效为宗"，形成"针药结合、中西医融汇"特色。注重西医辨病、中医辨证归经，善于优势治疗技术的组合应用。

石学敏 序

针灸医学源远流长，数千年来在中华民族的大地上生生不息，为华夏文明和民族的繁衍，以及人类的健康事业发挥着重要的作用。中国是针灸医学的发祥地，中华民族对针灸医学的起源、发展和应用都做出了最伟大的贡献。目前世界上已有 183 个国家用针灸治疗疾病，针灸医学作为中华民族的瑰宝亦为世界人民所珍重。2010 年 11 月，中医针灸被列入联合国教科文组织"人类非物质文化遗产代表作名录"；2014 年，世界卫生组织"2014—2023 年传统医学战略"的制定，标志着中医针灸已成为全球"卫生服务中一个重要的组成部分"。2017 年针灸医学再次引起国际重视，法国医学团队肯定了针灸能有效缓解疼痛；美国麻省总医院研究也肯定了针灸可显著减轻慢性疼痛。美国国家科学、工程和医学学院于 7 月发布题为《疼痛管理与阿片类药物流行》的报告指出，近几十年来针灸止痛已成为普遍做法，包括针灸在内的一些非药物干预手段是止痛的有力工具。新华社华盛顿 11 月 20 日电讯称"针灸在美迎来发展好时机"。

面对国际针灸热的再度兴起，我们应该在针灸治疗病种和方案的优化方面做大量的工作，从而为国际医学界提供高效的针灸治疗方案。针灸不仅对痛症疗效肯定，其适应证亦非常广泛，遍及内外妇儿各科。如何对针灸优势病种的治疗方案和路径进行优化则是目前针灸临床面临的课题，提高疗效是针灸医学的终极目标。但是，我们也看到目前国内针灸临床存在的一些问题，比如重针而轻灸，在针刺方面又过度重视毫针而轻视其他针具的应用等，这在一定程度上影响了针灸疗效的彰显。早在《灵枢》经的开篇"九针十二原"中，古代医家就发明了九种针具用于临床，因此，古代针灸临床的针具和方法是丰富多彩的。山西省针灸研究所师怀堂先生的团队，在针具研制和操作方法方面做了卓有成效的创新工作，形成了新九针的理论和技术体系。冀来喜教授作为该团队的核心领军人才，近年来一直致力于新九针的临床研究，逐渐建立了一整套的治疗方法，临床疗效显著。为了能将新九针的临床研究最新成果展示给针灸学界，他精心编写了这本《针灸适宜病种优势技术组合治疗》。

本书内容的显著特点是实用，可操作性强，易于推广。针灸疗法的方法很多，针对一个具体患者的病症，如何恰当而高效地顺序选用不同的针具和针法是针灸技术领域中重之又重的关键，冀来喜教授毫无保留地将自己多年来的临床经验和心得分享给读者，他强调针对不同的病症要选用最为合适的针具和针法，并根据具体情况可高效组合以取各种针具针法之所长，临床或单独应用，或程序化地顺序组合应用，才能将针灸的疗效推向极致。本书针对针灸优势病种，以"组合拳"式的模式将各种针具和针法的应用先后、步骤、方法给以详细地介绍，是一本不可多得的针灸适宜技术推广的范本。在本书付梓之前，邀我审阅，乐为之序。

石学敏

2018 年 1 月

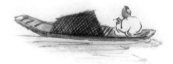

刘保延 序

尝闻华夏始祖神农尝百草，伏羲制九针，方有岐黄论医道，《内经》成大统，始知煌煌国医先有临证，后有心验。医圣治学，金元争鸣，凡矢志于临证者，必有所成，上下千年，莫非如此。今逢国运昌隆，国学鼎盛，我等承负国医复兴重责之辈，或研读医理，或教授后学，万不可废于临证，此之要也。

历代先贤集毕生之力，成就千方百法，必辨证精而能施治准，盖病有所变，治有所异，药有专功，砭有专长，百病皆有适宜之法者也。针灸一门，实乃中医临证鼎鼐之术，传承千秋，与用药之法比肩，各取纷繁多变之证，自成体系，独显优势。即使放之于科技昌明之当代，其在特定领域、特定病种、特定阶段之优势，亦为学界普遍认同，或谓不可替代未为过也。

山右汾滨，国医之源也。昔有太史公所记渤海越人、秦医缓和名闻天下之晋侯、简子诊案，皆为传诵古今之佳话，堪证古之晋地确曾为百家云集荟萃、先贤尽显绝技之所在。唐宋以降，文人治医、亦文亦医渐成独特之景象，诗人王勃、名相狄仁杰、文彦博等，皆有医著传世，元代许国祯，明清傅青主，皆名闻天下之国医圣手，更有甚者，最负盛名之《针灸大成》问梓刊刻于平阳，足见明清山右国医昌盛之一斑。及至民国，国医骤逢艰困，江南名医相约北上，汇聚并州，兴学论道，悬壶济世，盛极一时，堪称佳话。新中国成立至今，硕果累出，功效卓著之中西医结合治疗宫外孕、匠心独具之头针疗法，皆属名动医界之独特建树，八十年代，专病专方又逢盛世，专科医馆异军突起，南北医界相聚取经，优势技术传承光大之兴盛，尽人皆知也。

冀君来喜，时下三晋针灸领军之帅，历三十年之久学业精进，深得岐黄医道之真义，不唯针灸之术见称于业界，更善执着于适宜病种深度精研，发优势技术之微，开协同技术之径，倾心著成《针灸适宜病种优势技术组合治疗》一书，其法聚焦于临证所需，其论皆出于临证心验，功莫大焉，善莫大焉。稿成之时，有幸先睹，欣然有感，草成数言，权以为序。

刘保延

2018-05-13

前言

　　针灸适宜病种是指在临床上适合用针灸类技术来治疗的病种。早在上世纪 90 年代，我和师兄天津中医药大学杜元灏教授曾就针灸的适宜病种做了初步探索，于 2002 年杜教授首次提出了"针灸病谱"和"针灸等级病谱"的概念，2006 年在"十一五"科技支撑计划的资助下，又对针灸病谱做了系统的文献研究，初步统计结果表明，针灸病谱达到 461 种，占人类病症 8300 多种的 5.55%。并将针灸病谱分为四个等级：一级病谱是指可以独立使用针灸治疗并可获得痊愈或临床治愈或临床控制的疾病；二级病谱是指以针灸治疗为主，对其主要症状和体征能产生治疗作用的疾病；三级病谱是指针灸治疗处于从属和辅助地位的疾病；四级病谱是指针灸疗效不甚确切的疾病。纵观目前各类教材乃至针灸临床的治疗范围，均以一、二级病谱为主。

　　针灸优势技术是在技术原理、认知方法、应用途径等方面具有显著针灸特色，对特定病种具有可靠临床疗效，在较长时期内被公认为具有明显优势的先进技术。目前各种资料表明，针灸的优势治疗技术有一百余种，但临床能广泛使用的并不是很多，进入教材体系的则更少。

　　遗憾的是，目前的教材及各类培训教材中关于针灸治疗的方案，均是主穴、配穴、其他疗法等，到底怎么使用？临床路径是什么？学生最后还是不知该怎么治病，这确是业内必须解决的当务之急。笔者多年从事针灸教学、临床一线工作，结合个人一些粗浅的临床体会，编著此书即是想做到真正的医教结合，为临床提供一些可靠的临床路径。但限于个人的水平，也只能是抛砖引玉，还望业内专家老师们多批评指正。

　　本书分为上下两篇，上篇重点介绍了目前临床常用的一些针灸优势治疗技术的操作、适应证、禁忌证等。下篇重点介绍我个人认为目前针灸临床常见病种的治疗方案及个人体会，这和杜教授所提及的一级病谱大致吻合，也有个别出入。限于我个人的学识水平及临床经验，在本书编撰过程中，对于一些技术的发明人及完善过程没有一一列出。在此，我对各项技术做出贡献的专家、学者致以崇高的敬意和衷心的感谢。有不完全符合临床实际的，需请同道们批评指导，以便再版时加以补充和完善。

冀来喜

2018 年 6 月于山西中医药大学

目录

上篇 技术篇

下篇 治疗篇

技术篇

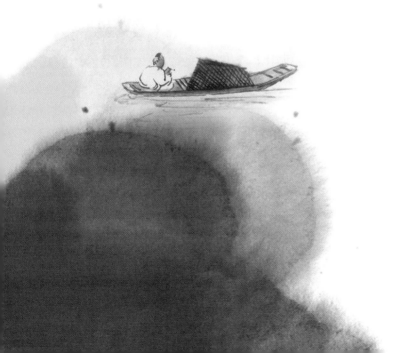

一、新九针锋勾针技术

（一）概述

新九针锋勾针疗法是指用锋勾针点刺、勾割或松解穴位及特定部位，以达到治疗疾病目的的针刺疗法。

新九针锋勾针是创制团队根据古九针之一的锋针（即三棱针）与民间流传的勾针，综合二者之特点，取其所长，融为一体而制成。锋针最早见于《灵枢·九针十二原》，其中记载"九针之名，各不同形……四曰锋针，长一寸六分……锋针者，刃三隅以发痼疾"。《灵枢·官针》篇说："病在经络痼痹者，取以锋针"。而勾针来源于民间，其尖端呈勾形，常为勾刺羊毛疗（即痧症）所用。

新九针锋勾针是重要的新九针针具之一，它将毫针、锋针、勾针三者优势结合起来，同时具备了锋针疗效、勾针疗效和针刺疗效。其克服了锋针仅在浅层施治的局限，克服了单纯毫针提插捻转刺激相对不足的局限，充分发挥勾针之优势，对病变组织实施钩割提拉手法，通过此独特的操作手法，在实施治疗的过程中，采取钝性分离和锐性分离并用的原则，使病理性粘连组织得到有效的剥离和松解，迅速获得正常活动功能。

锋勾针是一种速效、实用的新型针具。以其独特的结构和操作方法，发挥锋针、毫针、勾针的优势，通过刺血和勾割，加强刺激，分层施治，起到泄热排毒、引邪外出、疏通经络、松解粘连、理筋活络的功效，该疗法对很多常见病、难治性疾病疗效突出。

（二）器械选择

锋勾针（图上篇 -1-1），由不锈钢制作，整体长 14cm。分针柄、针身、针头三部分。针头与针身呈 45° 角，为三面有刃之锋利勾尖，长约 3mm。

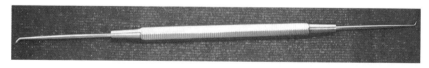

图上篇 -1-1　锋勾针

（三）体位

临床上根据疾病的不同选取适当的经络或腧穴，以锟针点按或皮肤记号笔标记穴位，针刺其中心点即可。

（四）施术方法

1. 持针法　右手拇、示、中三指持捏针柄，中指置于针身下部，微露针头，呈持笔式（图上篇-1-2）。

2. 施针方法

（1）刺络法：刺络前，可在被刺部位或其周围用推、揉、挤、捋等方法，使局部充血（四肢部位可在被刺部位的近心端以止血带结扎）。刺络时，用一手固定被刺部位，另一手持针，露出针尖3～5mm，对准所刺部位快速刺入后出针，放出适量血液，松开止血带。

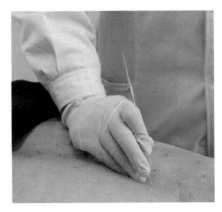

图上篇-1-2　锋勾针疗法持针法

（2）勾割法：用左手示指、中指绷紧所刺部位皮肤，右手持针迅速将针头刺入皮下（刺入时针尖与皮肤呈75°角），针头刺入后稍等片刻，将针体扭正（与皮肤垂直），将皮下纤维挑起。上下提动针柄，进行勾割（一般勾割3～4针），此时可听到割断皮下纤维的声音。勾割完毕，即可出针（出针时应将针体恢复到进针时的角度，使针尖部分顺针孔而出，这样可减少皮损）。出针后立即用干棉球按压针孔，外贴创可贴。

（五）注意事项

1. 做好患者的解释工作，在患者饥饿、疲劳、精神过度紧张时，不宜立即进行针刺治疗，需进食、休息、放松后方可进行。

2. 操作过程应保持无菌，治疗后创面3～5天禁止着水，应保持干燥、清洁，防止感染。

3. 患者禁止食用辛辣刺激之品。

4. 熟练操作，减少疼痛。

（六）适应证

1. 急慢性软组织损伤性疾病，或久而不愈的顽固性疼痛。如：肩关节周围炎、颈椎病、膝关节骨性关节炎、网球肘、背肌筋膜炎、棘间韧带炎、腰背肌劳损、腱鞘炎等。

2. 头面五官疾病。如：急性结膜炎、麦粒肿、急慢性鼻窦炎、过敏性鼻炎、急性扁桃体炎、急慢性咽炎、神经性头痛、眉棱骨痛等。

3. 部分内科病。如：中风后遗症、支气管炎、哮喘、胃痉挛等。

（七）禁忌证

1. 严重器质性疾病、重度贫血症及严重心脏病、癌症晚期者不宜使用。

2. 针刺后容易引起出血的疾病，如血友病、血小板减少性紫癜、过敏性紫癜应禁用。

3. 孕妇禁用。

4. 治疗部位皮肤有感染、溃疡、瘢痕、严重静脉曲张或肿瘤者，不宜使用。

5. 由糖尿病及其他各种疾病导致皮肤和皮下组织吸收和修复功能障碍者不宜使用。

6. 施术部位有重要神经血管或重要脏器，而施术时无法避开者禁用。

（八）不良反应（事件）及处理

本技术在针刺治疗前，做好患者的安抚工作，操作中，严格按照锋勾针疗法操作规范，一般不会发生不良反应。

1. 晕针　常规处理即可。

2. 血肿　出针后，在针刺部位引起皮下出血、皮肤隆起，称皮下血肿。出现皮下血肿时，应先持干棉球压按在针孔处的血肿上片刻。如血肿不再增大，不需处理，局部皮肤青紫可逐渐消退。如血肿继续增大，可加大按压并冷敷，然后加压包扎，48 小时后局部改为热敷，消散瘀血。

二、新九针火针技术

（一）概述

火针疗法是在中医理论指导下，用特制的针具，烧红后针刺人体经络穴位，以达到治疗和预防疾病的一种独特的疗法，是新九针针法的重要组成部分。

火针疗法，源远流长，始创于春秋战国时代，秦汉以来一直为医家沿用，《灵枢》中称为"燔针""焠刺"，《伤寒论》称"烧针"，《针灸资生经》称"白针"。明清以来，在《针灸聚英》《针灸大成》《针灸集成》中俱称之为"火针"，其名沿用后世。《灵枢·九针论》记载，"九曰大针，取法于锋针，其锋微员，长四寸，主取大气不出关节者也"。"大""火"二字在传抄过程中笔误的可能性极大，故其中所述"大针"可能就是火针。新九针创制团队根据其描述，经过临床摸索和不断总结，研发了细火针、中火针、粗火针、平头火针及三头火针等火针器具。

火针兼具针、灸两方面的功效，可温阳补气、回阳固脱，温经通络，祛湿散寒，消瘀散结，拔毒泄热，补中益气，升阳举陷，预防疾病，保健强身。广泛地应用于临床各科，不仅提高了疗效，而且扩大了单用毫针或艾灸的适用范围，值得推广应用。

火针疗法初始主用疗痹。《灵枢·官针》所谓："九曰焠刺，焠刺者，刺燔针则取痹也"。后至唐代亦用治中风瘫痪、外科疖肿、痈疽溃脓、腹块结积等。清代吴仪洛运用平头火针，治疗翼状胬肉，将其引入眼科疾病的治疗……发展到今天，火针的治疗范围已遍及内、外、妇、儿、五官各科的临床中，特别是对各种疼痛性疾病疗效独特：如头痛、三叉神经痛、颞颌关节紊乱、颈部淋巴结核、颈肩腰腿痛、肋软骨炎、带状疱疹、网球肘、肱骨内上髁炎、腱鞘炎、风湿类风湿关节炎、强直性脊柱炎、痛风等，还可治疗各种消化系统疾病及某些皮肤病。

（二）器械选择

1. 火针　火针由钨钢制成，临床根据治疗不同病种的需要选取细、中、粗、平头及三头火针（见图上篇-2-1）。

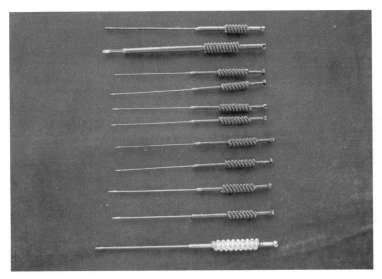

图上篇-2-1　火针

2. 酒精灯　诊室常规酒精灯。

（三）体位

临床上根据疾病的不同选取适当的经络或腧穴，以锟针点按或皮肤记号笔标记穴位。

（四）施术方法

1. 针具选择　一般疾病均以尖头细火针为主。各类关节积液、囊肿、小面积黏膜溃疡、乳痈、疖肿的排脓、脂肪瘤、小面积色素痣、血管瘤等选用尖头中、粗火针；中等大小的痣、高出皮肤 2mm 以内的疣类、雀斑、老年斑、黏膜溃疡、疳腮、梅尼埃病、面肌痉挛等多选用三头火针；平头火针则适用于面积略大的雀斑、老年斑、翼状胬肉、久而不愈的小溃疡面等。

2. 持针式由拇、示、中指，如握笔状持拿针柄。

3. 烧针法

（1）普通烧针法：适用于粗、中、细火针和平头火针，右手持针，左手拿酒精灯，将火针针身中部 1/3 平放入酒精灯火焰中，待针身红亮右手向上提起针柄，同时向下放入针尖使针身前 2/3 成 45°角倾斜在火焰中，待针尖针身烧至白亮施治（见图上篇 -2-2）。

（2）三头火针烧针法：右手持针，左手拿酒精灯，将三头火针针尖成 45°角倾斜放入酒精灯火焰中，待针尖烧至通红或微红（见图上篇 -2-3）。

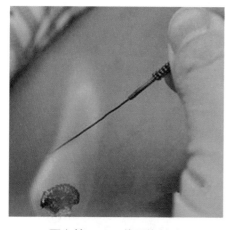

图上篇 -2-2　普通烧针法

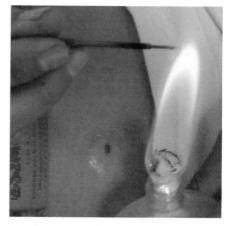

图上篇 -2-3　三头火针烧针法

4. 刺法

（1）深速刺：将针烧至白亮，速进疾出。对不同的穴位可刺之深度 0.5~2 寸。

6

（2）深留刺：针法同深速刺，但不可立即出针，达到深度后留针不动，一般留针 5～6 分钟，待针温散净后疾出退针。

（3）浅点刺：将针烧至通红，速入疾出，轻浅点刺。

（4）慢烙熨（刺）：将针烧至微红，在施术部位表皮轻而稍慢的烙熨。

（5）速烙刺：烧针至通红，于病灶处速烙刺或速烙割。

（五）注意事项

1. 根据病情需要选择适当的针具。一般疾病多选用尖头细火针及中火针，放血泄水多选用尖头粗火针，美容多选用三头或平头火针。

2. 单头火针深刺时一定要烧至白亮方可施治。烧针不到位则不但患者疼痛难忍，且刺入与拔针均难顺利完成。

3. 面部应用火针要慎重。靠近内脏、五官及大神经、大血管处，应注意避开，所刺深度应较浅。若非有意刺中血管放血，则应即刻用消毒干棉球压迫止血，且火针针眼闭合较慢，压迫止血应较毫针稍久。

4. 操作过程应保持无菌操作。

5. 火针治疗后，3 天内忌针孔着水；当天如出现针孔高突、发红瘙痒等症，是正常反应，不可搔抓以免感染。

6. 火针后，患者禁止食用辛辣刺激之品。

（六）适应证

1. 痹证　风湿、类风湿、退行性关节炎、创伤性关节炎，以及肩周炎、网球肘、腰肌劳损、坐骨神经痛。

2. 脾胃病　急慢性胃肠炎、胃溃疡、溃疡性结肠炎、慢性痢疾、胃肠神经官能症、习惯性便秘。

3. 皮肤病　神经性皮炎、鸡眼、色素痣、小寻常疣、扁平疣、软疣、丝状疣、外阴白斑、甲癣、外阴苔藓、白癜风、老年斑、雀斑等。

4. 外科疾病　鼻窦炎、过敏性鼻炎、疖痈、化脓性乳腺炎、皮下囊肿、滑囊炎、瘰疬、小血管瘤、皮肤溃疡、黏膜溃疡、关节积液、内外痔、肛裂、瘘管等。

5. 内科杂病　中风后遗症、失眠、三叉神经痛、顽固性面瘫、眉棱骨痛等。

（七）禁忌证

1. 严重器质性疾病、重度贫血症及严重心脏病、癌症晚期者不宜使用。

2. 针刺后容易引起出血的疾病，如血友病、血小板减少性紫癜、过敏性紫癜应禁用。

3. 孕妇禁用。

4. 糖尿病控制不良者不宜使用。

5. 施术部位有重要神经血管或重要脏器，而施术时无法避开者禁用。

（八）不良反应（事件）及处理

1. 过敏反应　如针眼瘙痒红肿反应严重，为过敏反应，可予以口服抗过敏药物。

2. 气胸　轻者予以吸氧、休息等可以自愈。如症状严重则需西医外科处理。

三、新九针员利针技术

（一）概述

员利针是古代九针之一。《灵枢·九针十二原》："员利针者，尖如氂，且员且锐，中身微大，以取暴气。"《灵枢·九针论》："员利针，取法于氂，微大其末，反小其身，令可深内也，长一寸六分，主取痈痹者也。"说明其针针尖稍大，尖如中尾，圆而且锐，针身略粗，长一寸六分。主治痈肿、痹证，深刺之，可以治暴痛。

员利针疗法是以古九针中员利针针具的特殊形态和作用为基础，以现代运动学、解剖学理论为指导，对针具形态加以改进，结合现代医学解剖知识和运动学知识来确立针刺点，采用运动针灸的"合谷刺"针法针刺，从而形成治疗急慢性软组织损伤疾病的一种新的针灸疗法。

该疗法不同于以往任何一种中医针灸疗法，它是运用西医运动学原理，首先确定疼痛是在什么动作或什么姿势状态下产生的，然后分析该动作的参与肌群或维持该姿势稳定性的参与肌群，结合解剖学结构和力学平衡结构确定其中最易损伤的肌肉，然后对该肌肉的起点、中点和止点采用特制的员利针，用"合谷刺"手法进行治疗，以达到调整肌肉的痉挛状态来治疗疾病的一种方法。其治疗点不是传统针灸疗法的穴位点，而是肌肉的起点、中点、止点，故而只要掌握西医解剖知识及中医针刺手法即可运用其治疗疾病。

员利针疗法采用西医学知识为理论基础，中医针刺技术为指导，是完全的中西结合方法，为软组织损伤这类疼痛疾病开辟了一个全新的治疗领域。

（二）器械选择

员利针：柱形粗针。状如马尾，针尖又圆又尖。以粗银丝或不锈钢制成，长 10cm，直径为 0.4～0.5mm（相当于 22 号～26 号毫针），针尖圆锐，外观同毫针样式（见图上篇 -3-1）。

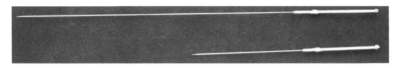

图上篇 -3-1　员利针

（三）体位

根据患者病情选取适当的体位。

（四）施术方法

1. 持针式　右手拇、示、中指持捏针柄，左手拇、示、中指置于针身下部，微露针头。（见图上篇 -3-2）

2. 施针方法　破皮、刺入、得气、出针、按压。一般不留针或留针 30 分钟。

3. 行针手法　一般常用滞针手法。

4. 疗程　隔日针刺 1 次，5 次为 1 疗程，2 疗程间休息 3 天。

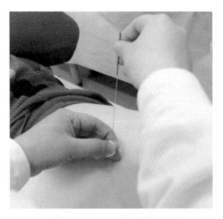

图上篇 -3-2　员利针疗法持针法

（五）注意事项

1. 患者在饥饿、疲劳，精神过度紧张时，不宜立即进行针刺治疗，需进食、休息、放松后方可进行。

2. 操作过程应保持无菌，针刺后创面应保持干燥、清洁、防止感染。

3. 针刺过程中，捻转进针角度宜小，避免大幅度提插捻转，防止损伤神经。

4. 行针宜缓，以免造成滞针、弯针、断针等异常情况。

（六）适应证

1. 痹证 腰三横突综合征、坐骨神经痛、梨状肌综合征、腰椎间盘突出症、风湿及类风湿关节炎、强直性脊柱炎、脊柱关节病、骶髂关节炎、股骨头坏死、膝关节骨性关节炎等重痹顽痛等。

2. 痿证 偏瘫、截瘫、小儿麻痹后遗症、吉兰-巴雷综合征等。

（七）禁忌证

1. 重病发作期。
2. 施术部位有皮肤感染、肌肉坏死者。
3. 施术部位有红肿、灼热或在深部有脓肿者。
4. 患有血友病或有其他出血病倾向者。
5. 血压较高，且情绪紧张者。

（八）不良反应（事件）及处理

本技术在针刺治疗前，做好患者的安抚工作，操作中，严格按照员利针技术操作规范，一般不会发生不良反应。

1. 晕针 由于员利针刺激强烈，加之针粗又易使患者产生恐惧，因而发生晕针的可能性也较大。因此，要事先注意病人的体质、神态，了解病人对针刺反应的耐受力。特别是对初次治疗的病人，要了解以前的治疗情况。对精神紧张的体弱病人宜做好解释工作，手法适当减轻，并尽量采用卧位。对饥饿、大汗、大泻、大吐、大出血及过度疲劳者应禁针。

2. 血肿 在静脉与动脉显露处或表浅处应注意避开而进针。深刺时若刺中血管，病人觉针下剧痛或针体有跳跃感应立即停针不动，再将针慢慢提起，压迫针孔片刻。一旦出现血肿，及时冷敷，48小时后热敷，轻者渐愈。如血肿严重则需西医外科处理。

四、新九针梅花针技术

（一）概述

梅花针技术是以新九针梅花针叩刺人体一定部位或穴位来治疗疾病的一种疗法。属于新九针针法的一个组成部分。

《内经》时期并无梅花针之称，梅花针是后人根据《内经》中的"毛刺法""半刺法""扬刺法"等针刺理论而创制的。古人用五根针来针刺治病，其布针形状及针刺后皮肤泛起的红晕都酷似梅花，故而得名"梅花针"。梅花针的雏形并无针柄，只是将数枚毫针用右手拇、示、中三指捏持，对齐针尖，向患部表皮浅刺。也有人将 7 枚毫针捆成一束，称为七星针，名称虽异，作用相同，通常都称为"梅花针"。至近世，有人将梅花针装在一根小棍或竹筷上，成为有柄的梅花针。20 世纪 60 年代初山西针灸研究所师怀堂教授开始研究改革梅花针，根据临床需要，经多次改革，终于在 70 年代研制成功，新九针梅花针成为新九针针具之一。十二皮部是十二经脉功能活动反映于体表的部位，也是络脉之气散布之所在。运用新九针梅花针叩刺皮部可激发、调节经络脏腑功能，达到防治疾病的目的。

新九针梅花针由针体、针座和针柄三部分组成。针体由 7 枚不锈钢针组成，嵌于针座内。针体又分为针身与针头两部分，其中针头为尖而不锐的钝尖，避免了叩刺皮肤时的刺痛感。针座由尼龙或金属制作，用于固定镶嵌针体。针座由螺旋丝口与针柄联接，便于更换。针柄由尼龙制作，具有良好弹性，由两节组成，每节 13 厘米；两节接头处由螺旋丝口衔接，便于拆装；用后可分开，便于携带。新九针梅花针较一般传统梅花针优点有：针柄弹性好，不易折断；针尖圆钝，叩刺时痛感轻；外表美观；携带方便等。

（二）器械选择

新九针梅花针。（见图上篇 -4-1）

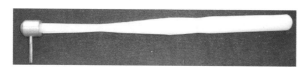

图上篇 -4-1　梅花针

（三）体位

根据患者病情选取适当的体位。

（四）施术方法

1. 消毒　叩刺部分常规消毒；针具采用酒精灯烧灼数秒进行消毒。

2. 持针法　手握针柄后部，示指压在针柄上，其余四指以适当的力量握住针柄，针柄尾端固定在大陵穴前一横指处。（见图上篇 -4-2）

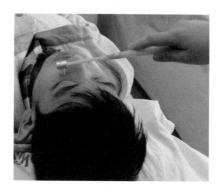

图上篇 -4-2　梅花针疗法持针法

3. 叩刺法　基本手法为"弹刺手法"。方法是：叩刺时，针尖垂直对准叩刺部位，均匀而有节奏地运用腕部力量，"一虚一实"地灵活弹刺，反复进行。

4. 叩刺部位　新九针梅花针叩刺部位一般分为循经、穴位、局部叩刺3种。

（1）循经叩刺：是指循着经脉进行叩刺的一种方法，常用于项背腰骶部的督脉和足太阳膀胱经，其次是四肢肘膝以下部位。

（2）穴位叩刺：是指在穴位上进行叩刺的一种方法。临床上常于各种特定穴、华佗夹脊穴、阿是穴等处进行叩刺。

（3）局部叩刺：是指在患部进行叩刺的一种方法。如扭伤后局部的瘀肿疼痛、顽癣等，可在局部进行围刺或散刺。

5. 叩刺强度　叩刺强度是根据刺激的部位、患者的体质和病情的不同而决定的，一般分轻、中、重3种。

（1）轻刺激：叩刺时腕力轻，针体高抬，节奏轻快，以局部皮肤略有潮红为度。适用于老弱妇儿、虚证患者和头面、五官等肌肉浅薄处。

（2）中等刺激：叩刺力量介于轻、重刺激之间，以局部皮肤潮红无出血为度。适用于一般疾病和多数患者，除头面等肌肉浅薄处外，大部分部位都可用此法。

（3）重刺激：针体高抬，叩刺力量以重度手法为主，以局部皮肤可见隐隐出血为度，患者有疼痛感觉。适用于体强、实证患者及肩、背、腰、骶部等肌肉丰厚处等。

6. 治疗时间　每日或隔日1次，10次为1个疗程，疗程间可间隔3～5日。

（五）注意事项

1. 握持针柄时，不能太紧，亦不可太松。过紧会使腕关节肌肉紧张，影响其灵巧活动；过松会使针柄左右摆动，容易刺破皮肤出血。

2. 叩刺时要保持弹刺手法，即叩刺时针尖接触皮肤后，产生一种反向作用力，使针轻微弹起，与此同时，顺势敏捷提针，绝不能慢刺、压刺、斜刺或拖刺；另外，在叩刺时要"一虚一实"，即两次叩刺动作，针尖只接触皮肤一次，中间空弹一次。针尖着落皮肤时发出短促而清脆的"蹦蹬"声响。这样可以减轻患者痛感，增强治疗效果。

3. 叩刺时，针尖着落要平、稳、准。平，就是针尖与皮肤在叩刺时必须呈垂直接触，7个针尖务必全部着落皮肤；稳，就是针柄不可摇摆，落针要稳当，提针要敏捷；准，就是一定叩准预定的刺激部位；叩刺力量应发自腕部。

4. 叩刺频率不应过快或过慢。根据不同刺激强度，每分钟叩刺 70 ～ 100次；每个刺激点一般可叩刺 5 ～ 15 针；一般连续叩刺 30 ～ 50 针，中间间歇20 ～ 30 秒。

5. 要严格消毒，以防感染。

（六）适应证

1. 内科儿科病证　头痛、失眠、眩晕、感冒、中暑、高血压病、冠心病、阵发性心动过速、甲状腺功能亢进、咳嗽、支气管哮喘、尿频、小儿麻痹后遗症、小儿腹泻、痢疾、遗尿等。

2. 神经、精神疾病　单纯性晕厥、神经衰弱、面神经炎、面肌痉挛、坐骨神经痛、脑血管病及其后遗症、多发性神经炎、肋间神经痛等。

3. 外科、妇产科病证　急性扭挫伤、腰痛、肩关节周围炎、颈椎病、落枕、股外侧皮神经炎、淋巴结炎、淋巴结核、手术后腹胀、手术后及产后尿潴留、急性乳腺炎、月经不调、绝经前后诸症等。

4. 五官科、皮肤科及其他　鼻炎、耳鸣、耳聋、牙痛、近视、脱发、神经性皮炎、丹毒、皮肤瘙痒症、带状疱疹等。

（七）禁忌证

1. 局部如有溃疡或损伤者不宜使用本法。
2. 急性传染性疾病、急腹症、恶性肿瘤患者不宜使用本法。
3. 对容易引起出血的疾病，如血友病、血小板减少性紫癜、过敏性紫癜禁用。

（八）不良反应（事件）及处理

临床应用以来，尚未发现不良反应。

五、新九针磁圆梅针技术

（一）概述

磁圆梅针技术源自古九针之员针，是在中医基础理论指导下，通过使用磁圆梅针叩击、按压或刮摩人体一定部位，从而治疗疾病的一种操作方法。

员针最早见于春秋战国时期，在《灵枢·九针十二原》提到："九针之名，各不同形。一曰镵针，长一寸六分；二曰员针，长一寸六分……"并指出，"员针者，针如卵形，揩摩分间，不得伤肌肉，以泻分气。"另外在《灵枢·官针》《灵枢·九针论》等多篇中进行记载。可以看出，春秋战国时期，关于员针的文字记录已较为详细，但迄今为止，针灸界尚未发现《内经》时期的员针实物。新中国成立后，针灸事业得到政府的大力支持，针灸技术广为流传，众多古老技术得以抢救、整理、提高和创新，力求近乎消失的九针器具能够重焕青春，服务人类。20 世纪 70 年代，山西针灸研究所师怀堂教授参考《灵枢》中关于员针特点的记载，对员针进行改革，历经新员针、磁员针等几次修改，最后将员针和磁员针合二为一，也就是我们现在看到的保留在"新九针"针具中的"师氏磁圆梅针"。该针具结合了古代员针、梅花针和磁疗的治疗特点。山西省针灸研究所同仁，在继承磁圆梅针技术的基础上，针对磁圆梅针的操作规范和临床应用不断进行新的探索，扩大磁圆梅针技术的临床应用范围，目前，其治疗范围涉及 70 多种疾病，其中 20 多种疾病具有较好的临床疗效。

（二）器械选择

磁圆梅针针具由金属制作，外形似斧锤，呈 T 形，由针柄、针身和针头 3 部分组成。磁圆梅针专利号为：GK85107161。

针头 1：磁圆梅针磁圆头。

针头 2：磁圆梅针磁梅花头。

针头 3：磁圆梅针尾部点穴圆头。如图示（图上篇 -5-1）。

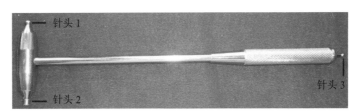

图上篇 -5-1　磁圆梅针

（三）体位

根据患者病情选取适当的体位。

（四）施针方法

1. 持针法

（1）持针法一：以右手拇、示指握持针柄中后 1/3 处，中指、环指、小指顺势轻托针柄，肘部屈曲位90°，凭右手手腕上下活动形成捶叩之力。主要适用于针头1和针头2（见图上篇-5-2）。

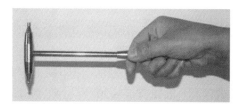

图上篇-5-2　持针法一

（2）持针法二：右手拇指、中指持针柄，示指伸直轻按其上，其余两指自然弯曲，针头与患者皮肤成45°角，运用腕力，示指向针柄加压，环指与小指起协助回收之力。主要适用于针头1（图上篇-5-3）。

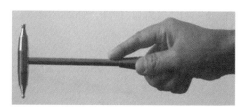

图上篇-5-3　持针法二

（3）持针法三：针柄垂直，以右手5指紧握针柄末端，将针头3放置在穴位或病变局部，依靠肩、肘、腕部之力进行点按。主要适用于针头3（见图上篇-5-4）。

2. 操作手法

（1）弹叩法：适用于针头1和针头2操作时使用。以持针法一进行持针，肘部屈曲成90°，手臂悬空，腕部放松，针头垂直于接触面，运用手腕部的弹力和中指、环指、小指的撬力，循经叩打经络或穴位，如此反复进行。

（2）刮摩法：适用于针头1的操作使用。以持针法二进行持针，针头与患者皮肤成45°角，运用腕力，示指向针柄加以适当压力，使针头在皮肤局部呈剃头式的沿经脉循行线自上而下或自

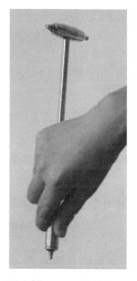

图上篇-5-4　持针法三

15

下而上滑摩，环指与小指起协助回收之力。

（3）点揉法：适用于针头 3 的操作使用。以持针法三进行持针，将针头 3 对准穴位或施术部位进行点揉。

3. 叩刺部位

（1）经脉叩刺：循经脉走行叩刺，视病情需要叩击一条或数条经脉，也可叩一条或数条经脉中的一段或几段。

（2）穴位叩刺：选取与疾病相关的穴位叩刺。单纯叩刺腧穴，主穴多叩、重叩，配穴轻叩、少叩。一般每穴 5～20 下为准，频率、手法依据穴位处肌肉组织多少决定，同时结合病人的体质情况以及不同病症所属经脉的情况而定。

（3）局部叩刺：病变局部及周围。由外周向中央，至皮屑脱落充血为度，纱布覆盖以保护创面或贴膏药。

4. 刺激强度

（1）弱刺激：用较轻的腕力叩刺，皮肤颜色无明显改变，仅有略红，叩刺时肌体仅有微微震动感。

（2）中等刺激：叩刺的腕力介于弱、强刺激之间，叩击时皮肤潮红，第 2 天出现黄青色斑点。

（3）强刺激：用较重的腕力叩刺，叩时皮下痛感明显。叩刺后皮下出现黄青色斑点，后转为青紫色斑点。

（五）注意事项

由于人的生理功能状态和生活环境条件等因素，在针刺治疗时，应注意以下几个方面：

1. 患者在饥饿、疲劳、精神过度紧张时，不宜立即进行磁圆梅针治疗，需进食、休息、放松后方可进行。

2. 患者治疗部位避免佩戴手表、皮带等金属制品，以防与磁发生不良反应；衣物以棉质宽松为宜，避免穿过厚衣物进行治疗，以免影响疗效。

3. 操作前要检查针具，磁圆梅针磁圆头应圆滑无凸凹、磁圆梅针磁梅花头须平齐无弯钩，当发现针头有损伤时，需及时修理。

4. 操作时，需运用腕力垂直弹叩，避免斜叩、拖拉及捶打。

5. 针具及针刺局部需常规消毒，叩刺后皮肤偶有出血，须用消毒干棉球擦拭干净，保持清洁，以防感染。

6. 局部皮肤有创伤、溃疡等不宜使用本法。

（六）适应证

1. 内科病　胃下垂，急、慢性胃肠炎，泄泻，神经衰弱，动脉硬化等。

2. 外科病　软组织损伤，肩周炎，颈椎病，蚊虫叮伤，跌打损伤所致血瘀肿痛，静脉曲张，鹅掌风，风湿、类风湿关节炎，肱骨内、外上髁炎，脱肛，神经性皮炎等。

3. 妇科病　子宫脱垂、不孕症等。

4. 儿科病　小儿腹泻、小儿遗尿等。

5. 耳鼻喉科病　耳鸣耳聋。

6. 保健　防病健体，乌发美容。

（七）禁忌证

1. 对急性传染性疾病或炎症急性期不宜单独采用。

2. 严重器质性疾病、重度贫血症及严重心脏病、癌症晚期者不宜使用；佩戴心脏起搏器者不宜使用。

3. 对容易引起出血的疾病，如血友病、血小板减少性紫癜、过敏性紫癜禁用。

4. 孕妇禁用。

5. 皮肤有感染、溃疡、瘢痕或肿瘤者，不宜使用。

（八）不良反应（事件）及处理

1. 血肿　在施术时如果叩刺过重或患者血管弹性较差时，可能会出现血肿。一般不作处理，可自行消退。若局部肿胀疼痛较剧，青紫面积较大，可先冷敷，再叮嘱患者 24～48 小时后热敷，以促进局部血肿消散吸收。

2. 疲劳　如果在腧穴或经脉上施术时间过长，患者可能出现疲劳现象，一般为刺激量过大引起，施术过程中，应注意治疗时间和弹叩力度。

3. 皮肤瘙痒　极少数人可能出现皮肤瘙痒，一般为过敏表现，不做处理。

六、新九针镵针技术

（一）概述

新九针镵针技术是采用镵针划割人体某些部位，从而防治疾病的一种独特针刺方法，是新九针针法的一个组成部分。

根据《灵枢经》有关镵针记载：镵针长 1.6 寸，头大末锐，形如剑，主要用来泻阳热。改制后的新九针镵针针身长 4cm，末端延伸为直径 0.5cm 的菱形锋利针头，由耐高温金属制作，便于高温烧灼消毒，针头部锋刃可随时修磨，保持锋利；针柄长 10cm，为圆柱形，用优质木材或现代隔热材料制作。新九针镵针疗法具有调理肠胃，活血清热作用，经临床应用对多种疾病具有独特疗效。

（二）器械选择

镵针（见图上篇-6-1）、酒精灯、医用手术钳或镊子等。

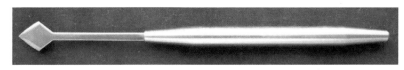

图上篇-6-1　镵针

（三）体位

依据具体操作部位选择相应体位。

（四）施术方法

1. 持针方法　以拇、示、中指三指呈持笔式姿势捏持针柄。

2. 基本手法　针体与皮肤呈垂直角度，在预定部位划割，以微出血为度。

3. 临床划割方法　根据划割部位的不同，一般常用的有以下3种方法。

（1）口腔黏膜划割法：以针头部锋刃，在口腔内颊黏膜的横形条索状白斑或紫斑上进行垂直划割，割至出血为度。每针划割长度约1cm。可根据条形斑之长度酌情决定所划割之针数。此法适用于多种胃肠疾患、面神经麻痹等。

（2）耳壳划割法：①耳部穴位划割，用针尖轻微划割耳内侧、背侧之穴位。可按耳穴定位选取划割部位，每次3~5穴（处），以微出血为度。②耳背静脉划割，用针尖轻微划割耳背静脉，以稍出血为度。一般一次划割2~3处。此法适用于治疗某些皮肤疾患（如湿疹、黄褐斑等）。

（3）背部腧穴划割：在背部腧穴进行划割，如在治疗外感风邪所致的疾病时，可选取背部足太阳膀胱经穴、督脉经穴划割。

（五）注意事项

1. 镵针操作前应做好解释工作，务必征得患者同意。

2. 镵针操作时要注意控制划割的深度，否则创面较大、出血量较多。

3. 操作手法要求稳、准、快，否则增加患者的痛苦。

4. 严格掌握本操作方法的适应病种。

（六）适应证

1. 内科疾病　外感风寒、风热、面神经麻痹、胃肠疾患。
2. 皮肤病　皮肤赘疣、湿疹、脓疱疮、黄褐斑等。
3. 肛肠疾病　肛肠息肉、外痔、肛裂等。

（七）禁忌证

1. 对容易引起出血的疾病，如血友病、血小板减少性紫癜、过敏性紫癜禁用。
2. 严重高血压、急性脑出血、精神烦躁患者禁用此法。
3. 大病体弱、贫血、孕妇和有自发出血倾向者慎用。

（八）不良反应（事件）及处理

临床应用以来，尚未发现不良反应。

七、新九针铍针疗法

（一）概述

新九针铍针疗法是以铍针刺激穴位或特定区域，以及将铍针烧至灼热后烙割病变组织以防治疾病的一种治疗方法，是新九针针法的一个组成部分。

铍针亦是古代九针之一，《灵枢·九针十二原》："五曰铍针，长四寸，广二分半……铍针者，末如剑锋，以取大脓。"《灵枢·九针论》："五曰铍针，取法于剑锋，广二分半，长四寸，主大痈脓，两热争者也。"迄至今世，铍针针法早已绝迹。改制后的新型铍针，主要用于针灸外科，对以往针灸从不治疗或无法治疗的一些外科病种，如皮肤赘生物、肛肠息肉、较大的疣或痈疡、粉瘤、痔等多种疾病有独特的疗效。新九针铍针疗法不仅对一些外科疾病有较好疗效，还具有外科手术之外的一些优点，比如：铍针烧灼后切割皮肤渗血少，甚至不出血；经铍针切割的 1.5～2cm 以下的切口，无须缝合处理，可自然愈合；铍针切割、烧灼后的切口或伤口，一般无需包扎，并且愈合快、不易感染、不留瘢痕。

（二）器械选择

铍针（见图上篇 -7-1）、酒精灯、镊子等。

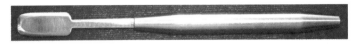

图上篇 -7-1　铍针

（三）体位

依据具体操作部位选择相应体位。

（四）施术方法

1. 持针方法　右手拇指、示指、中指横持针柄，针锋朝内，柄朝外。施术时，针具与施术部位常规消毒。（见图上篇 -7-2）

2. 麻醉与消毒　一般无需麻醉，较大切口用利多卡因进行局麻。施术部位常规消毒，针具一般高温烧灼消毒。

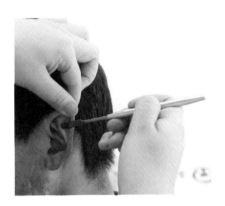

图上篇 -7-2　铍针疗法持针法

3. 施针方法

（1）治疗皮肤疣赘、瘤痣：将火铍针在酒精灯上烧至发红发亮。左手持止血钳或镊子，夹持提拉病变组织。右手持烧红的铍针，对准其根部，齐根灼割之，动作迅速。然后观察数分钟，伤口如有渗血或切割不平整，用火针或火锃针修补，然后常规包扎。

（2）治疗脓肿痈疡：常规消毒患处皮肤，将火铍针在酒精灯上烧红，以均匀稍慢的速度切开脓疡处皮肤，使脓液流出，用锃针或其他辅助手法使内容物流尽，拔罐至脓完血出，包扎伤口。

（3）治疗粉渣瘤、腱鞘囊肿：火铍针切开，挤出内容物，火锃针烫灼破坏瘤壁或囊壁，包扎。

（4）治疗肛裂：常规消毒皮肤，火铍针烙烫肛裂口，火锃针修复，包扎清理，嘱大便时小心。嘱多食稀饭蔬菜，保持软大便，便后注意清洗。

（五）注意事项

同镵针。

（六）适应证

外科病：如较大的赘疣、肛肠息肉、皮肤良性瘤、陈旧性肛裂、外痔、痦子等。

（七）禁忌证

同镵针。

（八）不良反应（事件）及处理

临床应用以来，尚未发现不良反应。

八、芒针"秩边透水道"针法技术

（一）概述

"秩边透水道"针法是芒针疗法中的一种特殊刺法，是应用芒针由秩边穴按照特定的角度和方向刺向水道穴来治疗疾病的一种针刺方法；是中医独具特色的优势治疗技术，具有简便易行、经济实用的特点。主要用于治疗泌尿生殖系统疾病。

在长期的医疗实践中，古人结合临床，对针具不断探讨和研究，形成了不同用途的针具。《黄帝内经》对针具进行了总结，称为九针。《灵枢·官针》："九针之宜，各有所为；长短大小，各有所施也，不得其用，病弗能移。"芒针就是在古代"九针"中的"长针"和"毫针"的基础上结合演变而来。因其形状犹如麦芒，故称之为"芒针"。通过2000多年的发展，逐渐形成一种独特的治疗方法，即称为芒针疗法。"秩边透水道"技术就是在此基础上，经过不断实践、发展和创新而形成的一种安全可靠、疗效显著的适宜技术。

从20世纪90年代开始，我们团队经过20余年的潜心研究，从解剖学研究、实验研究和临床试验研究等方面，对"秩边透水道"技术进行了全面研究和总结，确定了技术操作规范、安全性、适应证、禁忌证。该技术在2012年获得山西省科技进步奖二等奖，2014年获中华中医药学会科学技术奖三等奖。

"秩边透水道"技术的适用证广泛，但根据技术的特点又有其独到之处。临床可用于治疗泌尿生殖系统疾病，如：慢性非菌性前列腺炎、前列腺痛、良性前列腺肥大、遗尿、男性性功能低下（阳痿、早泄、遗精）、痛经、闭经、代偿性月经、功能性子宫出血、围绝经期综合征、盆腔淤血综合征、经前期综合征、外阴炎、阴道炎、子宫脱垂、不孕等。本针法也可用于腰腿疾病的辅助治疗，如腰椎间盘突出症、坐骨神经痛、梨状肌综合征等。

（二）器械选择

芒针由金属制成，以不锈钢最为常用。一般临床以长度 95～135mm、粗细 0.35～0.40mm 最为常用。根据病人体形及病情需要选择不同型号的芒针（见图上篇 -8-1）。

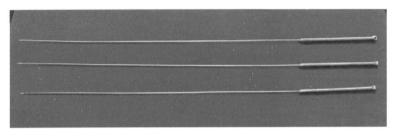

图上篇 -8-1　芒针

（三）体位

患者取俯卧位。

（四）施术方法

1. 进针点及进针法　进针点在髂后上棘内缘与股骨大转子内缘连线的上 2/5 与下 3/5 交界处进针（见图上篇 -8-2）。

进针采用双手夹持进针法。

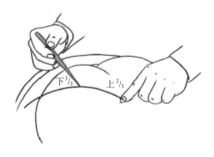

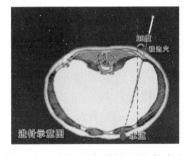

图上篇 -8-2　秩边透水道的进针点　　图上篇 -8-3　秩边透水道针法的角度和方向

2. 角度、方向　与矢状面向内呈 20°夹角、与水平面平行进针（见图上篇 -8-3）。该角度（20°）恰能使针经坐骨大孔而深入，进针后恰指向水道穴（耻骨联合上 2 寸，旁开 2 寸）方向。

3. 深度　临床进针深度为 115mm 左右（6 寸左右）。

4. 施针 选定进针点，夹持进针，进针深度为115mm左右（6寸左右）。进针后，医者将针轻捻徐入115mm后，施捻转手法1分钟。本针法要求有特定针感，针刺得气后，患者自觉针感向会阴、尿道、睾丸等部位放散，或盆腔内有胀、热及舒快感觉，即"气至病所"。行针操作完毕后，留针30分钟。留针完毕，即可出针，出针动作应轻柔、缓慢，提捻结合，做到灵巧、无痛或微痛。

（五）注意事项

1. 患者在饥饿、疲劳，精神过度紧张时，不宜立即进行针刺，需进食、休息、放松后方可进行。

2. 针刺过程中，捻转进针角度宜小，避免大幅度提插捻转，防止损伤坐骨神经、骶丛神经。

3. 行针宜缓，以免造成滞针、弯针、断针等异常情况。

4. 进针至3寸左右，患者往往出现下肢不自主抽动、触电感、热感、凉感等针感，此为针尖触及坐骨神经，此时，医者轻提针尖，嘱患者深吸气，医者继续将针轻捻徐入至指下出现落空感，然后继续进针，至出现特定针感。

（六）适应证

1. 泌尿系统疾病 遗尿、尿道综合征、泌尿系感染、术后排尿障碍、神经性膀胱等。

2. 生殖系统疾病 男性性功能低下（阳痿、早泄、遗精）、不育、慢性非菌性前列腺炎、前列腺痛、良性前列腺增生；女性痛经、闭经、功能性子宫出血、围绝经期综合征、盆腔淤血综合征、经前期综合征、外阴炎、阴道炎、子宫脱垂、不孕等。

（七）禁忌证

1. 对急性传染性疾病或炎症急性期不宜单独采用。

2. 严重器质性疾病、重度贫血症及严重心脏病、癌症晚期者不宜使用。

3. 针刺后容易引起出血的疾病，如血友病、血小板减少性紫癜、过敏性紫癜应禁用。

4. 孕妇禁用。

5. 臀部皮肤有感染、溃疡、瘢痕或肿瘤者，不宜针刺。

（八）不良反应（事件）及处理

在针刺治疗前，做好患者的安抚工作，操作中，严格按照秩边透水道针法操作规范，一般不会发生不良反应。

1. 晕针　常规处理。
2. 血尿　偶有发生，暂停针刺治疗，尿血消失后继续后续治疗。

九、穴位埋线技术

（一）概述

穴位埋线疗法是一种新兴的穴位刺激疗法。它在祖国医学的脏腑、气血、经络理论指导下，把羊肠线埋植在相应腧穴和特定部位中，利用其对穴位的持续性刺激作用来治疗疾病，是针灸疗法在临床上的延伸和发展。

穴位埋线技术基于针灸治疗中的"留针法"。20 世纪 50 年代初，产生了穴位埋线的雏形——穴位埋藏疗法。埋藏的物品种类很多，如动物组织（猪、羊、鸡、兔的肾上腺、脑垂体、脂肪及狗的脾脏等）、药物、钢圈、磁块等，目的除了利用动物组织和药物内含的有效成分外，主要的就是为了延长对经络穴位的刺激时间，以起到穴位刺激的续效作用，这就弥补了一般治疗方法刺激时间短、疗效不持久、疾病愈后不易巩固的缺点。

而到 60 年代初期，最初的穴位埋藏疗法发展成为穴位埋线疗法，它将羊肠线埋植到穴位内，通过羊肠线这种异体蛋白组织对穴位产生持久而柔和的生理物理和生物化学的刺激来达到治疗疾病的目的。由于没有专门的埋植器械，线体通过切埋法、扎埋法、割埋法和穿线法等方式植入穴位产生治疗效应。

早期的穴位埋线方法无论是切埋法、扎埋法、割埋法和穿线法不仅需要麻醉，而且都有较大的创伤性，发展到后来许多临床医师采用腰穿针改制成穴位埋线针进行操作，在技术上有了一定的进步，但针体粗大，临床上使用不便。一次性使用埋线针的研制成功使针灸临床上有了专用的穴位埋线器具，可以将线体瞬间注入穴位。一次性使用埋线针不仅使用方便，而且大大减小了对患者的创伤，避免了麻醉等复杂的步骤，降低了感染机会，杜绝了交叉感染，使穴位埋线进入到微创穴位埋线技术时代，大大方便了临床使用及推广。埋植材料也由羊肠线发展到聚乳酸 - 羟基乙酸（PGLA）等高分子合成材料。

经过许多医务工作者的临床实践，积累了大量的经验，使穴位埋线疗法的应用范围不断扩大，打破了只治慢性病和虚证的局限，其治疗范围也涉及内、外、妇、儿、皮肤、五官等各科百余种病种。2008 年国家制定了穴位埋线疗法的操作标准，这将促进埋线疗法进一步的普及、推广和提高，使之真正发挥其在医疗临床上的巨大作用，以巩固和提高其在针灸学中的应有地位。

（二）器械选择

1. 一次性使用埋线针　一次性使用的医疗用品应符合国家 GB/T15980 的有关规定。一般临床选用规格为 0.9mm 或 1.2mm 的一次性使用埋线针。

2. 胶原蛋白线（可吸收外科缝线）　胶原蛋白线（可吸收外科缝线）应符合国家 YY 1116 的有关规定。一般临床选用 2-0 号线。

（三）体位

根据患者病情选取适当的体位。

（四）施术方法

1. 进针角度

（1）直刺：针身与皮肤表面呈 90° 角垂直刺入，适用于肌肉丰厚部位的腧穴。

（2）斜刺：针身与皮肤表面约呈 45° 角倾斜刺入，适宜于不能深刺的腧穴。

（3）平刺：针身与皮肤表面约呈 15°～25° 角刺入，甚至沿皮下刺入，适用于皮肉浅薄及施行透穴刺穴。

2. 进针方向

（1）一穴多向：为了增强针感和加强疗效，同一个穴位可向不同方向进行刺入埋线，如选用膻中穴埋线治疗支气管哮喘，可向上、下、左、右四个方向埋线。

（2）腧穴所在部位：如背部的背俞穴，为了安全起见埋线时针向棘突的方向或向上向下斜刺。

（3）针向病所：为使针感到达而将针尖朝向患部方向。

3. 进针深度

（1）穴位情况：穴位局部肌肉层厚，则埋线深；肌肉层薄，则埋线浅。

（2）埋线方法：穿线法进针较浅，植线法、割埋法较深，注线法可浅可深。

（3）年龄情况：年老体衰及小儿娇嫩之体，均不宜深刺；年轻力壮者可深刺。

（4）体质情况：形体瘦弱、气血虚衰宜浅刺，而形体强盛者可深刺。

（5）解剖情况：凡头面及胸背部肌层较薄的腧穴宜浅刺，四肢及臀部肌肉较厚者可深刺。穴下有脏器、血管及神经干者宜浅刺。

（6）病情情况：阳证、表证、新病、实证宜浅刺；阴证、里证、久病、虚证宜深刺。

4. 施针步骤　对拟操作的穴位以及穴周皮肤消毒后，取一段适当长度的可吸收性外科缝线，放入套管针的前端，后接针芯，用一手拇指和示指固定拟进针穴位，另一只手持针刺入穴位，达到所需的深度，施以适当的提插手法，当出现针感后，推针芯注线，然后退针管，将可吸收性外科缝线埋植在穴位的肌层或皮下组织内。出针后用无菌干棉球（签）按压针孔止血，以创可贴贴敷针眼。

埋线针进入腧穴后进行提插手法，使穴位局部有较强的酸、麻、胀、重的感觉，然后再将可吸收外科缝线埋入。而且这种针感可维持 3～5 天。

（五）注意事项

由于人的生理功能状态和生活环境条件等因素，在针刺治疗时，应注意以下几个方面：

1. 患者在饥饿、疲劳，精神过度紧张时，不宜立即进行埋线，需进食、休息、放松后方可进行。

2. 为保障无菌操作和安全，尽量使用已经分段制作好的可吸收性外科缝线，如因治疗需要再次加工剪线，则必须将所剪线段浸泡于 75% 乙醇，每周换一次乙醇，以保证溶液的安全无毒和清洁无菌。

3. 操作过程应保持无菌操作，埋线后创面应保持干燥、清洁，防止感染。

4. 穴位埋线后，拟留置体内的可吸收性外科缝线线头不应露出体外，如果暴露体外，可将线头抽出重新操作。

5. 穴位埋线后，施术部位 3～5 天禁止着水，创可贴可于 24 小时后取下，以防止局部皮肤损害。

6. 穴位埋线后，患者禁止食用辛辣刺激之品。

（六）适应证

1. 胃肠疾病　慢性胃炎、胃及十二指肠溃疡、胃下垂、胃肠神经官能症、慢性结肠炎、溃疡性结肠炎、功能性便秘、慢性阑尾炎等。

2. 肺心疾病　过敏性鼻炎、慢性支气管炎、支气管哮喘、肺气肿、肺心病、心律失常、心绞痛等。

3. 皮肤病 荨麻疹、银屑病、神经性皮炎等。

4. 妇儿科疾病 功能性子宫出血、月经不调、不孕症、经前期紧张综合征、更年期综合征、小儿脑瘫、儿童多动症等。

5. 骨外科病 颈椎病、腰椎间盘突出症、腰椎骨性关节炎等。

6. 神经精神疾病 中风、眩晕、舞蹈症、神经官能症、神经衰弱、失眠、癔症、癫痫、精神分裂症、面肌痉挛、面神经麻痹等。

（七）禁忌证

1. 对急性传染性疾病或炎症急性期不宜单独采用。

2. 严重器质性疾病、重度贫血症及严重心脏病、癌症晚期者不宜使用。

3. 针刺后容易引起出血的疾病，如血友病、血小板减少性紫癜、过敏性紫癜应禁用。

4. 孕妇禁用。

5. 埋线部位皮肤有感染、溃疡、瘢痕或肿瘤者，不宜针刺。

6. 埋线时应根据不同穴位选择适当的深度和角度，埋线的部位不应妨碍机体的正常功能和活动。应避免伤及内脏、脊髓、大血管和神经干，不应埋入关节腔内。

7. 由糖尿病及其他各种疾病导致皮肤和皮下组织吸收和修复功能障碍者不应使用埋线疗法。

8. 对蛋白线过敏者禁用。

（八）不良反应（事件）及处理

1. 在术后 1～5 天内，由于损伤及线的刺激，埋线局部出现红、肿、热、痛等无菌性炎症反应，少数病人反应较重，伤口处有少量渗出液，此为正常现象，一般不需要处理。若渗液较多，可按疖肿化脓处理，进行局部的排脓、消毒、换药，直至愈合。

2. 局部出现血肿一般先予以冷敷止血，再行热敷消瘀。

3. 少数病人可有全身反应，表现为埋线后 4～24 小时内体温上升，一般在 38℃左右，局部无感染现象，持续 2～4 天后体温可恢复正常。如出现高热不退，应酌情给予消炎、退热药物治疗。

4. 如病人对蛋白线过敏，治疗后出现局部红肿、瘙痒、发热等反应较为严重，甚至切口处脂肪液化，线体溢出，应适当做抗过敏处理，必要时切开取线或三棱针刺络拔罐，助线排出。

5. 如施术处线体吸收不佳，出现硬结，可采用局部温针灸或热敷治疗，以消瘀散结，加速线体吸收。

十、小针刀技术

（一）概述

小针刀是由金属材料做成的在形状上似针又似刀的一种针灸用具，是在古代九针中的大针、锋针等基础上，结合现代医学外科用手术刀而发展形成的，是与软组织松解手术有机结合的产物。小针刀疗法是一种介于手术方法和非手术疗法之间的闭合性松解术。是在切开性手术方法的基础上结合针刺方法形成的。小针刀疗法操作的特点是在治疗部位刺入深部到病变处进行轻松的切割，剥离有害的组织，以达到止痛祛病的目的。

小针刀于 1976 年由朱汉章先生发明，并于 1986 年开始向全国推广，至今已有四十余年的历史。1988 年小针刀疗法获得第三十七届尤里卡世界发明博览会金奖，2002 年《针刀医学原理》出版，形成其独特的理论和实践体系。2005 年针刀医学系列规划教材出版。2011 年针刀医学被国家中医药管理局确定为临床一类技术进行准入管理。小针刀技术以闭合性手术理论、慢性软组织损伤性理论、骨质增生新病因学理论、经络实质新认识理论为其基础理论，广泛应用于临床骨外科及部分内科病症的治疗。

（二）器械选择

相应型号的小针刀、医用碘伏、消毒脱脂棉球、敷料。一般头颈、肩背、胸腹及四肢部位选择 4 号针刀，腰臀部位选择 3 号针刀，据患者体质及施术部位选择 1.0、0.8、0.6 等不同规格针刀或刃针或微针刀。

（三）体位

应选择医生能准确取穴、方便操作，病人舒适、安全，能够持续治疗的体位。

（四）施术方法

1. 部位选择 根据疾病的不同选取适当的经络腧穴，以皮肤记号笔标记穴位，针刺其中心点即可。

2. 持针法 术者的右手示指和拇指捏住刀柄，中指托住针体，置于针体的中上部位。环指和小指置于施术部位的皮肤上，作为针体在刺入时的一个支撑点，以控制针刺的深度。

3. 进针四步规程

（1）定点：据患者病情查找压痛点、激痛点、阳性反应点等。

（2）定向：刀口线和大血管、神经及肌肉纤维走向平行，将刀口压在进针点上。

（3）加压分离：即右手拇指、示指捏住针柄，中指托住针体，稍加压力不使刺破皮肤，使进针点处形成一个长形凹陷，刀口线和重要血管神经及肌肉纤维走向平行。这样，神经血管就会被分离在刀刃两侧。

（4）刺入：即穿过皮肤到达病所所在。

所谓四步规程，就是针刀手术在刺入时，必须遵循的4个步骤。一步也不能省略，而且每一步都有丰富的内容。

4. 进针角度　垂直90°，斜刺45°，沿皮刺（横刺或平刺）15°，透穴或皮层。

5. 针刀手法八法　纵行疏通剥离、横行剥离、切开剥离、通透剥离、铲磨削平、切割肌纤维、瘢痕刮除、刺激腧穴。

6. 针刺深度　据针刺部位及病位决定针刀刺入深度。

7. 针刺量度　慢性软组织损伤性疾病及骨质增生性疾病以针下松动无紧致感为度。

（五）注意事项

1. 明确诊断　正确的诊断是有效治疗的前提。只有经过详细的病史采集、全面细致的体格检查和必要的影像学检查，加以去伪存真、去粗取精，明确病因、病机、病位、病性、病期，才能做到有的放矢，确立相应的治疗方法。

2. 严格选择适应证和治疗方法　因人制宜、因时制宜、因地制宜，根据疾病的不同性质和病理阶段采取不同的方法，给予相对应的治疗。

3. 严格执行无菌操作　要求无菌术贯穿于针刀治疗术的全过程。包括针刀治疗室、针刀器械、术前病人、治疗部位、医护人员的无菌要求、术中无菌操作、术后创口处理等。

4. 准确定位　明确病变的部位：肌肉、肌腱、韧带、筋膜、滑膜、关节囊等。病在筋治筋、病在骨治骨、病在节治节、病在气调经、病在血刺络，勿太过、勿不及，松解适度，有的放矢。

5. 针刀治疗要领　认病准、辨证清、查病灶、定点精；浅中深、层次明；忌粗暴、手法轻；缓进针、勿逞能、中病则止、主次分明、"手如握虎"、"如待贵人"、智圆行方、大胆细心。

（六）适应证

1. 慢性软组织损伤引起的顽固性疼痛。

2. 部分骨质增生性疾病，如颈椎病、腰椎骨性关节炎、膝关节骨性关节炎等。

3. 肌肉、肌腱和韧带积累性损伤、肌紧张、损伤后遗症。

4. 某些脊柱相关性内脏疾病。

5. 部分关节内骨折和骨折畸形愈合。

6. 直线瘢痕痉挛，神经系统疾患。

7. 部分皮肤病，如湿疹、银屑病、神经性皮炎等。

（七）禁忌证

1. 一切严重的内脏病发作期禁用。

2. 全身或局部有急性感染性疾病者禁用。

3. 患有恶性肿瘤者禁用。

4. 施术部位有重要血管或重要脏器，而施术时无法避开者禁用。

5. 患有血友病或其他出血倾向者禁用。

6. 血压较高，且情绪紧张者禁用。

7. 糖尿病血糖控制不良者禁用。

（八）不良反应（事件）及处理

1. 晕针　立即停止治疗出针，常规处理。

2. 血肿　参照前章节处理。

3. 气胸　轻度气胸者，起针后并不出现症状，而是过了一定时间才慢慢感到胸闷、胸痛、呼吸困难等症状。首先嘱患者不要惊慌，给予安慰，并要求配合治疗，立即采取半卧位休息。有咳嗽者给予镇咳药，防止肺组织因咳嗽扩大创孔而加重病情。若直接刺入胸腔，则应请外科及时处理。

4. 断针　嘱患者不要紧张，不要乱动，以防断端向肌肉深层陷入。如断端还在体外，可用手指或镊子取出；如断端与皮肤相平，可挤压针孔两旁，使断端暴露体外，用镊子取出；如针身完全陷入肌肉，应以 X 线下定位，用外科手术取出。

5. 感染　针刀术后，患者出现局部针眼红、肿、热、痛，严重者甚至出现全身症状如发热、白细胞增高的情况。应先局部处理，可以伤口换药，可以用超短波照射，同时配合全身抗感染药物治疗。

6. 发热　针刀术后出现体温升高的情况。嘱患者对症抗感染治疗。

7. 神经根、丛、干损伤　当出现麻木、电击感时，应停止针刀在该部位的切割，提起针刀，变换方向，重新缓缓刺入，无上述反应时方可继续治疗。

8. 脊髓损伤　术中出现电击感，立即停止操作，密切观察，应用止血药物。

十一、浮针技术

（一）概述

浮针疗法是用一次性的浮针等针具在局限性病痛的周围皮下浅筋膜进行扫散等针刺活动的针刺疗法，在操作时，常配合再灌注活动，即相关肌肉的收缩‐舒张活动在浮针疗法中被称为再灌注活动，如弯腰‐直腰、伸腿‐屈腿、深呼吸、自主咳嗽等。

浮针疗法是传统针灸学和现代医学相结合的产物，是在继承和发扬古代针灸学术思想、宝贵实践经验的基础上，结合现代医学，尤其是现代针刺研究的成果，具有适应证广、疗效快捷确切、操作方便、经济安全、痛苦极小、无副作用等优点，对临床各科，特别是疼痛的治疗有着较为广泛的作用。新近研究表明：传统针刺方面起作用的正是浅筋膜中的皮下疏松结缔组织。浮针疗法不像传统针刺一样深入多层组织，仅仅作用在皮下疏松结缔组织，力专效宏。

（二）器械选择

一次性浮针。

（三）体位

（1）仰卧位：适宜于取头、面、胸、腹部进针点和上下肢部分进针点。

（2）侧卧位：适宜于在身体侧面和上下肢部分部位治疗。

（3）俯卧位：适宜于在头、项、脊背、腰臀部和下肢背侧及上肢的一部分进针。

（4）俯伏坐位：适宜于项、背部的进针。

对初诊、精神紧张或年老、体弱、病重的患者，应尽量采取卧位。

（四）施术方法

1. 进针点选取　进针点在病灶周围，可以与病痛处相隔较远，但不跨越关节。也可以较近，但不在病变局部。多数在距离痛点 6～10cm 处，在病灶的上下左右或其他方位，选择一个或多个进针点。

2. 操作步骤

（1）进针：施术者用右手持针，左手将进针点周围皮肤固定住，针尖朝上，直指病灶，呈15°～30°进针，快速透皮，达皮下疏松结缔组织后，放平针身，针体沿皮下浅筋膜层进入 3～4cm。

（2）运针：进针后在进行扫散前，先将针尖退回至软管中并固定，然后再以进针点为支点，施术者用一只手的拇指、中指、示指握住针座后做扇形式扫散动作。同时，用另一只手轻揉病变部位周围组织，以促进针效。整个扫散过程中，患者没有酸麻痛胀感。每个点浮针扫散 1～2min，频率约为120 次 /min。

（3）留针：扫散完毕后抽出针芯，将软套管留于皮下，用输液贴固定针柄，留针 24h。同时在进针点处，用小干棉球压住针孔，最后用医用创可贴贴敷以防感染。

（五）注意事项

1. 患者在过于饥饿、疲劳、精神紧张时，不宜立即针刺。

2. 常有自发性出血或损伤后出血不止者，不宜针刺。

3. 皮肤有感染、溃疡、瘢痕或肿瘤的部位，不宜针刺。

4. 浮针疗法留针时间长，相对传统针刺疗法而言，较易感染。浮针器具只能一次性使用，同时要注意消毒。特别是对容易感染的病人，如糖尿病病人，当加倍小心，慎防感染。

5. 留针期间，应注意针口密封和针体固定，嘱患者避免剧烈活动和洗澡，以免汗液和水进入机体引起感染。

6. 当肢体浮肿时，效果不佳，改用他法治疗。例如，系统性红斑狼疮、类风湿关节炎的治疗，大量的激素导致水肿，在这种情况下，浮针疗法镇痛效果差。

7. 对软组织伤痛，如果浮针疗法治疗后只有近期效果，病情反复发作，要考虑免疫系统疾病所致。

8. 没有明确痛点的位置性疼痛（只有关节处于某一位置时，疼痛才显现出来）效果往往不佳。避开皮肤上的瘢痕、结节、破损、凹陷、突起等处，尽量避开浅表血管，以免针刺时出血。

9. 进针完毕，抽出针芯弃之安全处，务必放于人不易触摸的地方，防止刺伤。然后把胶布贴敷于针座，以固定留于皮下的软套管。在进针点处，用一个小干棉球盖住针孔，再用胶布贴敷，以防感染。

（六）适应证

1. 骨外科疾病　颈椎病、肩周炎、网球肘、腱鞘炎、腕管综合征、腰椎间盘突出症、腰肌劳损、膝关节炎、踝关节陈旧性损伤、股骨头坏死、强直性脊柱炎等。

2. 内科疾病　胆囊炎、胆石症、慢性胃痛（慢性胃炎、胃溃疡）、泌尿道结石、慢性附件炎、宫颈炎、痛经、慢性头痛、顽固性面瘫等。

（七）禁忌证

1. 患者过于饥饿、疲劳、精神紧张及对此疗法持怀疑态度者，不宜针刺。

2. 有凝血障碍性疾病者禁用。

3. 皮肤有感染、溃疡、瘢痕或肿瘤的部位，慎用。

4. 全身浮肿、局部红热肿大、近期使用外治法、近期进行过局部封闭者、疼痛点时有时无或摸不清者禁用。

（八）不良反应（事件）及处理

1. 皮下出血：若微量的皮下出血而局部小块青紫时，一般不必处理，可以自行消退，只要告知病人，消除其顾虑情绪及恐惧心理即可，不必立即起针。若局部肿胀疼痛较剧，青紫面积大而影响到功能活动时，可先起针，冷敷止血，24 小时后，再作热敷或在局部轻轻揉按，以促使局部瘀血消散吸收。有人认为，针刺引起的皮下瘀血，不一定待 24 小时后才热敷，在 1 小时后即可热敷或按摩。

2. 局部有异常感觉时，不要紧张，大多为胶布过敏所致，可换用创可贴。

3. 若因为针体移动引起局部刺痛，旁边没有医生，可自行起针。

4. 浮针软管留置导致的感染，应根据具体情况进行抗感染处理及治疗。

十二、头针治疗脑系疾病技术

（一）概述

头针疗法又称头皮针疗法，它是在中国传统针灸学及现代解剖学、神经生理学、生物全息论的基础上发展形成的，通过针刺头部的特定区域以治疗各科疾病的一种微刺系统方法。

头针疗法始于 20 世纪 50 年代后期至 70 年代，是针灸临床工作者根据大脑解剖的体表投影和头部腧穴的主治功能，不断实践、总结而成的一种针对脑源性疾患的疗法。在实践中，形成了山西焦顺发的头针、陕西方云鹏的头皮针、上海汤颂延的头针、南京张鸣九的头部经穴疗法和北京朱明清的头皮针疗法等不同的流派。随着头针疗法的不断发展，为了交流的方便和进一步发展头针疗法，中国针灸学会制定了《头皮针穴名国际标准化方案》，并于 1984 年获得了联合国卫生组织亚太地区通过，为普及和推广头针疗法，规范临床操作，制定了准则。此后，《中华人民共和国国家标准针灸技术操作规范》中给出了头针操作具体标准。因头皮针疗法对脑源性疾病的独特疗效，故有必要对头针治疗脑系疾病的具体技术进行收集整理。

（二）器械选择

1.5 ~ 3 寸毫针，根据病情和操作部位情况选择不同型号的毫针。

（三）体位

坐位或卧位。

（四）施术方法

1. 选穴　单侧下肢运动障碍选对侧顶颞前斜线上 1/5 及顶旁 1 线；上肢运动障碍选对侧顶颞前斜线中 2/5 及顶旁 2 线；口角㖞斜、言语不利选顶颞前斜线下 2/5 及颞前线。

2. 进针　分开头发，常规消毒；选用 26 ~ 28 号 1.5 ~ 3 寸毫针，针身与头皮呈 30° 夹角快速将针刺入皮下，当针尖达到帽状腱膜下层时，指下感到阻力减小，然后使针与头皮平行，将针快速推进到相应的深度。

3. 行针

（1）快速捻转：在针体进入帽状腱膜下层后，术者肩、肘、腕关节和拇指固定不动，以保持毫针相对固定。示指第一、二节呈半屈曲状，用示指第一节的桡侧面与拇指第一节的掌侧面持住针柄，然后示指掌指关节做伸屈运动，使针体快速旋转，要求捻转频率在 200 次 / 分钟左右，持续 2 ~ 3 分钟。

（2）提插行针：手持毫针沿皮刺入帽状腱膜下层，将针向内推进 3cm 左右，保持针体平卧，用拇、示指紧捏针柄，进行提插，指力应均匀一致，幅度不宜过大，如此反复操作，持续 3 ~ 5 分钟左右。提插的幅度与频率视患者的病情而定。

（3）弹拨针柄：在头针留针期间，可用手指弹拨针柄，用力宜适度，速度不宜过快。一般可用于不宜过强刺激之患者。

4. 留针　采用动留针法，在留针期间，间歇重复施行相应手法，以加强刺激，在较短时间内获得即时疗效。一般情况下，在 15 ~ 30 分钟内，宜间歇行针 2 ~ 3 次，每次 2 分钟左右。

5. 出针　先缓慢出针至皮下，然后迅速拔出，拔针后必须用消毒干棉球按压针孔，以防出血。

6. 疗程　一般每日或隔日针刺 1 次，10 ~ 15 次为 1 疗程，隔 5 ~ 7 天后，再继续下一疗程。

（五）注意事项

1. 头部长有头发，因此尤须做到严格消毒，以防感染。对精神紧张、过饱、过饥者应慎用，不宜采取强刺激手法。

2. 毫针推进时，术者针下如有抵抗感，或患者感觉疼痛，应停止进针，将针往后退，然后改变角度再进针。

3. 留针应注意安全，针体应稍露出头皮，不宜碰触留置在头皮下的毫针，以免折针、弯针。如局部不适，可稍稍退出 0.1～0.2 寸左右。对有严重心脑血管疾病而需要长期留针者，应加强监护，以免发生意外。

4. 头针长时间留针，并不影响肢体活动，在留针期间可嘱患者配合运动，有提高临床疗效的作用。

5. 头发较密部位常易遗忘所刺入的毫针，起针时需反复检查；头皮部位血管丰富，行头针治疗容易出血，故出针时必须用干棉球按压针孔 1～2 分钟。

（六）适应证

头针主要治疗脑源性疾病，如中风偏瘫，肢端麻木，失语，皮层性多尿，眩晕，耳鸣，舞蹈病，癫痫，脑瘫，小儿弱智，震颤麻痹，假性延髓麻痹等。

（七）禁忌证

1. 婴幼儿由于颅骨缝骨化不完全，不宜采用头针治疗。

2. 头部颅骨缺损处或开放性脑损伤部位，头部严重感染、溃疡、瘢痕者，不宜使用。

3. 对脑出血患者，须待病情及血压稳定后方可做头针治疗。凡并发有高热、心力衰竭、重度糖尿病、重度贫血、急性炎症等症者，不宜立即采用头针。

（八）不良反应（事件）及处理

1. 晕针 在头针操作过程中，可能会出现不同程度的晕针现象。出现晕针应立即停止针刺，将针全部起出。救治措施参照常规毫针处理。

2. 滞针 滞针在头针治疗中常易发生。发生滞针后，应适当延长留针时间，嘱患者身心放松，并在针体周围轻柔按摩。

3. 弯针和断针 出现弯针和断针后，不能再行提插、捻转等手法。参照毫针弯针和断针进行常规处理。

4. 血肿　由于头皮部血管丰富，常易发生进针、留针时局部疼痛和出针后皮下出血而引起的肿痛，即血肿现象。一般不必处理，可以自行消退。必要时冷敷后热敷常规处理。

十三、穴位注射技术

（一）概述

又称"水针"，是选用中西药物注入有关穴位以治疗疾病的一种方法。所谓"水针"，是相对于原来针灸所采用的"金针"而言。这种疗法始创于20世纪50年代，当时很多医生在临床中尝试用注射器代替原来的金针，很快，这种方法拓展到穴位封闭等很多治疗领域，并取得了巨大发展。由于使用了现代提纯的药物，这种疗法又不同于传统的针灸。因为药物进入经络腧穴，其治疗规律和传统的针灸治疗规律不尽相同。但两种疗法都是以传统经络腧穴理论为基础进行的，现代医学还不能解释经络腧穴理论，用传统的经络腧穴理论也不能完全解释和指导现代的"穴位注射疗法"。在临床中，"穴位注射"可以治疗哮喘、梅尼埃病、硬皮病、白塞综合征等国际疑难病，对妇科康复尤其有效。

（二）器械选择

皮肤消毒液、镊子、棉签、一次性注射器、注射针头、注射用药物。

根据药物的剂量大小和针刺的深度选用不同规格的注射器和针头。常用的注射器规格为 1ml、2ml、5ml、10ml、20ml；常用的针头为 5～7 号普通注射针头，封闭用的长针头。

常用药物：①中草药制剂：复方当归注射液、川芎嗪注射液、生脉注射液、人参注射液、鱼腥草注射液、银黄注射液、柴胡注射液、板蓝根注射液、威灵仙注射液等；②维生素类制剂：维生素 B_1 注射液、维生素 B_6 注射液、维生素 B_{12} 注射液、维生素 C 注射液；③其他常用药：5%～10% 葡萄糖注射液、0.9% 氯化钠注射液、注射用水、三磷酸腺苷、辅酶 A、神经生长因子、硫酸阿托品、山莨菪碱、加兰他敏、泼尼松龙、盐酸普鲁卡因、利多卡因等。

（三）体位

根据患者病情选取适当的体位。

（四）施术方法

1. 选穴处方　一般根据针灸治疗时的处方原则辨证取穴。

局部取穴可选用压痛点、皮下结节、条索状物等阳性反应点进行治疗。

选穴宜精练，以 1～2 个穴为妥，最多不超过 4 个穴，并宜选取肌肉比较丰满的部位进行穴位注射。

2. 针刺的角度和深度　根据穴位所在部位与病变组织的不同要求，决定针刺角度和注射的深浅。

（1）头面及四肢远端等皮肉浅薄处的穴位多浅刺。

（2）腰部和四肢肌肉丰厚部位的穴位可深刺。

（3）三叉神经痛于面部有触痛点，可在皮内注射成一"皮丘"。

（4）腰肌劳损的部位多较深，故宜适当深刺注射。

3. 操作方法　根据治疗方案选择合适型号一次性注射器，局部常规消毒，用无痛进针法刺入穴位，然后慢慢推进或上下提插，待针下有"得气"感后，回抽无血，即可将药推入。

注射时应注意速度，一般以中速为宜，如是慢性病体弱者，应该轻刺激缓慢注入；急性病体强者，用强刺激快速注入。

（五）注意事项

1. 严格执行无菌操作，注意药物配伍禁忌或刺激性强药物不宜采用。凡能引起过敏反应的药物，必须先做皮试，结果为阴性者方可使用。

2. 使用穴位注射时，应该向患者说明本疗法的特点和注射后的正常反应。如注射局部出现酸胀感、4～8 小时内局部有轻度不适，或不适感持续较长时间，但是一般不超过 1 天。

3. 要熟练掌握穴位的部位、注入的深度、每穴注射的药量，一般为 1～2ml，胸背部可注射 0.5～1ml，腰臀部通常注射 2～5ml，肌肉丰厚处甚至可达 10～20ml。

4. 药物不可注入血管内，注射时如回抽有血，必须避开血管后再注射。患者有触电感时针体往外退出少许后再进行注射。

5. 操作前应检查各无菌物品有无过期，注射器包装有无漏气等情况，用后物品处理符合消毒隔离规范。

6. 风池穴近延髓，故应严格掌握针刺角度和深度，针刺深度应控制在颈围的 1/10 内，向鼻尖方向刺 0.5～0.8 寸，以免伤及延髓。脊柱两侧腧穴注射时，针尖斜向脊柱为宜，避免直刺引起气胸。

7. 药物不宜注入脊髓腔。误入脊髓腔，有损伤脊髓的可能，严重者可导致瘫痪。

8. 年老体弱及初次接受治疗者，最好取卧位，注射部位不宜过多，以免晕针。

（六）适应证

病名	穴位	常用药物
支气管哮喘	肺俞、定喘	发作期：鱼腥草注射液、维生素 K_3 注射液 缓解期：胎盘组织液、人参注射液
脑血管意外后遗症	曲池、手三里、足三里、阳陵泉	丹参注射液、当归注射液、胞二磷胆碱、ATP、CoA、维生素 B_1、B_6、B_{12} 注射液、维脑路通注射液
阳痿	关元、八髎	鹿茸精注射液
多发性神经炎	上肢：曲池、外关 下肢：足三里、阳陵泉	ATP、CoA、加兰他敏、维生素 B_1、B_6、B_{12} 注射液
桡神经麻痹	肩髃、曲池、手三里	当归注射液、丹参注射液、ATP、CoA、加兰他敏、维生素 B_1、B_6、B_{12} 注射液
风湿性关节炎	上肢：肩髃、臂臑、曲池、外关、手三里 下肢：环跳、血海、梁丘、阳陵泉、阿是穴	丁公藤注射液、肿节风注射液、威灵仙注射液、当归注射液
泌尿系结石	肾俞、关元、三阴交、阴陵泉	10% 葡萄糖 20～40ml，每穴 2～8ml
急性尿潴留	足三里、三阴交	5%～10% 葡萄糖 4～8ml，每穴 2～4ml
肩关节周围炎	肩髃、肩髎、阿是穴	丁公藤注射液、2% 普鲁卡因 2ml+ 泼尼松龙 1ml
腰椎病	腰夹脊穴	当归注射液、威灵仙注射液、2% 普鲁卡因 2ml+ 泼尼松龙 1ml
腰肌劳损	肾俞、大肠俞、腰眼	同上
腓总神经麻痹	环跳、阳陵泉、足三里、悬钟	同上

病名	穴位	常用药物
梨状肌损伤	阿是穴	同上
荨麻疹	曲池、合谷、血海	维丁胶性钙注射液
遗尿	关元、三阴交	阿托品 0.25mg
胃下垂	脾俞、胃俞、足三里	黄芪注射液、人参注射液
痢疾	上巨虚（或足三里）	庆大霉素、黄连素注射液
弱智儿童	脾俞、肾俞、足三里、曲池、悬钟	乙酰谷酰胺、胎盘组织液、神经生长因子
小儿麻痹后遗症	上肢：肩髃、臂臑、手三里、曲池、合谷　下肢：环跳、髀关、伏兔、足三里、阳陵泉、悬钟	当归注射液、黄芪注射液、胎盘组织液、ATP、CoA、加兰他敏、神经生长因子、维生素 B_1、B_{12} 注射液
子宫脱垂	子宫穴、肾俞、关元、维道、三阴交、足三里	当归注射液、黄芪注射液、人参注射液、胎盘组织液
慢性鼻炎	迎香、肺俞	辛夷花注射液、0.5% 普鲁卡因 0.5ml 每穴
过敏性鼻炎	同上	同上

（七）禁忌证

1. 对注射药物过敏的患者禁用。
2. 疲乏、饥饿或精神高度紧张时慎用。
3. 局部皮肤有感染、瘢痕，有出血倾向及高度水肿者禁用。

（八）不良反应（事件）及处理

1. 药物过敏　轻者局部或者全身出现药疹，重者出现过敏性休克，应立即停药，迅速应用药物进行脱敏治疗，对过敏性休克应进行中西医抢救。

2. 感染　表现为局部发炎，重者形成脓疡。认真对待，积极处理，以防发展和恶化。

3. 神经损伤　多见于正中神经、腓神经、小儿坐骨神经等。应用维生素 B_1、维生素 B_{12}、加兰他敏注射，中药内服外洗，配合针灸按摩理疗、功能锻炼等，轻者经治疗可以恢复正常，重者较难恢复正常。

4. 局部血肿：一般不必处理，可以自行消退。必要时冷敷后热敷常规处理。

十四、耳穴压豆调神技术

（一）概述

耳穴压豆调神技术是用胶布将药豆准确地粘贴于耳穴处，给予适度的揉、按、捏、压，使其产生酸、麻、胀、痛等刺激感应，以治疗神志类疾病的一种外治疗法。此法既能持续刺激穴位，又安全无副作用，目前广泛应用于临床。

关于耳针疗法的记载在中国已有两千多年的历史，古代医者在大量医疗实践中认识到耳穴诊断和治疗疾病这一现象。不同时期的耳穴图与认识水平密切相关、代表了耳针学的发展水准。明代已有耳穴图的记载，然而，不同时代、不同学派所绘制的耳穴图五花八门。直至 1957 年，法国医学博士 Panl Nogier 应用耳郭电阻技术测定确定耳穴的投射定位，从而确立第一幅以现代医学理论为指导的倒置胎儿耳穴图。此后，耳穴国际标准化方案、耳穴国家标准相继诞生。耳穴的刺激方法有毫针刺法、电针法、埋针法、耳穴压豆法、灸法、刺血法、水针法、磁疗法、按摩法等多种刺激方法。其中耳穴压豆疗法又称为耳郭穴区压迫疗法，因其既能持续刺激穴位，又安全无副作用，在临床应用非常广泛。而耳穴压豆治疗神经衰弱、神经性头痛、戒断综合征、更年期综合征等神志类疾病一直是临床医家报道最多、疗效相对最为稳定的疾病种类。可以说，神志障碍类疾病是耳穴压豆疗法治疗的优势病种。因此，有必要针对耳穴压豆疗法调神技术进行收集整理，在保证疗效的基础上，使之操作更为简单明了。

（二）器械选择

王不留行籽（或磁珠）、胶布、镊子、75% 酒精棉球。

（三）体位

一般采用坐位，如年老体弱、病重或精神紧张者宜采用卧位。

（四）施术方法

1. 确定穴位　进行耳穴探查，找出阳性反应点，并结合病情，确定主辅穴位。主穴：耳穴神门、心、皮质下；配穴：心脾两虚加脾、胃区，肝肾不足加肝、肾区，肝胆湿热加胆区。

2. 消毒　以酒精棉球轻擦消毒。

3. 压豆　左手手指托持耳郭，右手用镊子夹取割好的方块胶布（约0.6cm×0.6cm），中心粘上准备好的药豆，对准穴位紧贴压其上，并轻轻揉按1～2分钟，使耳郭有发热、胀痛感。

4. 刺激强度　依患者情况而定，一般儿童、孕妇、年老体弱者用轻刺激，体质强壮者采用中度刺激。总体刺激量以轻中度刺激为主。

5. 疗程　每次以贴压5～7穴为宜，每日按压3～5次，隔1～3天换1次，两组穴位交替贴压。两耳交替或同时贴用。

（五）注意事项

1. 压豆法取材不必过于限制，可以就地取材。如油菜籽、小米、莱菔子等均可替代使用。

2. 操作过程中，要严格消毒，防止感染。因耳郭在外，表面凸凹不平，结构特殊，防止因压豆手法不当或过重致使皮肤溃破，出现化脓性软骨膜炎。

3. 个别病人可能对胶布过敏，局部出现红色粟粒样丘疹并伴有痒感，可加用肾上腺穴或改用其他刺激方法。

4. 密切观察患者耳穴压豆疗法的反应及胶布固定是否良好，如有不适，应立即停止并通知医生进行相应处理。

（六）适应证

神经衰弱、小儿近视、戒断综合征、更年期综合征、神经性头痛等。

（七）禁忌证

1. 对习惯性流产的孕妇须慎用。

2. 耳郭皮肤有炎症病变、溃破、冻疮等不宜采用。

3. 对过度饥饿、疲劳、精神高度紧张者不宜行强刺激。

4. 患有严重器质性病变、严重心脏病、高血压患者不宜行强刺激。

（八）不良反应（事件）及处理

1. 晕厥　指在耳穴压豆疗法操作过程中出现的晕厥现象。出现晕厥的概率很低，一旦发生，处理方法参照晕针。

2. 胶布过敏　少量患者在胶布粘贴处可能会出现皮肤瘙痒、红色粟粒样丘疹、起水疱、甚至破溃等胶布过敏症状。如果发生胶布过敏症状，首先揭去胶布，用爱尔碘液擦拭过敏皮肤或改用其他刺激方法。

3. 皮肤溃破　指在耳穴压豆疗法操作过程中，因压豆手法不当或过重致使皮肤溃破的现象。一旦发生皮肤破溃，参照外科伤口处理要求进行消毒护理。

十五、放血技术

（一）概述

放血疗法指用三棱针、粗毫针或小针刀等根据不同的病情，刺破穴位浅表脉络，放出少量血液，通过活血理气达到治疗目的的治疗方法。

早在石器时代，人们便在劳动实践中发现用砭石在患部砭刺放血，可以治疗某些疾病。随着科学的发展，产生了金属针，以后又根据医疗实践的需要，出现了专门用来做放血治疗的"锋针"。本疗法最早的文字记载见于《黄帝内经》，如"刺络者，刺小络之血脉也"；"菀陈则除之，出恶血也"，并明确地提出刺络放血可以治疗癫狂、头痛、暴喑、热喘、衄血等病证；唐宋时期，本疗法已成为中医大法之一；宋代已将该法编入针灸歌诀"玉龙赋"；金元时期，张子和在《儒门事亲》中的针灸医案，几乎全是针刺放血取效，并认为针刺放血，攻邪最捷；衍至明清，放血治病已甚为流行，针具发展也很快，三棱针已分为粗、细两种，更适合临床应用；杨继洲《针灸大成》较详细地记载了针刺放血的病案；叶天士用本疗法治愈喉科疾病；赵学敏和吴尚先收集了许多放血疗法编入《串雅外编》《理瀹骈文》；在近代仍被临床广泛应用，为人们所熟知和接受。放血疗法在疾病治疗中发挥了重要的作用，古代医家对放血疗法非常重视，《素问·血气形志》篇说："凡治病必先去其血。"《灵枢·热病》中说："心疝暴痛，取足太阴、厥阴尽刺去其血络。"

本疗法根据经络学说和针刺原理，针具刺破特定部位或穴位放血，以疏通经脉、调气理血、促邪外出。临床证明，本疗法有镇定、退热、化瘀止痛、解毒、泻火、止痒、缓解麻木、镇吐、止泻、急救等作用。特别对于某些急病重症更有抢救及时、收效迅速、无副作用的特点。

（二）器械选择

三棱针、锋勾针、粗毫针、镵针、小针刀、注射器针头等。

（三）体位

坐位或卧位。

（四）施术方法

1. 刺络法　该法又分点刺、散刺、挑刺三种刺法。

（1）点刺法：先在针刺部位上下推按，使瘀血积聚。右手拇、示两指持针柄，中指紧靠针身下端，留出 1～2 分针尖，对准已消毒的穴位迅速刺入 1～2 分，立即出针，轻轻挤压针孔周围，使出血数滴（对重症患者有时可出血十数滴，血由黑紫变红为止），然后用消毒棉球按压针孔（针刺曲泽、委中穴，在孔穴周围上下推按之后，可先在孔穴近心端扎紧止血带或布带，这样静脉暴露得更明显，更容易出血，刺出血后，再将止血带放松）。点刺有速刺（对准放血处，迅速刺入 1.5～3mm，然后迅速退出，挤出少量血液或黏液）、缓刺（缓慢地刺入静脉 1～2mm，缓慢地退出，放出少量血液，适用于腘窝、肘窝、头面部放血）之分。

（2）散刺法：又称围刺法，是在病灶周围点刺出血，主要用于丹毒、痈疽。

（3）挑刺法：适用于胸、背、耳背部的放血，以左手按压施术部位的两侧，使皮肤固定，右手持针，针刺入皮肤或静脉后，随即针身倾斜，将腧穴或反应点的表皮挑破，放出血液或黏液；有时需挑破部分纤维组织，然后局部消毒，覆盖敷料，常用于目赤肿痛、痔疮等证的治疗。

2. 划割法　多采用镵针、小针刀等刀具，持刀法以操作方便为宜，使刀身与划割部位大致垂直，然后进行划割。适用于口腔内膜、耳背静脉等处的放血。

（五）注意事项

1. 首先给患者做好解释工作，消除不必要的顾虑。

2. 放血针具必须严格消毒，防止感染。

3. 针刺放血时应注意进针不宜过深，创口不宜过大，以免损伤其他组织；点刺血管时，刺破即可，切不可割断血管。

4. 一般放血量为 5 滴左右，宜 1 日或隔日 1 次；放血量大者，1 周放血不超过 2 次。1～3 次为一疗程。如伤口不易自行止血，要采取压迫止血。

5. 如本疗法仅为对症急救应用，待病情缓解后，要全面检查，再进行治疗。切不可滥用。

（六）适应证

一些瘀证和寒证、痹证、痿证、腰痛、坐骨神经痛、头痛、眼痛、血栓、青少年痤疮、银屑病、湿疹等都可以用这种方法治疗。

放血疗法常用穴位及主治

穴 位	主 治
商阳	急性咽喉肿痛，齿痛，手指麻木，昏迷
委中	腹痛，吐泻，腰痛（急性腰扭伤疗效好），丹毒
八风	脚气，趾痛，毒蛇咬伤足跗肿痛
腰阳关	腰腿痛，坐骨神经痛
太阳	头痛，目赤肿痛，睑腺炎
上星	头痛，目痛，鼻衄，热病
水沟	癫痫，小儿惊风，中风昏迷，中暑，口眼㖞斜，牙关紧闭，急性腰扭伤
内地仓	面瘫
龈交	齿龈肿痛
金津、玉液	口疮，舌肿，呕吐，言语不利
十宣	昏迷，癫痫，癔病，乳蛾，小儿惊风，中暑
四缝	小儿疳疾，百日咳
八邪	烦热，目痛，毒蛇咬伤手指肿痛
曲泽	烦热，胃痛，呕吐
少商	急性咽喉肿痛，急性扁桃体肿大，鼻衄，发热，昏迷

（七）禁忌证

1. 血小板减少症、血友病等有出血倾向疾病的患者以及晕血者、血管瘤患者，一般禁止用本疗法。

2. 贫血、低血压、孕期和过饥过饱、醉酒、过度疲劳者，不宜使用本疗法。

（八）不良反应（事件）及处理

1. 出血不止　应压迫止血，必要时使用止血药。
2. 晕血　应立即停止施术，并令患者休息，给予心理安慰。

十六、走罐技术

（一）概述

走罐疗法，是以杯罐为工具，在杯罐口及病变部位涂上一层凡士林或板油等润滑剂，以闪火法借热力排去其中空气，产生负压，使之吸附于皮肤，然后，用手推动杯罐在病变部位来回滑动，从而使皮肤产生潮红或瘀血现象，以防治疾病的一种方法。本疗法由古代拔罐疗法发展而来，为拔罐疗法中的一种，又可称为推罐疗法，是治疗疾病的一种物理性的外治疗法，现代应用较为广泛。走罐疗法分为两种，一是局部走罐，二是循经走罐。

（二）器械准备

宜选用口径较大的罐子，罐口要求圆、厚、平滑，最好使用玻璃罐或竹炭火罐。

（三）体位

正坐位或俯卧位，按照走罐部位选取合适的体位。

（四）施术方法

1. 方法分类

（1）局部走罐：以病变部位为中心，进行较小范围的上、下、左、右旋转推行。如肩周炎，可以在肩部做顺逆时针走向的缓慢旋转。

（2）循经走罐：以与病变相关联的经脉为主，进行较大范围的循经走罐治疗。如腰肌劳损，即于循经过腰部的督脉经和膀胱经做上下往返滑动的走罐治疗。

2. 操作步骤　拔罐前，先在所拔部位的皮肤或罐口上涂上一层凡士林等润滑油，再将罐拔住；然后术者一手（左）按住罐旁近端皮肤，另一手（右）握住罐底，稍倾斜，在罐口后半边着力，用力向远端推移，前半边略提起，循着上、下、前、后、左、右的推动，或以顺、逆时针走向推动，至走罐部位的皮肤红润、充血或出现瘀血斑时，将罐起下。

3. 手法　根据病情缓急、病位深浅可分为轻吸快推、重吸快推及重吸缓推三种。

（1）轻吸快推：此法主行卫气祛表邪，轻吸是应用小号的火罐、以吸入罐内皮肤高于罐外 3～4mm，皮肤微微潮红为度、以 30cm/s 的速度走罐。此法吸附力弱，刺激量小，主要影响皮部的功能，故以走罐后施术部位或周身汗出时疗效最佳。此术对皮肤产生的适宜刺激能够宣行卫气，祛除表邪。应用于外感（多以足太阳皮部为主）、皮痹麻木（配合局部施术）等症疗效明显。

（2）重吸快推：此法主通经脉调气血，重吸是以吸火罐内皮肤面高于罐外 8mm 以上，皮肤紫红为度，再于施术皮肤涂以刮痧油，走罐速度 30cm/s 左右。一般腹、背部用大、中号火罐，四肢用小号火罐。此法吸附力强、刺激量大，其作用主要是通过皮肤、腧穴影响经脉气血，进而调整脏腑机能。适宜于治疗某些经脉、脏腑失调的疾患，常以背部或腹部经脉皮肤为主。

（3）重吸缓推：此法主祛痼冷、荣筋肉，重吸后，以 2～3cm/s 的速度走罐，使皮肤呈紫红色。背腹部选用大、中号火罐，四肢用小号火罐。此术刺激量最大，能够吸拔沉滞于脏腑、经脉之阴寒痼冷从皮肤、腧穴而出，并对局部筋肉有按摩作用，促进气血对筋肉的荣养。走罐部位以督脉、背腧穴和足太阳经脉为主。以激发阳气的温煦作用，驱除痼冷。

（五）注意事项

1. 本疗法应用于面积较大、肌肉丰厚部位。

2. 走罐前，应先检查罐口是否完整光滑，再在罐口及皮肤上涂上凡士林之类的润滑油以便于推动，减少疼痛，并可避免皮肤损伤。

3. 推罐时，要求用力均匀，罐口有一定的倾斜度（即后半边着力，前半边略提起），这样就不会产生较大的阻力。

4. 走罐时，应根据患者病情辨别虚实，再结合走罐部位的经络，顺经为补，逆经为泻，辨证施治。

（六）适应证

1. 内科疾病　失眠、疲劳综合征、感冒、咳嗽、过敏性鼻炎、肥胖等。

2. 骨外科疾病　痤疮、斑秃、颈椎病、腰肌劳损、肩周炎、股外侧皮神经炎等。

3. 妇儿科疾病　痛经、子宫内膜异位症、小儿厌食等。

（七）禁忌证

1. 皮肤有过敏、溃疡、水肿及大血管分布部位，不宜使用本法。

2. 年老体弱多病者，慎用本法。

3. 大血管、心尖搏动处，五官，前后二阴部位，孕妇或月经期间，6 岁以下儿童及精神疾病患者不能配合者禁用。

4. 血小板减少症、出血性疾病、血友病、白血病等禁用。

5. 恶性肿瘤的中、晚期患者，不宜使用本法。

（八）不良反应（事件）及处理

1. **皮肤起疱** 走罐过程中，若出现血疱，可用三棱针刺破，消毒后用无菌纱布包扎，或敷药胶带固定。

2. **晕厥** 若患者在走罐过程中有晕倒现象，应立即停止施术，使患者平卧，给予糖水，歇息后视患者身体情况决定是否继续进行并密切关注患者的气息。必要时给予急救。

十七、刮痧技术

（一）概述

刮痧疗法是用刮痧板或边缘光滑的嫩竹板、瓷器片、小汤匙、铜钱、硬币、玻璃，或头发、苎麻等工具，蘸食油、清水或刮痧油在体表部位进行由上而下、由内向外反复刮动，以治疗疾病的疗法。

本疗法是临床常用的一种简易治疗方法，流传甚久。多用于治疗夏秋季时病，如中暑、外感、胃肠道疾病。有学者认为刮痧是推拿手法变化而来。《保赤推拿法》载："刮者，医指挨儿皮肤，略加力而下也。"元、明时期，有较多的刮痧疗法记载，并称为"夏法"。及至清代，有关刮痧的描述更为详细。郭志邃《痧胀玉衡》曰："刮痧法，背脊颈骨上下，又胸前胁肋两背肩臂痧，用铜钱蘸香油刮之。"吴尚先《理瀹骈文》载有如"阳痧腹痛，莫妙以瓷调羹蘸香油刮背，盖五脏之系，咸在于背，刮之则邪气随降，病自松解。"《串雅外编》《七十二种痧证救治法》等医籍中也有记载。由于本疗法无需药物，见效也快，故现仍在民间广泛应用，我国南方地区更为流行。

本疗法长期为人们所喜用，方便易行，副作用小，疗效较明显，具有独到的优势。尤其在不能及时服药或不能进行其他治疗方法时，更能发挥它的治疗效用。故值得进一步总结推广，扩大应用范围。

（二）器械准备

1. **苎麻** 这是较早使用的工具，选取已经成熟的苎麻，去皮和枝叶晒干，用根部较粗的纤维，捏成一团，在冷水里蘸湿即可使用。

2. **头发** 取长头发，揉成一团，蘸香油，做工具使用。

3. **小蚌壳** 取边缘光滑的蚌壳，多为渔民习用。

4. **铜钱** 取边缘较厚而又没有缺损的铜钱。

5. 刮痧板　塑料、玉石或牛角刮痧板。

（三）体位

坐位或卧位。

（四）施术方法

1. 局部清洁　暴露患者的刮治部位，保持局部清洁。

2. 刮治手法　施术者用右手拿取操作工具，蘸植物油或清水后，在确定的体表部位，轻轻向下顺刮或从内向外反复刮动，逐渐加重，沿同一方向刮，力量均匀，采用腕力，一般刮 10 ~ 20 次，以出现紫红色斑点或斑块为度。

3. 刮治顺序　一般要求先刮颈项部，再刮脊椎两侧部，然后再刮胸部及四肢部位。四肢部位：从大腿开始，向下刮，每次只能向一个方向刮，静脉曲张者则由下往上刮。如果有神经衰弱，最好选择在白天进行头部刮痧。

4. 刮治时间　刮痧一般 20 分钟左右，或以病人能耐受为度。

5. 补泻手法

（1）补法：刮拭按的压力小，刮的速度慢，能激发人体正气，使低下的功能恢复旺盛。临床多用于年老、体弱者，久病、重病或形体瘦弱的虚证病人。

（2）泻法：刮拭按的力大，速度快，能驱除病邪，使亢进的功能恢复正常。临床多用于年轻、体壮者，新病、形体壮实的病人。

（3）平补平泻法：亦称平刮法，有 3 种刮拭手法：第一种压力大，速度慢；第二种压力小，速度快；第三种压力中等，速度适中。具体用时可根据病人病情和身体情况而灵活选用。其中压力中等、速度适中的手法容易被病人接受。平补平泻法介于补法和泻法之间，常用于正常人的保健治疗。

（五）注意事项

1. 治疗时，室内要保持空气流通，如天气转凉或天冷时应用本疗法要注意避免感受风寒。

2. 不能干刮，工具必须边缘光滑，没有破损。

3. 初刮时试 3 ~ 5 下即见皮肤青紫而患者并不觉痛者，为本疗法适应证。如见皮肤发红、患者呼痛，则非本方法适应证，应送医院诊治。

4. 要掌握手法轻重，由上而下顺刮，并时时蘸植物油或水保持润滑，以免刮伤皮肤。

5. 刮痧疗法的体位可根据需要而定，一般有仰卧、俯卧、仰靠、俯靠等，以患者舒适为宜。

6. 刮痧的条数多少，应视具体情况而定，一般每处刮 2~4 条，每条长 2~3 寸即可。

7. 刮完后应擦干油渍或水渍，让患者休息片刻。如患者自觉胸中郁闷，心里发热等，再在患者胸前两侧第三、四肋间隙处各刮一道即可平静。

8. 刮痧后患者不宜发怒、烦躁或忧思焦虑，应保持情绪平静。同时，忌食生冷瓜果和油腻食品。

9. 刮痧后反而更加不适者，应立即送医院诊治。

（六）适应证

本疗法临床应用范围较广。以往主要用于痧证，现扩展用于呼吸系统和消化系统等疾病。

1. 痧证（多发于夏秋两季，微热形寒，头昏、恶心、呕吐，胸腹或胀或痛，甚则上吐下泻，多起病突然）、中暑、伤暑表证、伤暑里证、湿温初起（见感冒、厌食、倦怠、低热等证）。

2. 呼吸疾病　感冒、发热咳嗽、风热喉痛、汗出不畅等。

3. 消化疾病　呕吐、腹痛、疳积、伤食吐泻。

4. 痉挛疼痛　风湿痹痛、下肢痉挛疼痛。

（七）禁忌证

1. 凡危重病症，如急性传染病、重症心脏病、高血压、中风等，应立即送医院治疗，禁用本法。

2. 凡刮治部位的皮肤有溃烂、损伤、炎症均不能用本疗法，初愈也不宜采用。

3. 饱食后或饥饿时，以及对刮痧有恐惧者忌用。

4. 有出血性疾病如血小板减少症者禁用。

十八、穴位贴敷技术

（一）概述

穴位贴敷法是指在一定的穴位上贴敷药物，通过药物和穴位的共同作用以治疗疾病的一种外治方法。其中某些带有刺激性的药物贴敷穴位可以引起局部发疱化脓如"灸疮"，则此时又称为"天灸"或"自灸"，现代也称发疱疗法。若将药物贴敷于神阙穴，通过脐部吸收或刺激脐部以治疗疾病时，又称敷脐疗法或脐疗。

穴位贴敷法是中医重要的治疗手段之一，在《周礼·天官》中就记载了治疗疮疡常用的外敷药物法、药物腐蚀法等；《五十二方》中，疮口外敷的有"涂""封安"之法；《黄帝内经》中还有"桂心渍酒，以熨寒痹"，被后世誉为膏药之始。到了周秦时期，贴敷疗法无论是基础理论还是具体方法，虽无完整体系和专著出现，但其治疗思想已经形成；晋、唐之后已出现贴敷疗法和其他学科相互渗透与结合的运用研究，把敷药法和经络腧穴的特殊功能结合起来，创立了穴位敷药法，大大提高了疗效。清代，可以说是中药外治方法较为成熟的阶段。其中以《急救广生集》《理瀹骈文》等中药外治专著的问世为代表，以较为完整的理论体系为贴敷疗法成熟的标志。

新中国成立以来，专家学者们对历代文献进行考证、研究和整理，大胆探索，不但用本法治疗常见病，而且应用本法治疗肺结核、肝硬化、冠心病、高血压、传染病以及其他疑难病种。尤其在科技日新月异的今天，许多边缘学科及交叉学科的出现，为穴位贴敷疗法注入了新的活力，一方面运用现代生物、物理学等方面的知识和技术，研制出新的具有治疗作用的仪器并与穴位贴敷外治协同运用，另一方面研制出不少以促进药物吸收为主，且使用方便的器具。

（二）器械准备

1. 膏剂或散剂中药，敷料，医用胶布。

2. 方药选择　凡是临床上有效的汤剂、方剂，一般都可以熬膏或研末用作穴位贴敷来治疗相应疾病。但与内服药物相比，贴敷用药多有以下特点：

（1）应有通经走窜、开窍活络之品。现在常用的这类药物有冰片、麝香、丁香、花椒、白芥子、姜、葱、蒜、肉桂、细辛、白芷、皂角、穿山甲。

（2）多选气味俱厚之品，有时甚至选用力猛有毒的药物。如生南星、生半夏、川乌、草乌、巴豆、斑蝥、附子、大戟等。

（3）补法可用血肉有情之品。如羊肉、动物内脏、鳖甲。

3. 方药制备　选择适当溶剂调和贴敷药物或熬膏，以达药力专、吸收快、收效速的目的。醋调贴敷药，而起解毒、化瘀、敛疮等作用，虽用药猛，可缓其性；酒调贴敷药，则起行气、通络、消肿、止痛等作用，虽用缓药，可激其性；水调贴敷药，专取药物性能；油调贴敷药，可润肤生肌。常用溶剂有水、白酒或黄酒、醋、姜汁、蜂蜜、蛋清、凡士林等。此外，还可针对病情应用药物的浸剂作溶剂。

（三）体位

根据敷贴穴位选择适当体位。

（四）施术方法

1. 穴位选择　穴位贴敷疗法的穴位选择与针灸疗法是一致的，也是以脏腑经络学说为基础，通过辨证选取贴敷的穴位，并力求少而精。此外，还应结合以下选穴特点：

（1）选择离病变器官、组织最近、最直接的穴位贴敷药物。

（2）选用阿是穴贴敷药物。

（3）选用经验穴贴敷药物，如吴茱萸贴敷涌泉穴治疗小儿流涎；威灵仙贴敷身柱穴治疗百日咳等。

2. 穴位贴敷　用温水将穴位局部洗净，或用乙醇棉球擦净，然后敷药。也有使用助渗剂者，在敷药前，先在穴位上涂以助渗剂或助渗剂与药物调和后再用。

将已制备好的药物直接贴压于穴位上，然后外敷医用胶布固定；或目前有专供贴敷穴位的特制敷料，先将药物置于医用胶布粘面正中，再对准穴位粘贴；亦可使用一次性穴位贴，将药物置于穴位贴中心，对准穴位贴敷，都非常方便。硬膏剂温化后将硬膏剂中心对准穴位贴牢。对于寒性病证，可在敷药后，在药上热敷或艾灸。

3. 换药清理　可用消毒干棉球蘸温水或各种植物油，或石蜡油轻轻揩去粘在皮肤上的药物，擦干后再敷药。

4. 疗程　一般情况下，刺激性小的药物，每隔 1～3 天换 1 次药，不需溶剂调和的药物，还可适当延长至 5～7 天换 1 次；刺激性大的药物，应视患者的反应和发疱程度确定贴敷时间，数分钟至数小时不等，如需再贴敷，应待局部皮肤基本正常后再敷药。

（五）注意事项

1. 凡用溶剂调敷药物时，需随调配随敷用，以防蒸发。

2. 若用膏药贴敷，在温化硬膏药时，应掌握好温度，以免烫伤或贴不住。

3. 膏剂贴敷温度不宜超过 45℃，以免烫伤。

4. 对胶布过敏者可选用低过敏胶布或用绷带固定贴敷药物。

5. 对于残留在皮肤上的药膏，不宜用刺激性物质擦洗。

6. 贴敷药物后注意局部防水。

（六）适应证

1. **内科疾病** 肺系疾病如感冒、咳嗽、哮喘、自汗盗汗；脾胃疾病如胃脘痛、泄泻、呕吐、便秘、食积；心胸疾病如胸痹、不寐；肝胆疾病如黄疸、胁痛；及一些杂病如头痛、眩晕、口眼㖞斜、消渴、遗精、阳痿、疟疾等。

2. **骨外科疾病** 关节肿痛、跌打损伤、乳痈、喉痹、牙痛、口疮等。

3. **妇儿科疾病** 月经不调、痛经、子宫脱垂、小儿夜啼、厌食、遗尿、流涎等。

4. **防病保健** 如冬病夏治三伏贴，健康或体质较弱之人亦可增强体质，延年益寿。

（七）禁忌证

1. 久病、体弱、消瘦以及有严重心肝肾功能障碍者慎用。
2. 孕妇、幼儿慎用。
3. 颜面部慎用。
4. 穴位处有创口、溃疡、肿瘤者禁用。

（八）不良反应及处理

贴敷后若出现范围较大、程度较重的皮肤红斑、水疱、瘙痒现象，应立即停药，进行对症处理。出现全身性皮肤过敏症状者，应及时服用抗过敏药或到医院就诊。

十九、铺灸疗法

（一）概述

铺灸源于隔物灸，又称"长蛇灸""督灸"，是我国针灸工作者从传统和民间的方法中挖掘和总结出来的一种灸疗方法。因在施灸时沿脊柱铺敷药物、姜或蒜，形如长蛇，故名长蛇灸。长蛇灸又称督灸，取穴多用大椎至腰俞间督脉段，可灸全段或分段。其施灸面广，艾炷大，火气足，温通力强，非一般灸法所及，它通过激发协调各经络，能够平衡阴阳、抵御病邪、温补督脉、调整虚实，从而达到保健、治疗疾病的目的。

灸法源远流长，是祖国传统医学不可缺少的部分。铺灸疗法不仅对治疗慢性、虚寒性疾病有良好的疗效，而且适用于表里虚实诸热病症。铺灸对慢性虚寒性疾病的治疗作用得到诸多医家的认同，但对热证的治疗作用持有不同的看法。主张"热证忌灸"者，以《伤寒论》为代表，历代医家均有论述，至今国家级规划教材《针灸学》中施灸禁忌证指出：对实热证、阴虚发热者，一般不宜灸疗。主张"热证可灸"理论依据源于《内经》，"以热制热""逆者正治""从者反治"的治则，认为热病可灸。《难经》云：热证在内，以火引火而导之，此宜灸也。说明"热证可灸"也是符合中医治病原则的。在《何氏药物铺灸疗法》一书中详细论述了灸法治疗表里虚实诸热病证的理论依据，根据大量的文献资料和临床验证，何氏认为，"热证可灸"是不可否认的事实，在具体应用时一定要体现中医辨证论治和辨证施灸的原则，正确把握"热证可灸"的真正内涵，铺灸疗法对寒证、热证的作用机理，可能有三个方面：①对穴区的有效刺激与调节作用。根据中医脏腑-经络相关理论，穴位通过经络与脏腑密切相关，不仅能反映各脏腑生理病理的状况，同时也是治疗五脏六腑疾病的有效刺激点。②铺灸所用药材吸收后的药效作用，清·徐大椿曰："汤药不足尽病，用膏药贴之，闭塞其气，使药性从毛孔而入其腠理，通经活络，或提而出之，或攻而散之，较服药尤为有力。"药物或隔灸物直接放置于体表穴区上，药性透过表皮腠理由表入里，渗透达皮下组织，一方面在局部产生药物浓度的相对增高；另一方面可通过经络的贯通运行直达脏腑经气失调之处，发挥药物的归经和功效，从而发挥药物的最大药理效应。③两者综合协同作用。铺灸疗法是传统针灸疗法和铺灸药材的有机结合，实际上是一种将经络、穴位、药物融为一体的复合型治疗方法，既有药物对穴区的刺激作用，又有药物本身的作用，其作用不只是两者功效简单的累加，而是集中治疗因素之间相互影响、相互作用和相互补充，共同发挥的整体协同作用。

（二）器械准备

1. 姜汁、蒜汁、大葱汁或透皮剂　这是铺灸第一步需要用到的材料。选择正确的体位，先在施灸部位的皮肤上（头部穴区应剃去毛发）擦生姜汁、大蒜汁、葱汁或其他透皮剂。在施灸部位擦这几种材料的作用主要有两个方面：一是它们均具有一定的黏附作用，使撒在上面的中药粉末和姜泥等隔灸物能很好地与皮肤接触，在施灸过程中不易脱落。二是它们具有一定的渗透作用，尤其生姜汁是一种很好的透皮剂，使药物渗透入里，增强治疗作用，其中生姜药性稳定，适用于铺灸治疗的所有病症，目前临床最常用的是生姜汁。

2. 中药　中药是药物铺灸疗法中重要的材料之一。药物铺灸疗法是以药物与艾灸结合的一种外治法，其药物发挥着重要的治疗作用，是在中医理论的指导下，针对不同病症，通过辨证，审因论治，以法统方，运用成方或创制新方，体现理、法、方、药体系，组成有效的铺灸药方，在铺灸疗法中应用。在铺灸时制定出适宜病症的铺灸药方，共研细末，均匀撒在擦过姜汁或大蒜汁的施灸部位，以覆盖皮肤为度。《何氏药物铺灸疗法》一书中详细介绍了46种铺灸散剂，如感冒散、苍耳鼻炎散、头痛通窍散、面瘫散、臂痛散、骨质增生散等。

3. 蒜泥或姜泥　根据施灸的需要，选择不同的隔灸材料（如生姜、大蒜、大葱等），将其捣烂如泥，根据施灸部位的大小，制成不同规格、薄厚适宜的灸饼，放在擦过姜汁、撒过中药粉末的施灸部位上。制作薄厚适宜的灸饼主要取其辛通温散作用及施灸过程中对皮肤的保护作用，而且能很好地传导艾叶燃烧所产生的热量直达病所，防治疾病。临床和实验研究多用姜泥作为隔灸物材料，因为姜泥取材方便，对皮肤的刺激性小，不易发疱，患者易于接受，最主要的是取生姜的温阳散寒、调畅气血经络之效。现代药理研究表明，生姜中挥发油能促进血液循环，有良好的发散作用；姜辣素能促进胃液分泌及胃肠蠕动，并能杀菌消炎、抗病毒、化痰止咳、促进新陈代谢、抗过敏、止痛、增强人体机能及保健作用。

4. 艾叶　艾叶是铺灸过程中不可缺少的材料。铺灸时要选择质量好的艾叶制成艾绒使用，艾叶的质量直接影响疗效的发挥。艾作为一种理想的施灸材料，在选定的腧穴部位施灸，借艾灸热力而渗透入里，温经散寒，疏通经络，调和气血，从而达到治病和保健作用。根据施灸部位的不同，制作规格不同的艾炷，并根据施灸的壮数，备足用量，将艾炷置于灸饼之上，并将艾炷点燃，让其自然燃烧，待患者有灼热感或不能忍受时，将艾炷去掉，续一壮灸之（根据病情需要，决定所灸壮数），完成所灸壮数后，去掉艾炷与灸饼，用干净湿巾擦净施灸部位即可，如需要留灸者，在灸疗结束后，去掉艾炷（保留药物与灸饼），用胶布或绷带固定，根据医嘱保留半小时至三小时后取掉施灸物，一般头面部与实热证不留灸，慢性病与虚寒证留灸，留灸的时间可根据病情与体质，酌情而定。《何氏药物铺灸疗法》一书中首次提到了"留灸"之说。

（三）体位

据施术部位选择适当体位，多采用俯卧位。

（四）施术方法

1. 部位选择　铺灸部位的选择是铺灸治疗疾病的重要环节，施灸部位是否得当，直接关系到治疗效果。

（1）传统铺灸部位：传统铺灸疗法所选部位主要在督脉和膀胱经第一侧线，督脉施灸的理论依据为：督脉总督一身之阳经，六阳经皆与督脉交会于大椎穴，为"阳脉之海"，故督脉有调节阳经气血的作用，而阳气为人之根本，是人体抗御病邪的主要物质，通过艾灸督脉可振奋机体的阳气，阳气足则顽疾自去。

膀胱经背部第一侧线施灸的理论依据为：膀胱经与督脉密切相关，膀胱经还与肾经相表里，与肾经的命门之气相通，命门之气通过膀胱经的气化作用而输布于全身。可见在膀胱经第一侧线上施灸可使督脉振奋阳气的作用更强，且在此线上皆有全身脏腑对应的腧穴，还可发挥通调全身脏腑气血的作用。（见图上篇-19-1～2）

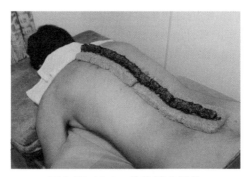

图上篇-19-1　传统铺灸操作

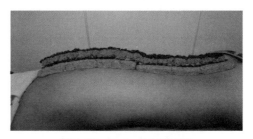

图上篇-19-2　铺灸局部

（2）药物铺灸疗法施灸部位：何天有教授主编的《何氏药物铺灸疗法》一书中介绍了药物铺灸疗法常用的单穴施灸部位225个，穴区施灸部位62处，为临床和实验研究铺灸部位选取提供了新的思路和方法。药物铺灸疗法扩大了施灸量，发挥灸药（药物与艾灸）结合的协同作用；临床操作明确了施灸部位，将穴位"点"的概念发展为适合铺灸的穴区"面"的概念，临床起效以"点（穴）"到"面（穴区）"，对施灸局部和整体均有很好的治疗作用；在临床实践中改良隔灸物，总结药物配伍与改进制剂，首创"留灸"之说，灵活施灸部位，显著提高了灸法的临床疗效，降低了灸疗事故，扩大了临床治疗范围，对内、外、妇、儿科等多种疾病疗效显著。

2. 辨病辨证取穴

（1）单穴铺灸：本法是取单穴进行灸疗，如头痛灸太阳，面瘫灸迎香，牙痛灸颊车，胸痛灸膻中，胃痛灸中脘，腰痛灸委中，腹痛灸关元，脱肛灸百会，胎位不正灸至阴等，适用于病情比较单一，症状不复杂的病症。

（2）多穴铺灸：当某一脏腑与经脉发生病变，或病情与症状不能适应单穴灸疗时，则需要采用同时灸疗，应掌握常用的配穴方法，如肺病时近取手太阴肺经的中府、云门，远取本经的尺泽、列缺，主要以本经的腧穴相配伍，属本经配穴法；胃痛时取足阳明胃经的足三里，又取足太阴脾经的三阴交等，以阴阳表里经相配伍，属表里经配穴法；胃痛时上取内关、下取足三里，牙痛时上取颊车、下取合谷，配伍内庭，子宫脱垂、脱肛时，上取百会、下取长强，以腰以上与腰以下的腧穴配伍，均属上下配穴法；咳喘时，取肺之背俞穴肺俞，又取肺之募穴中府，胃痛时前取中脘、梁门，后取胃俞、胃仓等，则属俞募配穴法或前后配穴法；如左侧面瘫，取右侧的颊车、地仓、合谷，右侧的头痛，取左侧的头维、太阳、合谷等，胃痛时取双侧的胃俞、足三里，以左病取右，右病取左，或左右同取，则属左右配穴法，从而可以加强协同作用。

（3）穴区铺灸：穴区由多个腧穴组成。一是根据腧穴的特点与主治作用，以邻近的腧穴相配，以加强腧穴的协同作用。一个施灸穴区，如百会、四神聪、前顶穴相配伍为头顶穴区；中脘、上脘、下脘穴相配为中脘穴区；足三里、上巨虚、下巨虚为胃肠穴区等。二是依据穴区的治疗作用，又根据病症的不同和辨证，以穴区相配伍，多个穴区同时施灸，如头痛取头顶穴区配伍外关穴区；胃痛取中脘穴区配胃肠穴区、背俞中穴区；子宫脱垂、脱肛取关元穴区配三阴交穴区、百会穴区等，体现了辨证论治及辨证施灸的特点，加强了腧穴的配伍与协同治疗作用，提高了灸疗的治疗效果。

何氏药物铺灸疗法施灸部位的理论依据：药物铺灸疗法首先是根据腧穴的特性与主治功能选取单穴，再根据不同的病症和辨证选用相关的腧穴而组成穴区，或穴区之间配合施灸，体现了辨证论治及辨证施灸的特点，加强了腧穴的配伍与协同治疗作用，提高了灸疗的治疗效果，使之发挥了更好的治疗作用。

（五）注意事项

1. 灸后一个月内禁食生冷辛辣，肥甘厚味，鸡、鹅、鱼虾发食等。

2. 禁冷水洗浴，避吹冷风，忌房事，不能熬夜和久居空调室。

3. 排烟通畅：治疗室内应有排烟设施，及时排出艾烟，以免污染空气。

（六）适应证

1. 内科病症　感冒、慢性支气管炎、慢性肺源性心脏病、冠状动脉粥样硬化性心脏病、膈肌痉挛、慢性胃炎、胃下垂、胃及十二指肠溃疡、病毒性肝炎、肝硬化、慢性胆囊炎、泄泻、慢性肾小球肾炎、尿潴留、类风湿关节炎、痛风、贫血、白细胞减少症、白血病、中风后遗症、重症肌无力、肌萎缩等。

2. 外科病症　腱鞘炎、血栓闭塞性脉管炎、脱肛、股骨头坏死、颈椎病、肩周炎、强直性脊柱炎、腰肌劳损、腰椎间盘突出症、腰椎骨质增生症、梨状肌综合征、非特异性肋软骨炎等。

3. 男科、妇科病症　阳痿、早泄、遗精、男性不育症、慢性前列腺炎、痛经、闭经、慢性盆腔炎、排卵障碍性不孕、乳腺增生、产后身痛等。

4. 儿科病症　小儿麻痹后遗症、遗尿、小儿泄泻等。

5. 神经科病症　震颤麻痹、癫痫、血管神经性头痛、眶上神经痛、面神经麻痹、三叉神经痛、肋间神经痛、臂丛神经痛、坐骨神经痛、末梢神经炎、足底痛等。

6. 五官科、皮肤科病症　鼻窦炎、过敏性鼻炎、神经性耳聋、神经性皮炎、阴证痈肿、带状疱疹等。

（七）禁忌证

1. 哺乳期或崩漏的女性患者，孕妇禁用。

2. 有糖尿病、心血管、脑血管、肝、肾和造血系统等严重原发疾病、精神病患者及过敏体质、高血压者禁用。

3. 关节畸形，活动不利的患者禁用。

4. 血清阴性脊柱关节病合并有其他风湿性心脏病患者及皮损者禁用。

（八）不良反应（事件）及处理

1. 皮肤瘙痒　铺灸后局部皮肤红肿，无明显不适可不予以处理，但自觉瘙痒、灼痛等明显不适，可外涂皮炎平霜、皮宝霜、皮康霜等减缓刺激。

2. 皮肤发疱　局部皮肤出现水疱，应穿着柔软衣服，或外覆盖纱布，避免摩擦水疱，防止破损，外涂以氧化锌油、宝肤灵、万花油等烫伤软膏。水疱破损者需外科处理。

3. 全身皮肤过敏　医院诊治。

二十、火疗技术

（一）概述

火疗又称火龙灸，以传统医学调理与治疗为法则，是传统中医针灸医学的一个组成部分。火疗利用酒精燃烧的热力和空气对流的物理原理，刺激体表穴位和病位，通过经络传导，激活人体脏腑经络的功能，调整机体阴阳气血运行（调气）的作用。

火疗的文献记载，可追溯到春秋战国。1973年湖南长沙马王堆三号墓出土的帛书《足臂十一脉灸经》《阴阳十一脉灸经》，是已知最早关于经脉的专著，又是首次记载火灸疗法的医学典籍。先秦两汉是中国传统针灸医学的重要形成时期，产生于秦汉之际的《黄帝内经》，把灸法作为一个重要的内容进行系统介绍，强调"针所不为，灸之所宜"（《灵枢·官能》），《黄帝内经》在一定程度上奠定了火灸疗法的基础。

（二）器械准备

火酒或90%酒精，酒精喷壶，纯棉毛巾数块，热水一桶，点火器，火疗液，塑料薄膜。

（三）体位

根据施术部位选择适当体位。

（四）施术方法

将火酒或酒精洒在一块折叠了八层的方形纯棉纱布垫上（纱布不能含有化学纤维成分。宽度应大于所要施治部位3cm左右），以洒湿透纱布垫为度。另外取50cm长、5cm宽的同质纱布及普通小毛巾各一条，分别用温水浸湿透后拧干备用。具体操作方法为：将洒上火酒的纱布垫，紧密、平整地贴于所要治疗的部位，再将50cm长的纱布条拉直，稍旋拧，然后沿着洒酒的纱布垫的内缘围上一圈（目的是要限制火势燃烧的范围，避免因为火燃烧漫延开而烫伤皮肤）。紧接着点燃火酒纱布垫，待火势燃烧均匀、稳定后，把小毛巾对折起来，快速、准确地将火盖严实。在缺氧的状态下，火自然熄灭，使所施治的部位有舒服、温烫的穿透感。施治的体位应该尽量放置于水平面，这样火燃烧起来就均匀，亦可避免烫伤治疗圈外肌肤。火燃烧时还应该注意把握好尺度，燃烧时间过长，温度太高会造成烫伤；燃烧时间不够，则热能太低，达不到渗透治疗的目的。如此反复操作。火酒烧净时应再及时补充洒上，并继续如上的操作。严禁干烧纱布垫。在一般情况下，一个部位可以烧 4 ~ 6 次。根据病情需要，辨证地选择阿是穴、相关穴位或病位进行火疗。（见图上篇 -20-1）

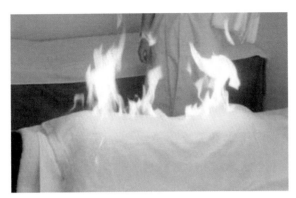

图上篇 -20-1　火疗技术操作

（五）注意事项

1. 不可空腹做，饭后 1 小时再做，火疗前后要大量喝温水。做完火疗，必须在床上平躺 45 分钟。

2. 在操作过程中，施术者注意力要集中，胶块蘸起的药液不宜过多。过多，患者耐受不了；过少，火力不足达不到疗效，关键掌握蘸起药液的多少，火候要适中，患者能耐受，感到火疗舒适为度，否则，操作不慎，易引起烫伤。

3. 火疗完毕，用羊油脂或火龙液搓揉患处，使火力不外泻，直透关节，达周身，温煦脏腑，调和气血。

4. 火疗后，夏天 6 小时，冬天 12 小时不能洗澡。

5. 火疗期间，避风寒，一切生冷忌用。

（六）适应证

1. 骨伤科疾病　颈椎病、肩周炎、腰肌劳损、关节炎、风湿疼痛、跌打损伤、静脉曲张、冻疮等。

2. 内科疾病　风寒感冒、胃痛、腹痛、脂肪肝、肾虚腰膝酸软、失眠多梦、盗汗、肥胖、水肿、慢性疲劳综合征等。

3. 妇科、男科疾病　月经不调、痛经、闭经、更年期综合征、阳痿、早泄等。

4. 头面五官疾病　面瘫、过敏性鼻炎、头痛、干眼症等。

（七）禁忌证

1. 酒精过敏者禁用。

2. 孕妇、女性月经期禁用。

3. 癌症、严重心脏病、严重糖尿病禁用。

4. 严重皮肤病（传染、创伤、大手术一年之内）禁用。

5. 精神恍惚者、肾功能不全、严重高血压（收缩压 170mmHg 以上）慎用。

6. 热证、阴虚者、患有易出血疾病患者慎用。

（八）不良反应（事件）及处理

火疗刺激温和，一般没有不良反应，偶有皮肤过敏者，可自服抗过敏药物，症状严重或伴有发热，建议到医院诊治。

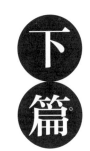

下篇

治疗篇

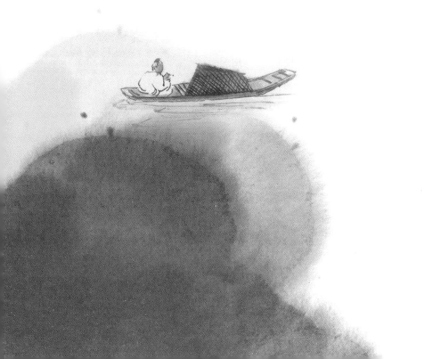

一、感冒

感冒是指病毒引起的急性上呼吸道感染，由流感病毒引起的为流行性感冒，由其他病毒（多达一百多种，以鼻病毒、冠状病毒最常见）引起的为普通感冒。临床表现以鼻塞、咳嗽、头痛、恶寒发热、全身不适为其特征。全年均可发病，尤以春季多见。西医学的感冒属急性上呼吸道感染范畴。各种导致全身或呼吸道局部防御功能降低的原因，如受凉、淋雨、气候突变、过度疲劳等可使原已存在于上呼吸道的或从外界侵入的病毒或细菌迅速繁殖，从而诱发本病。

中医认为，感冒是以鼻塞、流涕、喷嚏、头痛、恶寒、发热、全身不适，脉浮等为主要临床表现的一种外感疾病。一年四季均可发病，以冬春季节为多，在外感病中最为常见。病情轻者多为感受当令之气，称为伤风，病情重者多为感受非时之邪，称为重伤风，在一个时期地域内广泛流行、病情类似、症状严重者，称为时行感冒。

干预与管理

（一）针灸治疗原则和特点

1. 针灸治疗原则　祛风解表。
2. 针具选择　梅花针、火罐、三棱针、毫针。

（二）治疗方案

第一步：梅花针治疗

（1）部位：头部诸阳经，重点叩刺头维、风池、率谷穴。

（2）操作方法：将高温高压消毒的梅花针针头安装好，然后用酒精棉球将针尖缠绕，轻度手法叩刺头部诸阳经 10～15 分钟。

第二步：走罐治疗

（1）部位：背部膀胱经。

（2）操作方法：背部涂抹刮痧药油或石蜡油，选用中号或大号火罐，沿脊柱两侧从上到下反复走罐，待皮肤红润、充血或出现痧点，在大椎处留罐 10 分钟。

第三步：放血治疗

（1）取穴：少商、商阳、尺泽、委中

（2）操作方法：首先常规消毒，右手持三棱针对少商穴、商阳穴点刺放血，对尺泽、委中刺络放血，出血停止后，用消毒干棉球按压针孔。

第四步：毫针治疗

（1）取穴

主穴：风池、大椎、太阳、列缺。

配穴：风寒感冒证：外关、风门；风热感冒证：合谷、曲池；暑湿感冒证：曲池、阴陵泉。

（2）操作方法：常规针刺，留针30分钟。

（三）治疗心得

1. 治疗现状　感冒是临床常见病，西医主要是对症治疗，口服解热镇痛类药物、抗生素或抗病毒药物，药物副反应较多，且易造成耐药现象。中医治疗以口服中药为主，结合针灸的方法，对于外感初起尤有速效，可减轻患者痛苦。但目前尚未形成简明有效的规范方案。

2. 治疗体会

（1）关于适应证的问题：尽管感冒临床最为常见，然并非首选针灸治疗的适宜病种。但对于部分感冒症状，如配合针灸、走罐、放血等效果肯定，值得推广。如当感冒初起，恶寒、周身酸痛时，背部走罐配合放血疗法效佳，甚至可立竿见影；当发热、体温升高时，用三棱针放血，体温多数会下降，尤其对于小儿感冒更是如此；当伴有咽痛者，少商、商阳点刺放血即刻有效；当伴有鼻塞症状时，火针速刺迎香穴，鼻塞即可减轻。

（2）关于放血疗法的使用：一般认为，当风热较甚时，方可采用放血疗法，但临床体会无论风寒、风热放血均有效果，这可能与放血可以宣肺泻气有关。

（3）关于配合药物的问题：尽管针灸对部分症状有较好疗效，但多数患者仍需配合中西药物治疗，如口服感康、白加黑、银翘解毒丸等，简便有效；如体温升高超39℃、血常规化验血象升高者，宜配合静脉输注抗生素等。

（4）关于疗程：临床治疗感冒，首次配合针灸减缓症状，然后配合中西药物治疗，一周内可愈。

（四）注意事项

嘱患者多休息、多饮水、饮食清淡、避风寒。

二、咳嗽

咳嗽是内科患者最常见的症状，属于机体的防御反射，有利于清除呼吸道分泌物和有害因子，但频繁剧烈的咳嗽对患者的工作、生活和社会活动造成严重的影响。

中医认为，咳嗽是指肺失宣降，肺气上逆作声，咯吐痰液而言，为肺系疾病的主要证候之一。有声无痰为咳，有痰无声为嗽，一般多为痰声并见，难以截然分开，故以咳嗽并称。咳嗽既是独立性的病证，又是肺系多种疾病的一个症状。咳嗽的病变主脏在肺，与肝、脾有关，久则及肾。主要病机为邪犯于肺，肺气上逆，冲击声门而发为咳嗽。临床常见外感风寒、外感风热、内伤久咳等证。

临床特点

临床上，咳嗽病因繁多且涉及面广，特别是胸部影像学检查无明显异常的慢性咳嗽患者，此类患者最易被临床医生所疏忽，很多患者被长期误诊为"慢性支气管炎"或"支气管炎"，大量使用抗菌药物治疗而无效，或者因诊断不清反复进行各种检查，不仅增加了患者的痛苦，也加重了患者的经济负担。

干预与管理

（一）针灸治疗原则和特点

1. 针灸治疗原则　宣肺止咳。
2. 针具选择　火罐、毫针、三棱针。

（二）治疗方案

1. 外感风寒型

第一步：走罐治疗

（1）部位：背部膀胱经。

（2）操作方法：患者俯卧位，背部涂抹刮痧药油或石蜡油，选用4号或5号火罐，沿脊柱两侧循着上、下反复走罐，以皮肤红润、充血或出现痧点为度。

第二步：毫针治疗

（1）取穴：风池、列缺。

（2）操作方法：患者俯卧位，用1.5寸毫针在风池穴操作时，针尖微下，向鼻尖斜刺0.8～1.2寸，列缺向上斜刺0.5～0.8寸，采用泻法，留针30分钟。

2. 外感风热型

第一步：走罐治疗（同外感风寒型）

第二步：刺络拔罐治疗

取穴：大椎。

操作方法：常规消毒穴位后，取1.5寸三棱针，在穴位处浅刺出血后，留罐10分钟。

第三步：毫针治疗

取穴：曲池、孔最、鱼际。

操作方法：常规针刺，泻法，留针30分钟。

3. 内伤久咳型

第一步：走罐治疗（同外感风寒型）

第二步：毫针治疗

取穴：肺俞、太渊、列缺、照海。

操作方法：常规针刺，平补平泻法，留针30分钟。

（三）治疗心得

1. 治疗现状　西医多采用抗炎、解痉药等治疗，各项检查繁多，疗效一般。中医多采用中药及针灸治疗，本方案将针刺、走罐及放血疗法相结合，见效快，病程短，便于操作，易于被患者所接受，适宜推广使用。

2. 临床体会

（1）关于疗程：隔日一次治疗，急性咳嗽一般1～3次治疗即可痊愈，慢性咳嗽一般需3～5次治疗。

（2）关于走罐的选用：临床体会咳嗽无论哪一型，均采用走罐疗法，可以起到宣肺理气的作用。

（3）关于配合中药的问题：对于久咳痰少患者，特别是风热感冒后遗咳嗽症状的患者，应配合中药以疏风散热、宣肺解表，并重用养阴润肺之品，可取得较好的疗效。

（4）部分患者初期症状与感冒相似，则可根据感冒的治疗方案，异病同治即可治愈。

（5）许多慢性咳嗽是一种咽炎的刺激症状，是由咽炎引起的咳嗽，所以治疗时应治疗咽炎，可参照本书慢性咽炎部分进行治疗，咽炎治愈后咳嗽即可随之而愈。

（四）注意事项

平时注意保暖、避风寒。忌烟、酒刺激。

三、哮喘

哮喘是由多种细胞包括气道的炎症细胞和结构细胞（如嗜酸性粒细胞、肥大细胞、T 淋巴细胞、中性粒细胞、平滑肌细胞、气道上皮细胞等）和细胞组分参与的气道慢性炎症性疾病。这种慢性炎症导致气道高反应性，通常出现广泛多变的可逆性气流受限，并引起反复发作性的喘息、气急、胸闷或咳嗽等症状，常在夜间和（或）清晨发作、加剧，多数患者可自行缓解或经治疗缓解。

中医认为哮喘的基本病因为痰饮内伏，小儿每因反复感受时邪而引起；成人多由久病咳嗽而形成。本病成因虽多，但不外乎邪实、正虚两类。外感六淫、粉尘异味等刺激均可使肺失宣肃致气道阻塞、凝津成痰；或饮食不当致脾虚酿痰；或因肝失疏泄致气郁蕴痰；或过劳、久病伤肺、肾，肺失宣肃、肾不纳气而致哮喘。本病每因气候、情志、饮食等因素引伏痰而诱发。

临床特点

对哮喘的分型目前仍有较多的争议。根据病史、症状、体征和实验室检查等特点，现多分为感染型、吸入型和混合型，而在过去的数十年中，国际上通常将哮喘分为外源型和内源型。

外源型哮喘：外源型哮喘包括变应性（过敏性）哮喘、职业性哮喘、药物性哮喘、运动性哮喘等。此类病人大都有家族和本人过敏史，起病多在青少年时期，春秋季节为好发期。发病较快，先兆症状以鼻痒、眼痒、打喷嚏、流清水样鼻涕为主。查体：一般情况较好，鼻腔黏膜色淡、水肿，缓解期可听不到哮鸣音等。实验室检查：过敏原试验为阳性，血清总 IgE 有增高，外周血或痰中嗜酸性粒细胞常增高。

内源性哮喘：感染性哮喘、月经性哮喘和妊娠性哮喘。这类病人很少有家族及个人过敏史，多在中年后起病，发病无季节性。先兆症状以哮喘为多，起病较缓，经常发作，呈哮喘持续状态。查体：一般情况较差，鼻腔黏膜充血，常有哮鸣音，多见于鼻息肉及肺气肿体征。实验室检查：痰中多有中性粒细胞，其他无特殊表现。

哮喘发病的危险因素包括宿主因素（遗传因素）和环境因素两个方面。

干预与管理

（一）针灸治疗原则和特点

1. 针灸治疗原则　祛邪定喘。

2. 针具选择　毫针、火针、三棱针、火罐、一次性使用埋线针（0.9mm）、胶原蛋白线（2-0）、针刀（4 号 0.6mm）。

（二）治疗方案

1. 发作期

第一步：走罐治疗

（1）部位：背部足太阳膀胱经。

（2）操作方法：背部涂抹刮痧药油或石蜡油，选用中号或大号火罐，沿脊柱两侧从上到下反复走罐，待皮肤红润、充血或出现痧点，在大椎处留罐 10 分钟。

第二步：放血治疗

（1）取穴：尺泽、商阳、少商。

（2）操作方法：首先常规消毒，右手持三棱针对少商穴、商阳穴点刺放血，对尺泽刺络放血，出血停止后，用消毒干棉球按压针孔。

第三步：毫针治疗

（1）取穴：孔最、列缺、鱼际。

（2）操作方法：行提插捻转泻法，留针 30 分钟。

2. 缓解期

（1）初诊：水针、埋线治疗

主穴：定喘、肺俞、脾俞、膻中、代尺泽、足三里、丰隆。

配穴：久病者加膏肓。

操作方法：常规消毒后，先注射水针，取维生素 B_{12} 注射液 1ml、2% 盐酸利多卡因注射液 4ml、醋酸曲安奈德注射液 20mg、0.9% 氯化钠注射液 3ml，共配成 10ml 混悬药液，针尖对准穴位迅速刺入，若回抽无血，再缓慢注射，每点注射 1ml。然后用一次性使用埋线针（0.9mm），置入胶原蛋白线（2-0），左手拇、示指略分开固定于穴位处，右手持针对准选好的穴位，快速斜刺埋植在穴位的肌层或皮下组织内。进针 1 ~ 1.5 寸，推出线体，拔针后用无菌干棉球按压针孔止血，并贴敷创可贴。（背部腧穴朝脊柱方向斜刺，代尺泽、足三里、丰隆双侧交叉选取一组直刺），每月一次。代尺泽穴为尺泽上下 1 寸左右之阳性反应点，因尺泽穴位于关节处，不宜埋线，故选取阳性点代替而得名。

（2）次诊：针刀、拔罐、火针、毫针治疗（于埋线后2周进行）

第一步：针刀、拔罐治疗

（1）取穴：胸1～3夹脊穴。

（2）操作方法：患者取俯卧位，采用4号0.6mm针刀，依据针刀手术入路，进行松解，出针后拔罐5分钟。

第二步：火针治疗

（1）取穴：大椎、肺俞、脾俞。

（2）操作方法：细火针，速刺，不留针。注意点刺深度以3～5分为宜，不可过深，以免造成气胸。

第三步：毫针治疗

（1）取穴：天突、列缺、丰隆。

（2）操作方法：施平补平泻手法，留针30分钟。

第四步：中药治疗

方药：小青龙汤；苓桂术甘汤；大青龙汤合黄芩、瓜蒌。

分型：寒痰伏肺，以小青龙汤加减或苓桂术甘汤加减；痰热蕴肺，以大青龙汤合黄芩、瓜蒌加减为主。

（三）治疗心得

1. 治疗现状　本病西医在临床上急性期以应用激素及缓解痉挛性药物（氨茶碱）为主，缓解期无较好方法，只能对症治疗。针灸以传统毫针为主，但方案不明确。甚至现行教材都不分发作期与缓解期，这不符合临床实际。另近年比较流行采用穴位敷贴（三伏三九贴）防治本病，有一定的作用。

2. 治疗体会

（1）关于埋线疗法的使用：哮喘多属过敏性疾病，埋线所用线体属于生物蛋白合成线，在植入机体后可诱导机体产生相应免疫物质，进而调节免疫。同时机体要对异体蛋白进行排异，埋线后分别纤维包裹、液化、吸收，这本身就是一个慢性刺激的过程。因此，埋线的机制可以概括为：慢性刺激、免疫调节。这对其他过敏性疾患亦较为合适。

（2）关于急性期配合西药的治疗：应当配合西医西药以快速缓解病情，如缓解症状药物：速效吸入型 β_2 受体激动剂、短效口服 β_2 受体激动剂、抗胆碱能药物、甲基黄嘌呤、全身性皮质激素。控制性药物：吸入型糖皮质激素、吸入长效 β_2 激动剂、口服长效 β_2 激动剂、抗白三烯药物、甲基黄嘌呤、色甘酸钠/尼多克罗米、全身激素减量疗法。

（3）关于疗法组合的问题：对于病程较短者，初始仅以埋线疗法1月1

次即可；对于病程较长者，埋线约 3 周后症状有所反复，远期疗效也不稳定，故在两次埋线期间予针刀、火针、毫针巩固一次，效果良好。还可配服中药，针药结合则疗效更佳。

（4）关于疗程安排：发作期者，以控制病情为要。缓解期者，每月治疗 2 次为 1 个疗程，连续治疗 3 ~ 5 个疗程。

（四）注意事项

1. 平时要积极锻炼身体，注意保暖，预防感冒。
2. 要养成良好的生活习惯，戒除烟酒；忌食辛辣、肥腻之品。
3. 属于过敏体质，应避免接触过敏原或进食导致过敏的食物。
4. 病情严重或哮喘呈持续状态时，应采取综合治疗措施。

四、中风

中风相当于西医急性脑血管病，又称脑卒中，是一组以急性起病、局灶性或弥漫性脑功能缺损为共同特征的脑血管疾病。从病理上主要分为出血性脑卒中（脑出血或蛛网膜下腔出血）和缺血性脑卒中（脑梗塞、脑血栓形成）两大类，以脑梗塞最为常见。

中医认为，中风病是在内伤虚损的基础上，因劳倦内伤、忧思恼怒、嗜食厚味及烟酒等触发，引起脏腑阴阳失调，直冲犯脑，导致脑脉痹阻或血溢脑脉之外，以突然昏仆、半身不遂、肢体麻木、舌謇不语、口舌喝斜、偏身麻木等为主症的一种常见病，并具有起病急、变化快的特点，好发于中老年。

临床特点

（一）缺血性脑卒中

动脉粥样硬化性血栓性脑梗死、脑栓塞、腔隙性脑梗死是缺血性脑卒中最常见的类型。

1. 颈动脉系统脑梗死　主要表现为病变对侧肢体瘫痪或感觉障碍；主半球病变常伴有不同程度的失语，非主半球病变可出现失用或认知障碍等高级皮质功能障碍。其他少见的临床表现包括意识障碍、共济失调、不随意运动及偏盲等。

2. 椎 - 基底动脉系统脑梗死　累及枕叶出现皮质盲、偏盲；累及颞叶内侧海马结构，可出现近记忆力下降；累及脑干或小脑可出现眩晕、复视、吞咽困难、霍纳综合征、双侧运动不能、交叉性感觉及运动障碍、共济失调等。累及脑干上行网状激活系统易出现意识障碍。

3. 腔隙性梗死　主要见于高血压患者。受累部位以多寡有序有壳核、脑桥基底、丘脑、内囊后肢和尾状核；另外也可累及内囊前肢、皮质下白质、小脑白质和胼胝体。腔隙性梗死的预后良好。但多次发生腔隙性梗死而产生的多发性腔隙性梗死或称腔隙状态，可导致假性延髓麻痹和血管性认知功能障碍。腔隙性梗死的表现至少有 20 种临床综合征，但以纯运动偏瘫、纯感觉卒中、轻偏瘫共济失调、构音障碍 - 手笨拙综合征最为常见。

（二）出血性脑卒中

1. 急性起病并出现局限性神经功能缺损。一般可于数小时内达高峰。个别患者因继续出血和血肿扩大，临床症状进行性加重，持续时间 6 ~ 12 小时。

2. 除小量脑出血外，大部分患者均有不同程度的意识障碍。意识障碍的程度是判断病情轻重和预后的重要指标。

3. 头痛和呕吐是脑出血最常见的症状，它可单独或合并出现。脑叶和小脑出血头痛最重，少量出血可以无头痛。头痛和呕吐同时出现是颅内压增高的指征之一。

4. 血压增高是脑出血的常见原因和伴发病。血压增高和心跳及脉搏缓慢同时存在，往往是颅压高的重要指征。

5. 脑出血者可出现癫痫发作，癫痫发作多为局灶性和继发性全身发作，以脑叶出血和深部出血最多见。

干预与管理

（一）针灸治疗原则和特点

1. 针灸治疗原则　醒神开窍、调神导气。
2. 针具选择　梅花针、磁圆梅针、毫针、三棱针、锋勾针、电针。

（二）治疗方案

第一步：梅花针治疗
操作方法：患者体位为坐位，叩击头部三阳经 10 ~ 15 分钟，中度手法。因头皮较为单薄，针头部可裹缠棉球以减轻疼痛感。

第二步：磁圆梅针治疗
（1）取穴：患侧上下肢手足三阳经、背部督脉、夹脊穴。

（2）操作方法：根据操作部位选择俯卧或仰卧体位。循经叩击 10 ~ 15 分钟，中度手法。

第三步：毫针治疗

主穴："醒脑开窍"针法——人中、内关、三阴交。辅穴：极泉、委中。

随证配穴：①吞咽困难、饮水呛咳（假性延髓麻痹）：针刺风池、完骨、天柱；②肌张力增高：阿是穴围刺痉挛肌梭；③肌张力减低：电针针刺患侧腧穴；④尿失禁或尿潴留："秩边透水道"针法、关元、水道；⑤五指屈曲难伸：合谷透三间；⑥言语不利：三棱针金津、玉液放血；⑦肩手综合征：锋勾针勾割肩前、肩后局部阿是穴，继而毫针针刺肩贞、曲垣、肩外俞、肩髃、曲池、外关、合谷。

操作方法：人中向鼻中隔方向斜刺 0.3 ~ 0.5 寸，用重雀啄法，至眼球湿润或流泪为度；内关直刺 0.5 ~ 1 寸，采用捻转提插结合泻法，施手法 1 分钟；三阴交，沿胫骨内侧缘与皮肤呈 45° 角斜刺，进针 1 ~ 1.5 寸，用提插补法，使患侧下肢抽动 3 次为度。

极泉在原穴沿经下移 1 寸，避开腋毛，直刺 1 ~ 1.5 寸，用提插泻法，以患侧上肢抽动 3 次为度；委中仰卧直腿抬高取穴，直刺 0.5 ~ 1 寸，施提插泻法，使患侧下肢抽动 3 次为度。

风池、完骨、天柱，选择 3 寸毫针针尖朝向喉结方向进针，交替使用此三穴，产生向喉结放射感即可。

肌张力高者，用毫针围刺痉挛肌肉群，针尖向中心方向。

肌张力降低：电针曲池—外关（患侧），风市—足三里（患侧），选择疏密波，以患肢微微摆动为主。

秩边透水道针法，采用 5 寸以上芒针针刺秩边穴，使针感传至会阴部或小腹部，关元、中极用 3 寸毫针，针尖向耻骨联合方向，针感放射至会阴部为度。

合谷透三间，以 3 寸毫针从合谷穴向中指的掌指关节方向透刺。

金津玉液放血法，选择三棱针，用纱布固定舌头尖，上提舌体，充分暴露金津、玉液，用压舌板抬高舌体，露出静脉，刺络出血。

第四步：风府、哑门深速刺治疗

（1）取穴：风府、哑门。

（2）操作方法：患者端坐位，术者站于患者身后，嘱低头，选择 3 寸毫针任选一穴，两穴交替使用，针尖朝向喉结方向边进针边捻针，待针下有落空感时患者出现触电样感觉，放射至头面部或四肢部后，缓慢出针，不留针。

第五步：头针治疗

取穴：对侧顶颞前斜线、顶旁 1 线及顶旁 2 线。

（三）治疗心得

1. 针灸治疗现状 目前治疗中风病，在急性期由于病情危重，生命体征很不稳定，不管是中医院，还是西医院，都以西医综合治疗为主，如降颅压、调理血压、溶栓、改善循环等。对于恢复期患者，病情虽然相对稳定，但仍有神经功能缺损的表现，西医仍使用营养脑神经药物静脉滴注治疗，多辅助配合传统针刺及醒脑开窍单元疗法为主。康复作业治疗也被逐渐重视，但如何安排系统规范的针灸治疗方案，仍在摸索中。

2. 治疗体会

（1）关于针刺治疗的时机：在急性期西医强调避免针刺。我们认为相反，临床上针灸可以早期介入，且越早越好，最好在发病6小时内更好。不管是出中还是缺中，均是如此。临床体会越早使用针灸者，留后遗症者越少。即使强刺激人中一个穴位，也会有明显效果。

（2）关于使用西医的基础治疗：在中风的各期，特别是急性期，针刺虽然是一有效治疗手段，但毕竟是配合治疗，必须有西医的基础治疗，如使用脱水药降颅压，改善血循环，营养神经等。

（3）关于针刺治疗时间及疗程的安排：因针刺方法和取穴较多，所以应当分时间、分批进行。上午选择第一、二、四、五步，嘱患者留头针带针康复训练。下午选择第三步。每日1次，10次为1个疗程，连续3个疗程。其中锋勾针1周1次，金津、玉液放血1周2次。治疗次数视病情的需要而定。

（4）"醒脑开窍"针法由国医大师、中国工程院院士石学敏教授所创立，他率先提出针刺手法量学理论，已在国内外针灸界广泛使用。我们体会最具代表的是不管何型、何期，首选人中穴，行雀啄手法，使患者眼球充泪或湿润。通过系列的临床及基础研究证实，唯有这样的刺激，方可即刻改善脑内病灶区微血管的自律运动。

（5）使用3寸针深刺风府、哑门技术，是山西省著名针灸专家李定明教授于20世纪80年代创立。当时选择诊疗持续性植物状态（植物人），有10余例苏醒，这一成果当时被评为山西省科技进步一等奖。操作时，对体位、进针特别讲究，使患者端坐位，术者站于患者身后，嘱低头，选择3寸毫针任选一穴，两穴交替使用，针尖朝向喉结方向缓慢捻转进针，同时密切观察或询问病人针感，待针下有落空感时患者出现触电样感觉，放射至头面部或四肢部后，缓慢出针。

（6）对于吞咽困难、饮水呛咳（假性延髓麻痹），西医无可靠的办法，一般只能鼻饲，石院士选择风池、完骨、天柱三穴。我们体会应双侧取穴，每次选取1~2穴，交替使用。其关键要领是针刺方向和针感，即用3寸毫针针尖朝向喉结方向进针，以出现向喉结放射感为度。

（四）注意事项

1. 低盐低脂饮食，调适心理，避免不良刺激，防止跌倒，谨防再次中风。

2. 针刺治疗痉挛瘫痪患者时，因肌肉痉挛状态及肌张力增高，容易出现滞针，故病人体位要舒适，留针期间不得随意变动体位。

3. 注意对中风患者的早期治疗和分期治疗。中期阶段肢体出现共同运动，痉挛渐重，针灸原则主要是控制肌痉挛和异常运动模式，促进分离运动出现。须严格选择针灸部位，通过刺激痉挛肌的拮抗肌，交互抑制痉挛肌肉，改善肌痉挛状态。

五、周围性面神经麻痹

周围性面神经麻痹，是指因面神经非特异性炎症所致的以额纹消失、眼裂扩大、鼻唇沟平坦、口角㖞斜等面部表情肌瘫痪为主要表现的疾病。其发病机制可能为劳累受风、细菌或病毒感染、自主神经不稳定等引起局部组织的痉挛，神经传导障碍，脱髓鞘，甚至轴突变性等。根据面神经受损的部位可分为单纯性面神经炎、贝尔面瘫（特发性面神经炎）、亨特面瘫。

周围性面神经麻痹属中医学"口癖""吊线风""㖞嘴风""口眼㖞斜"等范畴。主要为正气不足，营卫俱虚，络脉空虚，风邪外袭，气血痹阻经络所致。风寒证多有面部受凉史，风热证常继发于感冒、咽痛之后。后期多为气血亏虚证。

临床特点

周围性面神经麻痹的病理体征为患侧表情肌瘫痪，静态表现为额纹消失、眼裂增大、鼻唇沟变浅、口角歪向健侧，动态体征为不能做蹙眉、抬额、闭目、鼓腮、示齿、吹口哨等动作；进食后，患侧的齿颊间隙有存食现象。半年以上迁延不愈者可留有后遗症，可表现患侧面肌痉挛，或口角歪向患侧（"倒错现象"），或咀嚼时流泪（"鳄鱼泪"）等。此病见于任何年龄，绝大多数为一侧面部表情肌瘫痪，或双侧不同时期发病，双侧同时发病的周围性面瘫较少见。

干预与管理

（一）针灸治疗原则和特点

1. 针灸治疗原则　祛风通络。

2. 针具选择　梅花针、毫针、镵针、锋勾针、火罐、一次性使用埋线针（0.9mm）、胶原蛋白线（2-0）。

（二）治疗方案

1. 风寒型

第一步：梅花针治疗

操作方法：梅花针叩击头面部三阳经，中度手法为度，10～15分钟，重点叩刺患侧面部穴位。

第二步：镵针治疗

操作方法：镵针划割患侧齿缝线相对的颊黏膜，采用纵向划割，每0.5cm划割1针，以微出血为度。

第三步：毫针治疗

（1）取穴

主穴：风池、阳白、地仓 - 颊车双向透刺、牵正、合谷、内庭。

配穴：抬眉困难：攒竹、丝竹空；鼻唇沟平坦：迎香透睛明；人中沟㖞斜：人中、口禾髎；颏唇沟㖞斜：承浆；味觉减退、舌麻：廉泉。

（2）操作方法：早期局部选3～5穴，轻浅刺激为度，配合远端取穴，留针。一周后可加强刺激，局部取穴增加，留针30分钟。

2. 风热型

第一步：梅花针治疗（同风寒型）

第二步：镵针治疗（同风寒型）

第三步：三棱针（锋勾针）刺血拔罐治疗

（1）取穴：完骨。

（2）操作方法：三棱针点刺或锋勾针钩割，随即拔罐，以局部出血为度。只做1次。

第四步：毫针治疗（同风寒型）

第五步：配合西药治疗

静脉点滴抗病毒、消炎、脱水及改善循环药物治疗，以消除面神经炎症和水肿，促进神经功能恢复。每日1次，连续输注5～7天。最好配合地塞米松磷酸钠注射液5～10 mg输注3～5天以加强疗效。

第六步：中药治疗

银翘解毒散加钩藤。

3. 气血不足型

第一步：梅花针治疗（同风寒型）

第二步：镵针治疗（同风寒型）

第三步：毫针治疗（同风寒型）

第四步：艾灸治疗

（1）取穴：阳白、颧髎、足三里。

（2）操作方法：上述穴位在毫针针刺后，雀啄灸阳白、颧髎穴，以皮肤潮红为度，在双侧足三里穴施温针灸。

第五步：水针治疗

（1）取穴：翳风、颊车、牵正、下关、四白。

（2）操作方法：取灭菌注射用水 1ml 与注射用甲钴胺 0.5mg 混悬液 1～2ml，行穴位注射，每次取穴 1～2 穴，每穴 0.5～1ml，交替进行，一疗程结束后，选择埋线疗法。

第六步：埋线治疗

（1）取穴：颧髎、脾俞、气海、足三里。

（2）操作方法：患者俯卧位，充分暴露腧穴，常规皮肤消毒，术者戴无菌手套，选用一次性使用埋线针（0.9mm），装入约 1～2cm 胶原蛋白线（2-0）至套管中，左手固定穴位两侧皮肤，右手持针迅速进入肌层，将线推入；术后贴创可贴，保持局部皮肤干燥，每月 1 次。

第七步：中药治疗

归脾汤或八珍汤。

（三）治疗心得

1. 治疗现状　现代医学认为，面瘫的愈后与发病原因、面神经损伤部位、病程、有无并发症及病情轻重等有明确的关系，即单纯受寒引起、面神经损伤节段低、病情轻者疗效好，痊愈率高；反之由病毒引起、面神经损伤节段高、病情重者，疗效缓慢。特别是由带状疱疹病毒引起的亨特氏面瘫疗效差，痊愈率低。目前西医以单纯静脉滴注消炎、脱水、抗病毒、激素冲激疗法治疗，一般不主张早期针刺。针灸类教材虽然把该病作为重点内容介绍，但取穴与方法过于笼统，传统中医方剂仍以牵正散加大量虫类药治疗，这些往往与临床实际不符，因而疗效一般，甚至失治误治，导致后遗症，如面肌板滞、面肌痉挛或倒错脸。

2. 临床体会

（1）关于面瘫的病因及中医证型的关系

1）传统教材仍以全身症状及舌、脉分型诊断，这与临床实际不符，因为临床所见该病少有全身症状及舌脉变化。根据临床体会，早期发病者，应以耳后疼痛与否来区别风寒、风热。如耳后乳突不痛者为风寒型，多因过劳后单纯感受风寒如空调、受风等所致，这与西医所认为的单纯受凉者吻合；如耳后疼痛者为风热型，多因上火、继发感冒、带状疱疹等，这与西医所说的病毒感染致面神经炎症吻合。此外，病程超过 10 天，即为恢复期，多为气血不足型；超过半年者，即为后遗症期。

2）关于耳后乳突区疼痛问题：单从解剖部位来看，面神经出茎乳孔后发出的耳后神经支配耳后肌、枕肌的运动以及耳郭的皮肤感觉，因此茎乳孔以上部位面神经的损伤均会出现耳后乳突的疼痛。由于面神经水肿的峰值时间不同，症状缓解的时间各异。其中亨特氏面瘫，系由带状疱疹病毒侵犯膝状神经节，损伤部位亦在茎乳孔以上面神经管内，起病常有剧烈的耳痛。综上所述，感寒所致的单纯性面瘫，耳后乳突通常不痛；病毒或细菌引起的茎乳孔以上的面神经麻痹，通常出现长短不一的乳突区疼痛症状。

（2）关于针刺介入的时机和针刺的刺激量：不同医生在针刺时间、针刺方法和手法的选择上存在争议。临床体会本病应该早期选用针刺治疗，但必须严格注意刺激量的选择。不管何种分型，早期应该局部选穴少，3～5 穴即可，轻浅刺激，一般避免使用电针。于 1 周后方可逐步增加刺激量。追问留有后遗症的患者，多数在早期曾使用强刺激或电针，这可能与本病的病机毕竟有经络空虚的基础有关，而强刺激恐犯"虚虚实实"之戒。

（3）关于人中穴与口禾髎的选择：针刺人中穴痛感剧烈，建议与口禾髎隔日交替使用。

（4）关于疗程安排：风寒型者病情轻，只需简单针刺组合治疗，不需要配合中西药物，每天一次，一般 3～7 天可愈，所谓临床有自愈者多属此型。风热型者病情较重，需要综合的针灸组合治疗，并配合中西药物，疗程较长，一般每日一次，一周为一个疗程，需要 2～3 个疗程。亨特氏面瘫则需更久治疗，有的迁延数月，临床所见此型最易留有后遗症。气血不足型者，组合治疗每周 2～3 次，一月为一个疗程，需要 1～2 个疗程。

（5）关于配合西药的问题：对于风热型即西医的病毒感染所致面神经炎症者，于早期最好配合西药输注，可显著增强疗效。

（6）关于配合中药的问题：使用牵正散加虫类药不符合中医辨证理论，因牵正散及虫类药属于血肉有情之品，可息风止痉，但治疗的当属"内风"，而此病仅是外风使然，故临床应当使用解表剂。风寒者多不需服药即愈；风热者当用银翘散加味，之所以用钩藤，是笔者的硕士导师杨长森教授所传，钩藤形状类似拐杖，善于疏通经络，而非传统中药理论所说的镇肝息风之品，因为镇肝息风者多为矿石、动物的骨骼类等，这可能由中医传承过程的以讹传讹所致。气血不足型，应当配合归脾汤、八珍汤类，并应重用灸法。

（7）关于后遗症的治疗：病情迁延半年之久，常有面部板滞、面肌痉挛，甚至倒错脸，当减少针刺频度，每周1~2次即可。痉挛严重者加用吊针疗法、夜间用肉桂磨粉水调贴敷颧髎；面部板滞饱实感者可在面部三棱针放血治疗；倒错者注意交替取穴，左右交叉取穴，使用巨刺法，也可采用穴位埋线疗法。

（8）关于面瘫预后判断：贝尔面瘫大约85%以上病人在2周内可基本痊愈，而亨特氏面瘫病程较长，预后较差。长期临床观察表明，风寒型面瘫系由单纯受寒，常见于贝尔面瘫血管痉挛型患者，乳突无不适，恢复较快，部分可自行痊愈。风热型面瘫多存在炎症刺激，乳突部疼痛明显，恢复较慢；其中疱疹病毒感染所致的亨特氏面瘫恢复最慢，贝尔面瘫由普通病毒感染所致者次之。气血亏虚型面瘫多见于面瘫后遗症期，可出现"倒错"现象、面肌痉挛或联动症等。

（四）注意事项

1. 治疗过程中，告知患者发病7~10天内疾病处于进展期，尤以3天内为多见，病情仍有加重可能。

2. 注意保护病人的患侧眼角膜，可给予护眼药水。

3. 嘱患者要注意休息，饮食清淡；注意局部保暖，忌风寒。

六、面肌痉挛

面肌痉挛又称面肌抽搐，是一种临床常见的脑神经疾病，指一侧或双侧面部肌肉（眼轮匝肌、表情肌、口轮匝肌）反复发作的阵发性、不自主的抽搐，在情绪激动或紧张时加重，严重时可出现睁眼困难、口角㖞斜以及耳内抽动样杂音。面肌痉挛好发于中老年，但发病年龄有年轻化的趋势。面肌痉挛虽然大多位于一侧，但双侧面肌痉挛也并非罕见。面肌痉挛虽然进展缓慢，而且最终也不会对人的生命构成威胁，但是面部肌肉反复不自主抽动会引起患者心理和社交活动障碍，严重影响患者的生活质量，危害很大。

面肌痉挛属于祖国医学"风证""筋肉眴动"的范畴，中医病名谓之"面风"，其发生常与外邪侵袭、正气不足等因素有关。病位主要在面部经筋。

基本病机是外邪阻滞，壅遏筋脉或虚风内动。

临床特点

面肌痉挛包括典型面肌痉挛和非典型面肌痉挛两种，典型面肌痉挛是指痉挛症状从眼睑开始，并逐渐向下发展累及面颊部表情肌等下部面肌，而非典型面肌痉挛是指痉挛从下部面肌开始，并逐渐向上发展最后累及眼睑及额肌。临床上非典型面肌痉挛较少，绝大多数都是典型面肌痉挛。

干预与管理

（一）针灸治疗原则和特点

1. 针灸治疗原则　疏通经络、祛风散邪。
2. 针具选择　梅花针、锋勾针、毫针、艾条。

（二）治疗方案

第一步：梅花针治疗

操作方法：普叩患侧头部诸经及患侧面肌。

第二步：锋勾针治疗（图下篇 -6-1）

（1）取穴：风池（患侧）。

（2）操作方法：风池穴取穴异于传统取穴，为了便于操作，保障安全，是在传统风池穴往上移行到达颅底骨面部位取穴，常规碘伏消毒后，进行勾割 3～4 针，一周一次。

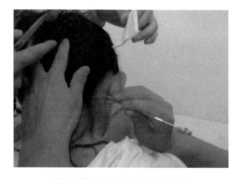

图下篇 -6-1　锋勾针治疗

第三步：毫针配合艾灸治疗

（1）取穴

主穴：合谷、攒竹、迎香、阳白、颊车、四白、地仓、颧髎；

配穴：外风侵袭证：外关；风阳上扰证：曲池；血虚风动证：太溪、三阴交。

（2）操作方法：常规针刺，或多针吊刺（图下篇 -6-2）。针刺后点燃艾条在阳白穴和颧髎穴进行艾灸 30 分钟，行雀啄手法，以局部发热潮红为度。

第四步：颧髎穴敷贴肉桂粉治疗

操作方法：嘱患者于夜间用清水调敷肉桂粉，贴于颧髎穴，用胶布固定，晨起后去掉即可。

（三）治疗心得

1. 针灸治疗现状　临床上治疗面肌痉挛主要有药物治疗、肉毒素 A（Botulimun toxin A）局部注射治疗和面神经微血管减压手术（MVD）。药物治疗常用的药物有卡马西平、奥卡西平、苯妥英钠、丙戊酸钠、氯硝西泮、巴氯芬等。但是药物治疗的最大问题是所有痉挛症状只能获得暂时的缓解或减轻，不能彻底治愈，而且在剂量过大时

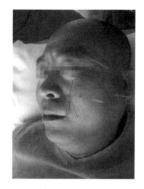

图下篇 -6-2　吊针治疗

都会出现造血系统和肝肾功能损害的并发症，部分患者常常有过敏反应。肉毒素注射后常伴随出现眼干、多泪、复视、眼睑肌及面颊肌乏力，多次注射后甚至会引起部分面颊肌肉的永久性麻痹。近年来发现，微血管减压术并不能解决所有的问题，术后无效、复发和并发症依旧存在。针灸治疗本病疗效确切，取穴以多气多血之阳明经为主，能疏通经络、调理气血，艾灸可起益气养血、温经通络的作用。

2. 临床体会

（1）关于面瘫后遗症的问题：在临床中发现，有些面肌痉挛患者是面瘫后期迁延发展而来，表现为同侧面部表情肌的活动受限，同侧口角的不自主的抽动，依据确切的面瘫史可以鉴别，可参考周围性面神经麻痹章节治疗。

（2）关于敷贴肉桂粉的问题：本病使用肉桂粉温水调和，贴敷在颧髎穴可以起到温阳通络的作用，同时重视灸法在本病的应用，起到祛风散寒、疏通经络的目的，收到较好的临床疗效。但需要注意的是，肉桂对皮肤有较强的刺激作用，故不宜长期敷贴，加之影响美观等因素，选在夜间敷贴为宜。

（3）关于疗程安排：每周 2 次，一月一个疗程，需要 1-2 个疗程。

（四）注意事项

1. 本病忌食肥甘厚腻，以免生痰加重病情，慎起居，避风寒。

2. 本病和情绪因素关系密切，注意患者的七情变化，引导患者自我调畅情志。

七、三叉神经痛

三叉神经分布区域内反复发作的阵发性、短暂、剧烈疼痛称三叉神经

痛。依据三叉神经的面部走行，可将三叉神经痛分为眼神经支（第一支）痛、上颌神经支（第二支）痛、下颌神经支（第三支）痛；其中以二、三支分布区疼痛最常见，少数为双侧痛。发作诱因可为说话、进食、洗脸、剃须、刷牙、打呵欠，甚至微风吹拂等。病原学说包括神经脱髓鞘改变、神经卡压、感觉性癫痫三种。因此，三叉神经痛是多种原因引起的局限于三叉神经分布区的疼痛综合征。

三叉神经痛属中医"面痛病"范畴，是以眼、面颊部出现放射性、烧灼样抽掣疼痛为主症的疾病。多发于中老年人，以右侧面部发病居多。病因多与外感邪气、情志不调、外伤因素有关。风寒之邪侵袭面部，阳明、太阳经脉凝滞，气血痹阻；或风热毒邪浸淫，面部筋脉挛急；外伤或情志不调，气滞血瘀，不通则痛。

临床特点

三叉神经痛是神经系统常见病和多发病。每次发作时间仅数秒钟至数分钟不等，可骤然缓解。病程初期发作较少，间歇期较长；随着病情进展，发作频次增多，间歇期缩短。典型病例疼痛始于"扳机点（触发点）"的机械刺激，多位于上下唇、鼻翼外侧、舌侧缘等区域。此外，在三叉神经的分支出颅的面部骨空处，常有压痛点。本病体征还包括局部皮肤粗糙、眉毛脱落、面部痛性抽掣；前者系由发作时紧按患侧面部或用力搓擦面部所致，后者系疼痛所致的面部肌肉的痉挛抽掣。

1. 原发性三叉神经痛　具备典型的三叉神经痛症状，但无神经系统损害体征，且各种检查排除其他面部疼痛疾病。常见病因有病毒感染、遗传因素、异常血管压迫神经、半月神经节的退行性病变。

临床表现：

（1）骤然发生，无任何先兆；呈发作性剧烈疼痛，持续数秒或 1~2 分钟，很少超过 2 分钟，为骤然发生的闪电式、短暂而剧烈的疼痛。

（2）疼痛的性质多种多样，可呈撕裂样、电灼样、刀割样或针刺样等。

（3）病初发作次数少，随着病情进展发作频次可逐渐增多；发作周期不定，短者一日数次或数日一次，长者数年一次。

（4）部分病例发作与气候有关，一般冬、春季发作较多。

（5）患者在疼痛发作时有特殊痛苦的表情，常以手掌或毛巾揉搓患侧面部来减轻疼痛；有的发作时不断地做咀嚼动作，严重者常伴有面部肌肉反射性抽掣，口角牵向一侧。伴随症状有面部发红，结膜充血、流泪、流涎等。

（6）间歇期无任何疼痛。

2. 继发性三叉神经痛　又称症状性三叉神经痛，有资料显示本病又名

"非典型性面痛"。系由颅内外各种器质性疾病引起。临床表现类似于原发性三叉神经痛，但其疼痛程度一般较轻，发作的持续时间较长，或者呈持续性痛，阵发性加重。

干预管理

（一）针灸治疗原则和特点

1. 针灸治疗原则　疏通经络、活血止痛。
2. 针具选择　梅花针、火针、毫针。

（二）治疗方案

第一步：梅花针治疗

操作方法：先将高温高压消毒之梅花针针头安装，然后用消毒干棉球缠绕针尖，中度手法叩刺头部诸经20分钟。

第二步：火针治疗

（1）取穴

主穴：风池、下关、阿是穴（扳机点）。

配穴：第一支痛加鱼腰，第二支痛加四白，第三支痛加夹承浆。可据疼痛所属分支，参照毫针选穴，酌情加用。

（2）操作方法：皮肤常规消毒，先将细火针在酒精灯上烧至白亮，迅速在患侧风池穴向鼻尖斜刺0.8～1.2寸，可留针或不留针。患侧下关穴用火针迅速直刺0.5～1寸并拔出，可留针或不留针。余穴直刺0.3～0.5寸，速刺不留针。

第三步：毫针针刺下关旁天应穴治疗（图下篇7-1）

（1）定位：在颧弓与下颌切迹形成的凹陷，下颌骨髁状突前下方约1寸，靠近下颌骨髁状突处。

（2）操作方法：采用3寸毫针进针，针刺方向朝对侧太阳穴透刺，操作时可有落空感，刺到蝶腭神经节，患者鼻部及牙床触电样酸胀为得气，留针30分钟。

第四步：常规毫针治疗

（1）取穴：以面颊局部、手足阳明、手足太阳穴为主。

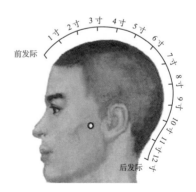

图下篇-7-1　下关旁天应穴

主穴：①第一支痛：攒竹、阳白、鱼腰、丝竹空、外关。②第二支痛：四白、颧髎、迎香、下关、合谷。③第三支痛：夹承浆、翳风、颊车、大迎、内庭。

配穴：风寒外袭证：风池、列缺；风热上犯证：风池、曲池；胃热上攻证：内庭；气滞血瘀证：内关、太冲、膈俞。可根据受累分支面部加刺阿是穴。

（2）操作方法：毫针泻法。针刺时宜先取远端穴，局部穴位在急性发作期宜轻刺。留针时间为 30 分钟。

（三）治疗心得

1. 治疗现状　三叉神经痛属于难治性疾病，现代医学目前多采用射频电凝疗法、外科 γ 刀等进行三叉神经损毁，副作用较大。微血管减压术主要针对脑桥入口处异行扭曲或硬化的血管对神经的压迫，需严格掌握适应证。西药及封闭疗法为对症治疗，疗效不稳定，副作用大，且需长期治疗。针灸疗法多采用传统毫针治疗，个别有阻滞疗法的报道，但并不普及，疗效均不稳定。

2. 临床体会

（1）梅花针、火针治疗的优势：梅花针叩刺头部诸经，能纠正经络的阴阳偏盛偏衰，同时能疏通经气，改善局部肌肉疼痛挛急。

火针治疗该病效果较好，利用温热刺激三叉神经各分支及三叉神经节，可起到镇痛、消炎的作用。火针有双向调节作用，可温经散寒，又能祛热消肿散结。火针温热的作用可改善局部的循环，调节神经体液及致痛因子，减轻疼痛传导。临床所见，该病多因轻触或刺激面部、颞部等部位而激发疼痛，即所谓"扳机点"。用火针速刺该点止痛明显。

（2）关于采用下关旁天应穴的问题：该穴位为原首都医科大学附属北京同仁医院耳鼻咽喉头颈外科主任李新吾教授发明的"针刺蝶腭神经节法"，所以又名"新吾穴"。我们观察进针点距下关穴很近，所以仍用下关旁天应穴之名。用 3 寸毫针操作，可直接作用于产生疼痛的三叉神经，缓解三叉神经的异常放电及疼痛的传导。由于蝶腭神经节所在位置 - 翼腭窝孔隙较小，通过长期临床实践，从便于临床推广的角度，我们可从下关穴前 1 寸进针，向对侧太阳穴方向透刺，易于得气。

（3）对于继发性三叉神经痛（非典型性面痛），在首次治疗时配合颈部小针刀松解，方法同颈椎病治疗，每周一次即可。

（4）关于疗程安排：组合疗法每周 2～3 次，但火针要避开前次针眼操作，一周为一个疗程，需要 2～3 个疗程。

（四）注意事项

1. 火针治疗针眼 3 天内忌着水，防止感染。

2. 本病易反复发作，尤其情绪刺激最易诱发，要注意患者情志调摄，对于焦虑、紧张的患者，在使用针刺疗法治疗的同时，应在精神上给予诱导和劝慰。

3. 对于邪热炽盛的患者，可刺络放血。

八、眩晕

眩晕是由半规管壶腹嵴至大脑前庭神经通路损伤，或其他神经系统疾病以及心血管病、自主神经功能紊乱、精神因素等诱发的前庭神经功能障碍，导致在没有自身运动时主观感受到旋转感或摆动感，或正常头部运动时扭曲的自身运动感等运动幻觉。

中医认为眩是眼花或眼前发黑，晕是头晕甚或感觉自身或外界景物旋转，眩晕是以上述症状常常同时并见为主要临床表现的一种病证。临床常见风痰上扰、阴虚阳亢、肝火上炎、痰瘀阻窍、气血亏虚、肾精不足等证。

临床特点

眩晕是患者的系列自觉感受，客观不存在而主观坚信自身或（和）周围环境按一定方向旋转、翻滚、飘浮、升降感的运动性幻觉；根据损伤部位不同可伴发出现眼球震颤、恶心、呕吐、耳鸣耳聋、不稳、倾倒等临床症状。临床上眩晕的主要类型有：

（1）脑血管疾病性眩晕，该病起病急，且同时伴有与病变血管所分布范围相应的神经系统症状和体征，最常见的有椎基底动脉供血不足、锁骨下动脉盗血综合征、内耳卒中等。

（2）颈性眩晕，颈椎增生或曲度改变致使椎动脉受压（椎动脉型颈椎病）、或者交感神经受牵拉刺激（交感型颈椎病），使血管舒缩异常。

（3）心血管疾病所致眩晕，包括心律失常、高血压及低血压、心功能不全等。

（4）梅尼埃病（内耳眩晕病），系内耳迷路的内淋巴水肿所致，系植物神经功能失调引起迷路动脉痉挛，内淋巴产生过多或吸收障碍。

此外，临床上亦常见胃神经官能症所致的眩晕，除有胃肠道症状外，还伴有眩晕、失眠、乏力等症状，常因情绪波动或精神紧张而加重，系与胃旁的迷走神经及膈交感神经功能有关。

干预与管理

（一）针灸治疗原则和特点

1. 针灸治疗原则　补虚泻实，调整阴阳。

2. 针具选择　梅花针、毫针、针刀（4号0.6mm）、一次性使用埋线针（0.9mm）、胶原蛋白线（2-0）、火针、艾条、抽气罐。

（二）治疗方案

分颈源性眩晕（包括颈性眩晕、梅尼埃病）和胃源性眩晕（胃神经官能症所致眩晕）2类。

1. 颈源性眩晕

初诊

第一步：梅花针治疗

操作方法：消毒干棉球缠绕梅花针针尖，中度手法叩刺头部经脉10～15分钟。

第二步：针刀、拔罐治疗

（1）取穴：天牖、大椎、天髎、颈3、5夹脊穴。

（2）操作方法：患者俯卧，采用4号0.6mm针刀，术者拇、示指捏住针柄，中指托住针体，稍加压力不使其刺破皮肤，在进针点处形成一个长形凹陷，这样浅层神经血管就会被分离在刀刃两侧。继续加压，针刀穿过皮肤。此时进针点处凹陷基本消失，浅层的神经血管即膨起在针体两侧，然后依据针刀手术入路，实施针刀刀法。

（3）拔抽气罐：针刀松解后拔抽气罐5分钟。

复诊（于初诊后2日进行）

第一步：梅花针治疗（同初诊）

第二步：毫针、艾灸治疗

（1）取穴：颈夹脊、百会、四神聪、印堂、风池、太阳、头维。

（2）操作方法：百会用补法，其余主穴用平补平泻法；配穴按虚补实泻法操作。留针30分钟，同时雀啄灸颈夹脊。

三诊（于初诊1周后进行）

埋线治疗

（1）取穴：颈3、5、7夹脊穴。

（2）操作方法：常规消毒后，用一次性使用埋线针（0.9mm），置入2-0

号胶原蛋白线，左手拇、示指略分开固定于穴位处，右手持针对准选定好的夹脊穴，方向向上，快速斜刺刺入皮下，缓慢进针 1～1.5 寸，推出线体，出针后贴创可贴。

2. 胃源性眩晕

初诊

第一步：梅花针治疗（同颈源性眩晕初诊）

第二步：埋线治疗

（1）取穴：至阳、肝俞、脾俞、胃俞、中脘、足三里、丰隆。

（2）操作方法：局部皮肤常规消毒后，取 1～2cm 长已消毒的胶原蛋白线（2-0），用一次性使用埋线针（0.9mm）将线体刺入到所需深度，埋植在穴位的肌层，针孔处用创可贴覆盖。

第三步：毫针治疗

（1）取穴：百会、四神聪、印堂、风池、太阳、头维。

（2）操作方法：同颈源性眩晕毫针治疗。

复诊（于埋线后 2 周进行）

第一步：梅花针治疗（同初诊）

第二步：火针治疗

（1）取穴：至阳、肝俞、脾俞、胃俞。

（2）操作方法：局部皮肤常规消毒后，先将细火针尖部在酒精灯上烧 3～5 秒，烧至发白为度，进行速刺法，浅刺不留针。

第三步：毫针、TDP 治疗

（1）取穴：内关、中脘、足三里、丰隆、百会、四神聪、印堂、风池、太阳、头维

（2）操作：针刺得气后，配合 TDP 治疗仪照射 20～30 分钟。

（三）治疗心得

1. 治疗现状　目前眩晕的治疗包括病因治疗、药物对症治疗、外科治疗及前庭功能康复训练治疗。药物对症治疗可缓解眩晕及恶心、呕吐等症状，用药时间一般控制在 2 周内，并于必要时使用。药物对眩晕发生频率无影响，而其不良反应为睡眠增多、无力、平衡失调及摔倒的发生率增多，过长时间使用药物可减缓中枢性代偿作用，使眩晕缓解延迟。一般而言，若不是特殊情况所致，多不考虑手术治疗，但缺乏疗效满意、规范的保守治疗方案。

2. 临床体会

（1）关于本方案适应证的选取及疗效评价：在概述中所述眩晕分为颈性

眩晕、耳源性眩晕、心脑血管病所致眩晕及胃神经官能症所致的眩晕等，我们临床体会，心脑血管病所致的眩晕并非针灸的适宜病种。而颈性眩晕、耳源性眩晕及胃神经官能症所致的眩晕应用本方案治疗后效果明显，且前二者的治疗方案一致，故统称为"颈源性眩晕"一并介绍，同时将胃神经官能症导致的眩晕命名为"胃源性眩晕"。

本治疗方案采用多种针灸疗法组合治疗 2 类眩晕，疗效肯定，经济安全，且无副作用，在临床中治疗较多病例均取得了良好效果，有的患者只做 1 次治疗即可显效。

（2）关于本方案取效的可能机制：一般认为，颈性眩晕主要由于颈椎退变、钩椎关节增生、颈曲异常或颈椎失稳，椎 - 基底动脉供血不足所致；耳源性眩晕由内耳的淋巴代谢失调、淋巴分泌过多或吸收障碍、内耳供血障碍所致。但我们认为，正如在颈椎病篇所论及的，这些病理现象均为结果，而真正的原因应该是颈部肌群的生物力学失衡。针刀疗法正是通过对颈椎局部的肌肉、韧带、筋膜、关节囊的刺激，改善和解除局部组织的粘连、瘢痕和挛缩，恢复颈椎的软组织的力学平衡和脊椎力线，校正颈部的本体觉障碍和交感神经功能障碍，改善椎基底动脉及内耳的血流动力学，从而取效。

关于胃神经官能症所致的眩晕，我们暂命名为"胃源性眩晕"，主要与胃旁的迷走神经及膈交感神经功能失调有关。故本治疗方案以治疗胃病为主，与胃痛篇所论及的方案和原理一致。

（3）关于疗程安排：对于颈源性眩晕，1 周内做 1 次针刀、1 次毫针、1 次埋线治疗。之后每隔 1 月只重复 1 次埋线治疗以巩固疗效，一般需 3 次治疗。对于胃源性眩晕，每月治疗 2 次，为 1 个疗程，一般 1 ~ 3 个疗程即可收效。

（四）注意事项

1. 症状改善后，根据病因，积极复查，做好二级或三级预防。
2. 帮助患者克服不良情绪，调整心境，改善精神状态。
3. 嘱患者每天参加适当的体力劳动，加强体育锻炼。

九、偏头痛

偏头痛是一类发作性且常为单侧的搏动性头痛，是一种常见的慢性神经血管疾病，以反复发作的一侧或双侧搏动性头痛为特点，发作时多有自主神经症状，如恶心呕吐，面色苍白，心率、呼吸增快等。该病的发病机制不明确。多于儿童期和青春期起病，中青年期达发病率高峰。安静环境、休息可缓解头痛。偏头痛以女性多见，常与月经周期有关，约60%的偏头痛患者有家族史。

偏头痛属于中医学的"头风"范畴，以反复发作，或左或右、来去突然的剧烈头痛为主要表现，有时表现为周期性的呕吐或腹痛。中医理论认为，本病多与恼怒、紧张、风火痰浊有关。情志不遂，肝失疏泄，郁而化火；或恼怒急躁，肝阳上亢，风火循肝胆经脉上冲头部；或体内素有痰湿，随肝阳上冲而循经走窜，留滞于头部少阳经脉，使经络痹阻不通，故暴痛骤起。

临床特点

有先兆的偏头痛分为四期：前驱期、先兆期、头痛期、头痛后期，无先兆的偏头痛前驱症状不明显，先兆可表现为短暂而轻微的视物模糊。

1. 前驱期　60%的偏头痛患者在头痛开始前数小时至数天出现前驱症状。前驱症状并非先兆，不论是有先兆偏头痛还是无先兆偏头痛均可出现前驱症状。可表现为精神、心理改变，尚可表现为自主神经症状。

2. 先兆期　约有20%的偏头痛患者出现先兆症状。先兆多为局灶性神经症状，偶为全面性神经功能障碍。典型的先兆应符合下列4条特征中的3条，即：重复出现，逐渐发展、持续时间不多于1小时，并跟随出现头痛。大多数病例先兆持续5～20分钟。极少数情况下先兆可突然发作，也有的患者于头痛期间出现先兆性症状。尚有伴迁延性先兆的偏头痛，其先兆不仅始于头痛之前，且可持续到头痛后数小时至7天。

3. 头痛期　头痛可出现于围绕头或颈部的任何部位，可为颞侧、额部、眶部。多为单侧痛，也可为双侧痛，甚至发展为全头痛，其中单侧痛者约占2/3。头痛性质往往为搏动性痛，但也有的患者描述为钻痛。疼痛程度往往为中、重度痛，甚至难以忍受。往往是晨起后发病，逐渐发展，达高峰后逐渐缓解。

4. 头痛后期　为颅内外血管功能恢复到正常的时期。

干预与管理

（一）针灸治疗原则和特点

1. 针灸治疗原则　调和气血，通络止痛。
2. 针具选择　梅花针、锋勾针、毫针、火针。

（二）治疗方案

第一步：梅花针治疗

（1）取穴：头部诸阳经、太阳、头维、率谷、风池穴。

（2）操作方法：安装消毒后针头，然后用消毒干棉球缠绕针尖，中度手法叩刺头三阳经3～5遍，再轻叩太阳、头维、率谷、风池穴，至皮肤发红。

第二步：锋勾针治疗

（1）取穴：患侧风池、率谷、阿是穴（扳机点）。

（2）操作方法：风池穴操作同"面肌痉挛"；余穴操作时以针尖到达颅骨骨面后行勾割提拉手法。

第三步：毫针治疗

（1）取穴

主穴：风池（若当天已使用锋勾针则换用天牖）或天牖、太阳透率谷、外关、阳陵泉。

配穴：外感头痛证：合谷、列缺；肝阳上亢证：太冲、太溪；瘀血头痛证：阿是穴、合谷、太冲、三阴交。

（2）操作方法：风池穴：用1.5寸毫针向鼻尖方向针刺，深度以针感放射至头顶为度。太阳穴：用3寸毫针双向透刺法，一针与矢状面成45°角向下关穴透刺，一针与矢状面平行向率谷穴透刺。余穴行常规针刺，留针40分钟至1小时。

第四步：火针治疗

前三步治疗效果欠佳的患者，可以使用火针速刺，取穴同前。

（三）治疗心得

1. 针灸治疗现状 现行教材介绍头痛的针灸治疗，无论是取穴还是针刺方法，均较为繁乱，与临床应用偏差较大。《中医循证临床实践指南》（中国中医药出版社，2011）采用循证的方法，总结、推荐了以往临床常用手段，主要有毫针、刺血、灸法等。但综合分析这些手段，仍存在以下不足：①取穴多，重点不突出，主次不分；②针刺方法单一，以毫针为主，其他疗法应用较少、疗效不佳；③操作步骤不清晰，让学者不能一目了然，不便掌握，使得读者阅读后盲目操作。

2. 临床体会

（1）关于疗效评价：多年来，我们临床结合了传统毫针、新九针中的梅花针、锋勾针及火针疗法治疗偏头痛，疗效确切，大多数患者在治疗后当时止痛。

（2）关于梅花针、锋勾针优势：梅花针是后人根据《内经》中的"毛刺法""半刺法""扬刺法"等针刺理论而创制。通过叩刺皮部激发、调节脏腑经络功能，达到防治疾病的目的。锋勾针是锋针和勾针的结合，既有刺络脉放瘀血的锋针作用，又有勾割肌纤维的勾针作用，融中医经络学和西医解剖学于一体，勾筋膜、调经气、放瘀血，松解粘连。临床运用二者结合先以梅花针丛集浅刺头部诸阳经以激发经气，再以锋勾针局部勾割松解从而奏强通经络止顽痛之功，针到病除。

（3）关于疗程安排：一般每周行锋勾针治疗 1 次，梅花针、毫针每日 1 次，1 周为 1 个疗程。一般 1 个疗程可愈，最多需要 3 个疗程。偶有疗效不佳者，再加以火针治疗，一周 2 次，多能痊愈。而且通过临床观察远期疗效可靠。

（4）关于疗效的机制：可能与梅花针叩打皮部，改善血管的舒缩功能；锋勾针对病变组织部位（扳机点）以及风池、完骨等（肌腱附着点附近）部位实施勾割提拉手法，使病理性粘连组织得到有效的松解，减轻局部的张力、压力，从而解除对神经的慢性刺激，缓解疼痛；以及针刺时可以促进机体释放内源性脑啡肽，发挥镇痛的作用等有关。

（四）注意事项

1. 治疗偏头痛，必须首先排除脑脓肿、脑血管疾病急性期、颅内占位性病变、脑挫裂伤、外伤性颅内血肿等颅脑疾患，应当建议患者行头颅 MRI 或 CT 检查明确诊断后施以治疗。

2. 部分患者由于偏头痛反复发作、迁延不愈，易产生悲观消极、精神紧张、焦虑恐惧等负面情绪，治疗期间，要给予患者精神上的安慰和鼓励，保持心情愉快，加强疗效，并嘱咐患者要注意劳逸结合。

十、癫痫

癫痫是慢性反复发作性短暂脑功能失调综合征。以脑神经元异常放电引起反复痫性发作为特征。临床表现为感觉、运动、自主神经、意识、精神、记忆、认知或行为异常。

本病属中医"痫病"范畴，痫病之发生，多由先天因素、七情内伤、痰迷心窍、脑部外伤或其他疾病之后造成脏腑功能失调，气机逆乱，阴阳失衡，元神失控所致，而尤以痰邪作祟最为重要。心脑神失用为本，风、痰、火、瘀致病为标，先天遗传与后天所伤是两大致病因素。

临床特点

癫痫病根据其发病原因的不同通常分为两大类：原发性（也叫特发性）癫痫、继发性（也叫症状性）癫痫。原发性癫痫病指无脑部器质性或代谢性疾病表现，查不出任何原因。一般遗传率 3%～5%。目前研究认为其发作与大脑某些神经细胞发育异常、基因遗传、免疫缺陷相关。从中医理论讲，主要是风、火、痰、瘀、虚的积聚形成。继发性癫痫病是由多种脑部器质性病变或代谢障碍所致，临床比较常见有先天性发育不良如先天性脑积水等、产伤、脑外伤、严重的颅内感染、中毒、脑血管疾病、营养代谢疾病如儿童佝偻病等。

本病发作期，多分为阳痫、阴痫。阳痫为癫痫大发作，表现为病发前有眩晕、头痛而胀等先兆症状，或无明显症状，旋即仆倒，不省人事，面色潮红或紫红，牙关紧闭，两目上视，项背强直，四肢抽搐，口吐涎沫或喉中痰鸣，或发怪叫，移时苏醒，除感疲乏、头痛外，一如常人，舌质红，苔黄腻，脉弦数或弦滑。阴痫为癫痫发作不典型者或癫痫小发作，表现为发病时面色晦暗青灰而黄，手足清冷，双眼半开半合，昏聩偃卧，手足拘急，或抽搐时作，口吐涎沫，一般口不啼叫，或声音微小，或仅为呆木无知，不闻不见，不动不语，或动作中断，手中物件落地；或头突然向前倾下，又迅速抬起；或二目上吊数秒乃至数分钟即可恢复，病发后对上述症状全然无知，多一日频作十数次或数十次，醒后周身疲乏，或如常人，舌质淡，苔白腻，脉多沉细或沉迟。本病休止期辨证多见痰火扰神、风痰闭阻、心脾两虚、肝肾阴虚、瘀阻清窍等。

干预与管理

（一）针灸治疗原则和特点

1. 针灸治疗原则　分标本虚实。频繁发作时，以治标为主，着重豁痰顺气，息风开窍定痫；平时以治本为重，宜健脾化痰，补益肝肾，养心安神。癫痫大发作应及时到就近医院采取有效的综合治疗。

2. 针具选择　梅花针、毫针、一次性使用埋线针（0.9mm）、火针、三棱针。

（二）治疗方案

分发作期和缓解期治疗。

1. 发作期　毫针治疗

（1）取穴

主穴：人中、劳宫、涌泉。

配穴：阳痫证：十宣或十二井穴点刺放血；阴痫证：足三里、关元、三阴交。

（2）操作方法：人中穴用 1 寸毫针向鼻中隔斜刺 0.5 寸，运用雀啄法施以强刺激直至苏醒出针，期间不留针；劳宫穴及涌泉穴用 1.5 寸毫针直刺，强刺激不留针；阳痫者可配合使用三棱针十宣或十二井穴点刺放血，阴痫者可用 1.5 寸毫针针刺足三里、关元、三阴交穴。

2. 缓解期

初诊：埋线治疗

（1）取穴：大椎、筋缩、肝俞、膈俞、腰奇、足三里、丰隆。

（2）操作方法：局部皮肤常规消毒后，取胶原蛋白线（2-0），用一次性使用埋线针（0.9mm）将线体刺入到所需深度。埋线方向为：背俞穴向脊柱方向斜刺，大椎、腰奇向上斜刺，足三里、丰隆直刺，深度以初达肌层为宜。针孔处用创可贴覆盖。

次诊：梅花针、火针、毫针治疗（在埋线后 2 周进行）

第一步：梅花针治疗

操作方法：安装消毒后梅花针针头，然后用消毒干棉球缠绕其针尖，中度手法叩刺头三阳经 3 ～ 5 遍，至皮肤发红。

第二步：火针治疗

（1）取穴：大椎、筋缩、肝俞、膈俞。

（2）操作方法：局部皮肤常规碘伏消毒，将细火针在酒精灯上烧 3 ～ 5 秒，至白亮为度，浅速刺不留针。

第三步：毫针治疗

主穴：腰奇、足三里、丰隆、膻中、中脘、阴陵泉、鸠尾。

配穴：痰火扰神证：行间、内关、合谷、丰隆、中极；风痰闭阻证：本神、太冲、丰隆；心脾两虚证：心俞、脾俞；肝肾阴虚证：肝俞、肾俞、太溪、太冲；瘀阻清窍证：太阳、膈俞。

第四步：中药治疗

根据辨证分型配合口服中药。

（三）治疗心得

1. 治疗现状　目前关于癫痫的西医治疗主要是应用抗癫痫药物，按其作用机制分为两类，一类是以降低神经细胞膜的兴奋性为主，如苯妥英钠、苯巴比妥等，另一类是增强 GABA（中枢抑制性递质）介导的抑制性突触的传递功能，提高突触前或突触后抑制为主，如丙戊酸钠、硝西泮等；但是该类药物均有不同程度的副作用，长期服用会引起胃肠道、神经系统、血液系统等反应。针灸类教材介绍本病时不分发作期与缓解期，这与临床不符。虽然取穴、方法较多，但方案模糊。

2. 临床体会

（1）本方案的优势：本治疗方案对于癫痫发作期和缓解期的治疗均有明晰的临床路径，且均有良好效果，可以缓解癫痫发作症状，缩短发作时间，减轻发作程度，延长发作间歇期，同时有改善患者异常脑电图变化的作用。穴位埋线疗法通过穴位刺激，使阴阳平衡，中枢神经系统和内分泌体液调节功能紊乱得以恢复，该方法有简、廉、效的特点，并具有长效刺激的优势，与梅花针、火针、毫针配合使用可使治疗时间缩短并提高疗效，同时也弥补了传统针灸的不足。

（2）关于发作期的治疗：仅用毫针即可，施行强刺激不留针。不宜选取大椎或腹部穴位，防止断针或内脏穿孔。首选人中穴，一般短时间就可醒神止痉。若病情较重者加刺劳宫与涌泉穴，直至奏效。

（3）关于疗程：对于发作期者奏效即可；对于缓解期者，每月治疗 2 次为一个疗程，即使取效，也必须坚持治疗 3 ~ 6 个疗程，以巩固疗效。

（4）关于配合服用西药：患者在接受针灸疗法治疗期间，应嘱其切忌突然停用或改变西药的药量，遵循逐渐减量的原则，一般每周后可减量 1/4，同时可配合中药治疗。对于发作期病情较重者，必要时肌注或静注地西泮，成人 10 ~ 20mg，小儿 0.25 ~ 1mg/kg，缓慢静脉注射至抽搐停止，注射中要注意呼吸心跳变化。发作控制后应继续鼻饲或口服抗癫痫药物。

（四）注意事项

1. 埋线治疗严格遵守无菌操作，根据部位的不同，掌握埋线的深度，埋线后注意术后异常反应，必要时给予抗感染、抗过敏处理；火针治疗后须注意 3 天之内勿着水。

2. 癫痫病患者必须避免劳累过度及精神刺激，保持心情舒畅，避免发病之诱因，饮食宜清淡，避免肥甘厚味。

3. 对于癫痫持续状态患者，在实施针灸同时，尽快到就近医院给予综合治疗。

十一、失眠

失眠又称不寐。临床以入睡困难，或睡眠时间不足，或睡眠不深，严重时彻夜不眠为主要表现的一类病症。睡眠时间与深度的不足主要表现为不能消除疲劳、恢复体力与精力，且常伴有醒后神疲乏力、头晕、头痛、心悸健忘及心神不宁等。

中医学认为形成不寐的原因很多，思虑劳倦、内伤心脾、心肾不交、阴虚火旺、肝阳扰动、心胆气虚以及胃中不和等因素，均可影响心神而导致不寐。

西医学中的神经官能症、更年期综合征、神经衰弱等疾病，临床表现以失眠为主要症状者，都可以按本病进行辨证施治。

临床特点

入睡困难；不能熟睡，睡眠时间减少；早醒、醒后无法再入睡；频频从噩梦中惊醒，自感整夜都在做噩梦；睡过之后精力没有恢复；发病时间可长可短，短者数天可好转，长者持续数日难以恢复；容易被惊醒，有的对声音敏感，有的对灯光敏感；很多失眠的人喜欢胡思乱想；长时间的失眠会导致神经衰弱和抑郁症，而神经衰弱患者的病症又会加重失眠。

干预与管理

（一）针灸治疗原则和特点

1. 针灸治疗原则　调理阴阳跷脉，安神利眠。
2. 针具选择　梅花针、磁圆梅针、毫针、耳穴贴。

（二）治疗方案

第一步：梅花针治疗

操作方法：先将梅花针消毒针头安装，然后用消毒干棉球缠绕针尖，中度手法叩刺头部经脉 10 ~ 15 分钟。

第二步：磁圆梅针治疗

操作方法："弹刺"法循经叩打，以背部足太阳膀胱经第一侧线为主，配合手少阴经、手厥阴经及足三阴经，以皮肤潮红为度。

第三步：毫针治疗

（1）取穴

主穴：百会、四神聪、印堂、内关、神门、三阴交、照海、申脉。

配穴：心火炽盛证：劳宫、少冲、少泽；肝郁化火证：行间、侠溪；痰热扰心证：丰隆、内庭；心肾不交证：心俞、肾俞；心脾两虚证：心俞、脾俞；心胆气虚证：心俞、胆俞。

（2）操作方法：照海用补法，申脉用泻法，其余主穴用平补平泻法；配穴按虚补实泻法操作，留针 30 分钟。

第四步：耳穴贴敷治疗

（1）取穴：神门、心、脑、枕。

（2）操作方法：将王不留行籽或磁珠耳穴贴，用镊子夹住，贴敷在选用的耳穴上。嘱患者每日自行按压 3～5 次，尤其应在睡前进行一次按压，每次每穴按压 30～60 秒，3 日更换 1 次，双耳交替。刺激强度视患者情况而定，以疼痛感能忍受为度。

（三）治疗心得

1. 治疗现状　现代医学对失眠的病因病理尚未完全明了，因而主要采用对症治疗，以口服镇静、安眠药为主，对于短期失眠有一定疗效，但副作用较大，容易产生药物的依赖和滥用，对于长期服用者，还会导致其神经功能失常，记忆力减退等副作用。针灸治疗失眠，疗效显著、方法简便，但未普及。

2. 临床体会

（1）本方案的优势：本治疗方案采用多种针灸疗法组合治疗失眠，疗效肯定，经济安全，且无副作用，在临床中治疗较多病例均取得良好的效果。

（2）关于配合人中穴：对重症失眠患者甚至已发展至抑郁者，需要配合人中穴。人中在此并非醒神作用，而重在调神作用。

（3）关于疗程安排：组合治疗每周 3 次，1 周为 1 个疗程，虽然 1 个疗程即可见效，但易反复，需治疗 3 个疗程以上才能使疗效得到巩固。

（4）关于配合中西药的问题：对重症失眠长期服用镇静类药物患者，不主张立刻停服西药，可在治疗过程中逐渐减量，10 天减 1/4 量，直至停药，同时可配合口服中药治疗，加强疗效。

（5）关于配合小针刀疗法的问题：对于失眠严重者，可配合颈部小针刀松解（方法同颈椎病治疗），1 周 1 次，可加强治疗效果。

（四）注意事项

1. 临床本病就诊患者病情短则几月，多则数年，治疗上应注重积极心理干预和疏导，嘱其坚持治疗。

2. 帮助患者克服不良情绪，做到喜怒有节。并嘱其建立规律的作息制度，养成良好的睡眠习惯。

3. 嘱患者每天参加适当的体力劳动，或加强体育锻炼、增强体质，有助于失眠的治疗。

十二、胃痛

胃痛是以上腹胃脘部近心窝处反复发作性胀闷不适或疼痛为主的病证，又称胃脘痛。是以症状及部位命名的中医病证名词，多见于西医学的急慢性胃炎、消化性溃疡、功能性消化不良、胃肠神经官能症、胃痉挛等。各种原因导致胃黏膜刺激、受损或胃平滑肌痉挛，均可引起胃痛症状。

本病古人统称"心痛"，但与"真心痛"有显著区别。胃痛的病因主要有寒邪犯胃、饮食伤胃、情志不畅和脾胃虚弱，病位在胃，与肝、脾密切相关。病机分为虚实两端，实证为寒凝、食滞、气郁、血瘀，致胃气阻滞，不通则痛；虚证为中焦阳虚、亦或阴亏，胃腑失于温煦或濡养，不荣则痛。

临床特点

胃痛不适部位在上腹胃脘部近心窝处，其疼痛性质有胀闷、刺痛、隐痛、剧痛等。常伴纳差、恶心、呕吐、泛酸、嗳气、胃脘嘈杂、腹泻等胃肠道症状。发病前可有明显的诱因，如感寒、恼怒忧郁、劳累、饮食不洁或不节、药毒所伤等；部分病人可因于素体脾胃虚弱。可急性起病，亦可慢性迁延、反复发作。

干预与管理

（一）针灸治疗原则和特点

1. 针灸治疗原则　和胃止痛。

2. 针具选择　毫针、火针、艾绒、一次性使用埋线针（0.9mm）、胶原蛋白线（2-0）。

（二）治疗方案

分急性胃痛和慢性胃痛施治。

1. 急性胃痛

第一步：火针治疗

（1）取穴：至阳、肝俞、脾俞、胃俞。

（2）操作方法：局部皮肤常规消毒后，先将细火针尖部在酒精灯上烧3～5秒，烧至发白为度，行速刺法，浅刺不留针。

第二步：毫针、TDP 照射治疗

（1）取穴

主穴：内关、中脘、足三里。

配穴：寒邪客胃证：胃俞、神阙；饮食伤胃证：梁门、下脘；肝气犯胃证：期门、太冲；血瘀停胃证：膈俞、三阴交。

（2）操作方法：随证选穴，针刺得气后，配合 TDP 治疗仪照射胃脘部20～30分钟。

2. 慢性胃痛

初诊：埋线治疗

（1）取穴

主穴：至阳、肝俞、脾俞、胃俞、中脘、足三里。

配穴：血瘀停胃证：膈俞、血海；脾胃虚寒痰多者：丰隆。

（2）操作方法：局部皮肤常规消毒后，取 1～2cm 长已消毒的胶原蛋白线（2-0），用一次性使用埋线针（0.9mm）将线体刺入到所需深度，埋植在穴位的肌层，针孔处用创可贴覆盖。

次诊（于埋线后 2 周进行）

第一步：火针治疗

（1）取穴：至阳、肝俞、脾俞、胃俞。

（2）操作方法：局部皮肤常规消毒后，先将细火针尖部在酒精灯上烧3～5秒，烧至发白为度，行速刺法，浅刺不留针。

第二步：毫针、TDP 照射治疗

（1）取穴

主穴：内关、中脘、足三里。

配穴：寒邪客胃证：胃俞、神阙；饮食伤胃证：梁门、下脘；肝气犯胃证：期门、太冲；血瘀停胃证：膈俞、三阴交；脾胃虚寒证：气海、脾俞、胃俞；胃阴亏耗证：胃俞、三阴交、太溪。

（2）操作方法：随证选穴，针刺得气后，配合 TDP 治疗仪照射胃脘部20～30分钟。寒邪客胃、脾胃虚寒型可施以穴位铺灸或火疗。

（三）治疗心得

1. 治疗现状　急慢性胃炎、胃溃疡的西医治疗用药包括抑酸药物（H_2受体拮抗剂、质子泵抑制剂）、胃黏膜保护剂等，其中抑酸药物长期使用会导致腺体萎缩，需严格掌握使用疗程。慢性胃炎、功能性消化不良一般加用促进胃动力的药物及消化酶类药物作为外源性干预措施，部分药物如西沙必利可引起严重的心血管副作用。病因治疗中根除 HP 的三联或四联药物可一定程度上预防胃黏膜萎缩、肠上皮化生的发生和发展，但能否逆转这些病变尚有争议；另外尚需妥善权衡药物使用的疗程及其副作用的控制。

2. 临床体会

（1）关于胃肠道疾病的针灸治疗地位：目前多数肠道微生态的研究表明肠道菌群与人体胃肠疾病、神经系统疾病密切相关，并提倡人体正常菌群的保护及医学应用。因此细菌性胃肠炎的治疗亦不能过分强调抗生素的使用，多数研究认为针刺治疗对胃黏膜损伤有较好的保护作用，其作用机制包括促进胃酸分泌、缓解腺体萎缩、恢复胃蛋白酶活性，增加胃底部血流量减少渗出，激活外周肠神经系统 P 物质，启动胃肠收缩活动等。我们多年的临床实践体会，急慢性胃肠炎可首选针灸治疗。

（2）关于选穴：我们前期的系列研究证实中脘、内关、足三里对于炎性或痉挛性胃痛均有效，是治疗胃病的常用有效组方，并在大量临床和相关实验研究得到证实，可作为基本处方，据此冠名"胃病方"。

（3）关于多针具组合的优势：可弥补单纯毫针刺激量小、疗效不稳定等不足，尤其对于慢性胃痛者，首选埋线疗法，可产生长期穴位刺激作用。

（4）关于胃痛效穴"至阳"：我们临床发现，至阳穴既是胃病的诊断点，又是治疗点。急性胃痛火针点刺至阳可取速效。至阳属督脉，督脉为阳脉之海，至阳为阳气最多之意，可散寒温胃止痛。从西医学来看，可能与神经节段支配有关。

（5）关于配合放血疗法的问题：急性胃痛属炎症型伴发热者，加双侧委中、曲泽三棱针刺络放血，临床可直接取肘、腘静脉处刺血。

（6）关于急性阑尾炎误诊为急性胃炎的问题：由于急性阑尾炎的诊断目前偏于滞后，初发时大多仅表现为胃痛呕吐等急性胃炎的症状、体征，故临床基本上均按照急性胃炎治疗，待数小时后症状不减，反而出现转移性右下腹痛时，医者才考虑急性阑尾炎，此时可能出现了阑尾化脓因而需要急诊手术。我们发现阑尾穴在急性阑尾炎的初期，即有明显压痛，而单纯胃炎则无压痛，因此，对于新发胃痛者，一定要按压阑尾穴，若压痛阳性者，提示可能是急性阑尾炎，此时治疗则需要静脉输注大量抗生素，同时可针刺阑尾穴，以截断病势。这往往可避免手术之苦。

（7）关于针药并用：急性胃痛针刺即愈，一般无需服药。慢性萎缩性胃炎病程较长，特别是伴非典型性增生的患者应注意每半年复查一次胃镜，可针药联合使用，重视调畅气机，促进中焦升降功能的恢复。

（8）关于疗程：急性胃痛者，施以火针及毫针，部分病人治疗 1 次即愈，1 次未愈者，可毫针每日 1 次，火针 3 天 1 次，1 周内可愈。慢性胃痛者，每月埋线 1 次，两次埋线间隔期，行火针及毫针治疗 1 次。1 月为 1 个疗程，需要 3 ~ 5 个疗程。

（四）注意事项

1. 注意膳食调护。戒酒、少饮浓茶咖啡，少食辛辣、过热和粗糙食物。胃酸过低和有胆汁反流者，宜多吃瘦肉、禽肉、鱼、奶类等高蛋白低脂肪饮食。

2. 避免服用对胃有刺激性的药物。

3. 缓解精神紧张，保持情绪乐观，注意劳逸结合，适当锻炼身体。

十三、呃逆

呃逆西医谓之膈肌痉挛或胃神经症，属膈肌功能障碍性疾病，系吸气时声门突然闭合产生一种呃声，这种膈肌异常的收缩运动是由于迷走神经和膈神经受到刺激所引起。临床上呃逆是一种症状，引起呃逆的原因很多，如平常进食过快，进食刺激性食物和吸入冷空气等产生膈肌痉挛，轻者间断打嗝，重者可连续呃逆或呕逆，腹胀、腹痛，个别小便失禁。如患者膈肌痉挛连续发作数天不能停止，并影响休息或睡眠时，可称之为顽固性膈肌痉挛。

中医认为，呃逆是指胃气上逆动膈，以气逆上冲，喉间呃呃有声，声短而频，难以自制为主要表现的病症。呃逆，古称"哕"，又称"哕逆"，至明代以后称"呃逆"，俗称"打嗝"。中医临床多见胃中寒冷证、胃火上逆证、气机郁滞证、脾胃阳虚证、胃阴不足证等。

临床特点

多见于青壮年，女性多于男性。常有进食过冷、过热、过于辛辣，或情志郁怒等诱因可询。

以呃逆为主症，呃声频频，呈持续状态不能自制，可伴呕吐、情绪紧张、胸膈脘腹间疼痛，或有嗳气、纳呆，甚则厌食或拒食、不寐等症。

偶发呃逆，或病危胃气将绝时之呃逆，均属短暂症状，不列为呃逆病。

X 线钡餐及胃镜等检查无器质性病变征象。

干预与管理

（一）针灸治疗原则和特点

1. 针灸治疗原则　理气和胃、降逆止呃。
2. 针具选择　锋勾针、火针、毫针、艾条。

（二）治疗方案

第一步：锋勾针治疗

（1）取穴：双侧攒竹穴。
（2）操作方法：遵照锋勾针勾割法进行操作。

第二步：火针治疗

（1）取穴：至阳、膈俞、脾俞、胃俞、中脘。
（2）操作方法：皮肤常规碘伏消毒，先将细火针尖部在酒精灯上烧3～5秒，进行速刺法，浅刺不留针。

第三步：毫针、艾灸治疗

（1）取穴

主穴：天突、膻中、内关、足三里，上脘（艾灸）、中魁（艾灸）。

配穴：胃中寒冷证：胃俞、建里；胃火上逆证：胃俞、内庭；气机郁滞证：期门、太冲；脾胃阳虚证：脾俞、胃俞；胃阴不足证：胃俞、三阴交。

（2）操作方法：按照常规毫针针刺手法治疗。艾灸采用雀啄灸法。

（三）治疗心得

1. 治疗现状　目前西医治疗呃逆主要是应用药物控制，包括口服西药或肌肉注射等，常用药物包括甲氧氯普胺、氯丙嗪、苯妥英钠等，还有报道神经阻滞疗法治疗本病也有一定的疗效，但因其副作用以及远期疗效均不理想。目前针灸治疗呃逆较多使用的还是传统毫针疗法，方法单一。

2. 治疗体会

（1）关于疗程安排：每周行锋勾针治疗1次，火针治疗2次，毫针治疗6次，为1个疗程。一般1个疗程可愈，最多需要2个疗程。

（2）关于灸法的使用：由于本病多因胃部受凉及术后所引发，属于中医寒凝中焦、气机阻滞，故需重用艾灸，以灸上脘、中魁等穴为宜。部分患者仅用灸法也可奏效。

（3）《内经》中所述的治呃三法为"哕，以草刺鼻嚏，嚏而已；无息而疾迎引之，立已；大惊之亦可已"，在治疗轻微呃逆时有效，但是治疗较重的呃逆则疗效一般。

（4）不明原因所致的呃逆，须诊断明确后再行治疗，比如食管癌常常有呃逆症状，使用针灸治疗，虽然有一定缓解作用，但难以治愈。

（四）注意事项

1. 针灸治疗呃逆有显著疗效，但呃逆停止后，仍需注意保暖，调畅情志，规律饮食，适当运动。

2. 急重症病人出现呃逆，可能是胃气衰败、病情转重之象，宜加以注意。

十四、泄泻

泄泻即腹泻，指排便次数增多，粪便量增加，或含未消化食物或脓血、黏液，粪质稀薄。腹泻常伴有排便急迫感、肛门不适、失禁等症状。腹泻分急性和慢性两类，急性腹泻发病急剧，病程在 2～3 周之内；慢性腹泻指病程在 2 个月以上或间歇期在 2～4 周内的复发性腹泻，是临床多种疾病的常见症状。该病的发病机制主要包括：渗透性腹泻、分泌性腹泻、渗出性腹泻、动力异常腹泻。

中医认为本病病因与感受外邪、饮食所伤、情志失调、禀赋不足及久病脏腑虚弱有关，其病机为脾虚湿盛，肠道功能失司。病位在肠，与肝、脾、肾关系密切。其中，暴泻多见寒湿困脾证、湿热证、食滞证，久泻多见肝郁乘脾证、脾胃虚弱证、肾阳虚衰证。

临床特点

腹泻的发病机制不同，临床特点也不相同。①渗透性腹泻的临床特点：禁食 48 小时后腹泻停止或显著减轻。以及当肝胆胰腺疾病导致消化不良时，常伴有脂肪和蛋白质消化不良，亦可致泄泻。②分泌性腹泻临床特点：每日大便 > 1L（可多达 10L），大便为水样，无脓血，粪便的 pH 多为中性或碱性，禁食 48 小时后腹泻仍可持续存在，大便量仍大于 500ml/d。③渗出性腹泻的临床特点：粪便含有渗出液和血液，结肠特别是左半结肠病变多有肉眼脓血便，小肠病变渗出液及血液均匀地与粪便混在一起，除非有大量渗出或蠕动过快，一般无肉眼脓血，需显微镜检查发现。④动力异常腹泻的临床特点：排便急，粪便稀烂或水样，不带渗出物与血液，往往伴有肠鸣音亢进或腹痛。

干预与管理

（一）针灸治疗原则和特点

1. 针灸治疗原则　运脾化湿。
2. 针具选择　火针、毫针、一次性使用埋线针（0.9mm）、胶原蛋白线（2-0）。

（二）治疗方案

分暴泄、久泄治疗
1. 暴泄（急性）

第一步：火针治疗

（1）取穴：中脘、天枢、上巨虚、至阳、肝俞、脾俞、胃俞、大肠俞。（每次4～6穴，背俞穴左右交替使用）

（2）操作方法：火针点背部腧穴时，患者俯卧位，以锟针点按标记穴位，碘伏棉消毒，选择尖头细火针，烧针至白亮，速入疾出，轻浅点刺。火针针刺腹部、四肢肌肉丰厚部位腧穴时，患者仰卧位，可刺0.5～2寸。

第二步：毫针治疗

（1）取穴

主穴：中脘（避开火针眼，可使用梁门代替）、天枢、上巨虚。

配穴：寒湿困脾证：阴陵泉或灸神阙；湿热证：内庭；饮食停滞证：下脘。

（2）操作方法：常规针刺，留针20～30分钟。

第三步：TDP治疗

操作方法：特定电磁波谱（TDP）治疗仪照射腹部，至皮肤潮红为度。

2. 久泄（慢性）

初诊：埋线治疗

（1）取穴：至阳、肝俞、脾俞、胃俞、大肠俞、中脘、天枢、上巨虚。

（2）操作方法：锟针点按标记穴位，由碘伏棉消毒，取胶原蛋白线（2-0），将线体用一次性使用埋线针（0.9mm）埋植在穴位的肌层或皮下组织内。拔针后用无菌干棉球（签）按压针孔止血，以创可贴贴敷针眼。

复诊（于埋线两周后进行）

第一步：火针治疗（同暴泄）

第二步：毫针治疗

（1）取穴

主穴：中脘、天枢、上巨虚。

配穴：肝郁乘脾证：肝俞、太冲；脾胃虚弱证：脾俞、太白；肾阳虚衰证：肾俞、命门。

（2）操作方法：常规针刺，留针 20～30 分钟。

第三步：TDP 治疗（同暴泄）

（三）治疗心得

1. 治疗现状　现代医学认为腹泻的病因及发病机制尚不明确，治疗上也无特效药物，对症止泻药物效果一般且停药后容易反复，虽然抗动力药、抗氧化剂、细胞因子抑制剂、免疫调节剂等药物逐渐应用于临床，但仍有许多弊端，诸如缺乏特效药，或虽然能止泻，但相关的并发症却未能改善，而且停药后病情易反复；抗动力药虽可暂时减轻腹痛，但延缓了腹泻病原体的排出，延长了病程；抗生素的使用，其对多数引起腹泻的病原体无效，长时间过量使用则增加某些病原体的耐药性等。针灸对泄泻有较好的效果，现代调查报告《针灸疗法治疗疾病的优势病种和优势作用的调查研究》（2008）指出：针灸治疗消化系统疾病的有效病种中，腹泻名列第一。但存在选穴较为复杂，主次不分，且针具单一，多为毫针针刺等问题，不能得到很好的疗效。

2. 临床体会

（1）本方案的优势：我们结合了传统毫针、火针、埋线疗法、TDP 治疗泄泻，不仅精选腧穴，突出主穴，而且结合多种针具，操作方法、步骤明确，使读者能够轻松掌握此疗法。此方法在临床上效果显著，部分患者可以迅速止泻，对于一些并发症如腹胀、肠鸣、纳差也能够很好的改善。通过临床观察，此方法疗效稳定，复发率低。

（2）关于主穴的问题：在临床实践中，我们发现中脘、天枢、上巨虚三个穴对各类肠病，均有很好的疗效，可作为治疗各类肠病的基本处方。我们将这三个穴的组合作为治疗肠病的基本处方，申请了国家自然科学基金课题（No.30973799）。通过查阅古代的文献研究表明：以此 3 穴作为治疗肠病的基本针灸处方，理论源远流长，有较高的理论研究和临床实用价值。基础实验也证明，中脘、天枢、上巨虚 3 穴合用对肠黏膜具有更好的保护作用，并可以通过调节炎性反应因子起到修复作用等，这为临床提供了科学依据，据此我们将此 3 个穴冠名为"肠病方"，以此作为治疗肠病的主方主穴。

（3）关于疗程安排的问题：对于急性发作的患者每日 1 次组合治疗（但火针操作时，3 天内要避开前次火针刺激穴位），1 周为 1 个疗程，一般 1～2 个疗程即可；对于慢性发作的患者，每月 1 次组合治疗，1 月 1 个疗程，一般 2 ~ 3 个疗程即可。

（4）对于部分急暴发作的患者，出现突然腹痛，继则剧烈频繁的呕吐与腹泻并见，重则有面色苍白或转筋，腹中挛痛等症，传统中医称之为霍乱。此时治疗应当四弯（肘窝、腘窝静脉）放血，可即刻起到缓解效应，待症状稳定后，可参考本方案治疗。

（5）关于配合西药的问题：对于暴泄的患者，出现脱水、电解质紊乱时，必须配合西医治疗，如补液等支持治疗。

（6）关于配合其他疗法的问题：对于慢性泄泻，属于寒湿泄泻、脾胃虚弱、肾阳虚衰的患者，嘱其配合口服中药，并在家自行灸疗，一般 1 天 1 次。

（四）注意事项

1. 治疗过程中应清淡、易消化、低油脂的饮食，避免生冷油腻食物。急性泄泻应禁食 1 天，症状缓解后，可服半流食等。

2. 建议患者卧床休息，以减少肠蠕动及体力消耗，避免受凉。

十五、便秘

便秘指排便次数减少、粪便量减少、粪便干结、排便费力，病程至少 6 个月以上。随着年龄的增长，患病率明显增加，便秘是一种临床症状表现，排便过程通过外周神经兴奋，将冲动传至肠神经丛、脊髓、大脑皮层，引起一系列生理反射和与排便有关的肌肉协调收缩而完成。任何一个环节出现障碍都可导致便秘。便秘多由不良习惯引起，亦可因多种疾病引起。

中医认为，便秘的病因责之于饮食不节、情志失调、感受外邪、禀赋不足等，导致燥热内结，或气滞不行，或气血阴阳不足等。便秘的基本病变属大肠传导失常，同时与肺、脾、胃、肝、肾等脏腑的功能失调有关。便秘的病性，主要分为寒、热、虚、实四种，其中肠道实热者发为热秘，肠道气滞者发为气秘，阴寒积滞者发为冷秘，均属实证；气血阴阳亏虚者发为虚秘，属虚证。在病变过程中，又可相兼发生，或相互转化。

临床特点

表现为便意少、便次减少（粪便不一定干硬）；排便艰难、费力（突出表现为粪便排出异常艰难）；排便不畅（有肛门直肠内阻塞感，虽频有便意，便次不少，但即使费力也无济于事，难有通畅的排便）；便秘常伴有腹痛或腹部不适，并常于排便后症状缓解。

干预与管理

（一）针灸治疗原则和特点

1. 针灸治疗原则　调理胃肠、行滞通便。

2. 针具选择　毫针、火针、艾条、一次性使用埋线针（0.9mm）、胶原蛋白线（2-0）。

（二）治疗方案

初诊：埋线治疗

（1）取穴：至阳、肝俞（双）、脾俞（双）、大肠俞（双）、天枢（双）、上巨虚（双）。

（2）操作方法：每次穴位中选取 8～10 穴进行操作。

次诊：火针、毫针治疗（于埋线治疗一周后进行）

第一步：火针治疗

（1）取穴：至阳、肝俞（双）、脾俞（双）、大肠俞（双）、天枢（双）、上巨虚（双）、丰隆（双）。

（2）操作方法：每次取 3～5 穴，细火针速刺不留针。

第二步：毫针／艾灸治疗

（1）取穴

主穴：下髎、大肠俞、天枢、支沟、上巨虚、丰隆

配穴：肠道实热证：合谷、内庭；肠道气滞证：中脘、太冲；脾虚气弱证：脾俞、气海；脾肾阳虚证：照海，灸神阙、关元。

（2）操作方法：根据常规毫针针刺手法治疗。

（三）治疗心得

1. 针灸治疗现状　目前西医治疗便秘主要使用通便药和促胃动力药，但各种西药在临床应用中被发现有不同程度的不良反应，且效果不稳定，容易反复。中医治疗便秘使用方法较多，包括针刺、艾灸、温针灸、埋线、中药治疗等，但方案不具体，不便统一与推广。

2. 治疗体会

（1）本方案的优势：该法不仅弥补了单一针具刺激量小、疗效不稳定等不足，而且精选腧穴，突出主穴，结合多种针具，操作方法、步骤明确，易于掌握。本法临床疗效稳定，复发率低，尤其是对于习惯性便秘、产后便秘

效果更佳。这可能与长期持续刺激穴位、改善肠蠕动及分泌功能有关。临床体会产后便秘者配合养血通便中药效果更佳。

（2）关于主穴下髎：针灸类教材定位该穴在骶部，中髎内下方，适对第四骶后孔。然下髎穴局部的皮下脂肪、肌肉及韧带等组织较厚，骶后孔不易被触及。同时不同患者的骶后孔口径的大小、孔内通道的形态存在很大差异。因此，我们在临床操作中采用王玲玲教授的经验取穴法：患者取俯卧位，在其臀沟的最高点处扪及凹陷，即为骶管裂孔，骶管裂孔两侧的突起即为骶角。骶角两侧（与骶管裂孔顶端相平）各有凹陷，是为下髎穴。

在针刺操作中，采用 4 寸芒针，进针深度约 3 寸以上。针刺操作时，垂直缓慢进针。在肌肉层时，针下坚韧，继续进针若有坚硬之感（碰及骶骨），将针尖方向向内调整直至有沉紧且涩滞感，此时需用较大的指力方能将针缓慢推入骶后孔内。当无骨性阻挡，并且针完全刺入时，即为成功刺入骶后孔。

中医学认为：下髎乃八髎穴的一部分，属足太阳膀胱经穴，膀胱经的经别下尻 5 寸，别入于肛。且下髎穴位于腰骶部，骶骨前方即是直肠，通过深刺下髎穴，即能起到近治作用。现代医学认为：排便动作受大脑皮层及腰骶部脊髓内低级中枢的调节，深刺下髎穴，可刺激低级中枢向上传导，出现排便意识。由此可见，深刺下髎是治疗便秘的有效穴位，其起效的关键是成功刺入骶后孔，使患者的肛门或盆底有酸、麻、重、胀等针感。

（3）关于疗程安排：每月行埋线疗法 1 次，埋线一周后开始行火针、毫针等疗法，每周 2 次。1 个月为 1 个疗程，需要 2～3 个疗程。

（四）注意事项

1. 注意饮食的调理，合理膳食，以清淡为主，多吃粗纤维的食物及水果（例如西芹、红薯、苹果、熟香蕉等），忌辛辣厚味或过度饮酒。

2. 养成定时大便的习惯，嘱每早按时如厕。

3. 保持心情舒畅，加强体育锻炼。

十六、单纯性肥胖

肥胖症是由多种因素引起的慢性代谢性疾病，以体内脂肪细胞的体积和细胞数增加致体脂占体重的百分比异常增高并在某些局部过多沉积脂肪为特点。临床分为单纯性和继发性两类，单纯性肥胖临床最为常见，不伴有明显神经或内分泌系统功能变化；继发性肥胖常继发于神经、内分泌和代谢性疾病。

针灸减肥以单纯性肥胖为主。辨证分型大多分为四型：脾胃炽热、痰湿内盛、脾虚不运、脾肾阳虚。

干预与管理

（一）针灸治疗原则和特点

1. 针灸治疗原则　降浊化痰，健脾祛湿。

2. 针具选择　毫针、一次性使用埋线针（0.9mm）、胶原蛋白线（2-0）、王不留行籽或耳穴压豆。

（二）治疗方案

1. 初诊

第一步：埋线治疗（腹部为主）。

（1）取穴：天枢（双）、大横（双）、带脉（双）、腹结（双）、大巨（双）、足三里（双）、丰隆（双）。

（2）操作方法：局部皮肤常规消毒后，取1～2cm长已消毒的胶原蛋白线（2-0），用一次性使用埋线针（0.9mm）将线体刺入到所需深度，埋植在穴位的肌层，针孔处用创可贴覆盖避免感染。

第二步：耳穴治疗

（1）取穴：脾、胃、内分泌、口。

（2）操作方法：王不留行籽压豆，嘱患者每次餐前30分钟压耳穴3～5分钟，有灼热感为宜。

2. 次诊（于埋线一周后进行）

第一步：毫针治疗

（1）取穴

主穴：天枢、曲池、支沟、上巨虚、三阴交。

配穴：脾胃炽热证：合谷、内庭、太白；痰湿内盛证：中脘、水分、足三里、丰隆、阴陵泉；脾虚不运证：脾俞、胃俞、气海、关元、足三里；脾肾阳虚证：肾俞、关元。

（2）操作方法：局部消毒后，常规针刺治疗，留针30分钟。

第二步：耳穴：同前。

（三）治疗心得

1. 针灸治疗现状　针灸治疗单纯性肥胖，报道方法较多，已取得了较大的进展，但其治疗仍然是一个世界性的难题，还存在很多问题，比如肥胖的具体分型不明确，病因病机尚未形成统一的理论和认识，针灸治疗的疗效肯定，但难以做出客观的评价。另外现代生活节奏加快，患者每日去医院针灸治疗多有不便，所以"滞留针""穴位埋线"等方法的出现使得针灸疗法更加方便省事，但还需要进一步研究以期更可靠更稳定的疗效。

2. 治疗体会

（1）关于疗效评价及治疗时机选择：针灸减肥效果肯定，但需客观评价。治疗时机最好选择夏天，因为夏天人体本身的代谢较快，更易取效。

（2）关于埋线部位的选择问题：临床发现有些病人在背部脾俞穴、胃俞穴埋线后，患者的食量反而增大，故建议肥胖局部埋线而不选择背俞穴进行治疗，应以腹部为主。

（3）关于疗程安排：每月行埋线1次，每次埋线1周后开始行毫针及耳穴治疗，每周3次。1月为1个疗程，连续3~5个疗程。

（4）关于配合控制饮食与增加运动量的问题：单纯依靠控制饮食和增加运动固然可以达到一时的减肥效应，但远期疗效不可靠，一旦不能坚持，反而会明显加重肥胖。再者，过度控制饮食和加大运动量有时会出现低血糖。但是，肥胖的产生，毕竟是体内能量的储存过盛，所以在实施针灸减肥方案的同时有必要适度配合饮食控制和运动。

（四）注意事项

1. 埋线疗法当严格消毒，无菌操作，埋线后注意防止感染。对于蛋白线吸收差的，可以适当热敷，加快吸收。

2. 饮食清淡，避免暴饮暴食。

十七、胁痛

胁痛是指一侧或两侧胁肋部疼痛为主要表现的病症，是临床上较多见的自觉症状。胁痛的病因主要有情志不遂、饮食不节、跌仆损伤、久病体虚等多种因素。基本病机为肝络失和。临床多见肝郁气滞证、肝胆湿热证、瘀血阻络证、肝络失养证。以气滞、血瘀、湿热引起的"不通则痛"为实证，以精血不足所致"不荣则痛"为虚证。

西医之肋间神经痛属中医胁痛范畴，是指沿肋间神经通路出现的发作性刺激或烧灼性疼痛，是神经痛的一种类型，可参照本节治疗。原发性肋间神经痛很少见，其发病原因不明。临床多见的是继发性，多由临近组织病变，如带状疱疹、胸膜炎、肋骨外伤后骨膜炎、肋骨骨折后骨痂形成、脊柱胸段侧弯畸形等所致。

临床特点

典型症状可呈束带状，时有发作性加剧，逢咳嗽、喷嚏、深呼吸及扩胸类运动可刺激或加剧，检查时还可发现相应皮肤区域感觉过敏和相应肋骨边压痛，单侧、双侧均可发生疼痛。持续性钝痛多为炎症性疼痛；阵发性刺痛或刀割样痛，且与情绪波动有关联者多为神经痛；有外伤史、局部明显有压痛者，多为肋骨或胸肌疾患。

干预与管理

（一）针灸治疗原则和特点

1. 针灸治疗原则　疏肝理气、通络止痛。
2. 针具选择　针刀（4号0.6mm）、火罐、毫针、火针。

（二）治疗方案

1. 初诊

第一步：针刀、拔罐治疗

（1）取穴：相应背部夹脊穴。

（2）操作方法：沿肋神经发病区域在背部寻找相应节段夹脊穴，触及到压痛、结节、条索样改变者，用针刀（4号0.6mm）进行切割松解。操作时能听到明显的切割声，进入正常组织时，感到阻力明显减小或有落空感即可。针后治疗点拔火罐3~5分钟。

第二步：毫针、TDP治疗

（1）取穴

主穴：支沟、阳陵泉、期门、足三里。

配穴：肝气郁结证：内关、太冲；肝胆湿热证：丰隆、侠溪；肝阴不足证：肝俞、三阴交；瘀血阻络证：膈俞、太冲。

（2）操作方法：虚证时足三里用补法，其余主穴用泻法。配穴按虚补实泻法常规操作。局部穴仅取患侧，期门用1~1.5寸毫针平刺或斜刺0.5~0.8寸。TDP照射于局部胁肋处，20~30分钟。

2. 次诊（于初诊3天后进行）

第一步：火针治疗

（1）取穴：背部夹脊穴。

（2）操作方法：选定穴位，避开针刀治疗点，局部皮肤常规消毒后，先将细火针尖部在酒精灯上烧 3～5 秒，烧至白亮为度，进行速刺法，浅刺不留针。

第二步：同初诊毫针、TDP 治疗。

（三）治疗心得

1. 治疗现状　关于肋间神经痛的治疗，目前主要采用止痛剂或胸椎旁神经根封闭，但疗效不持久。针灸类教材介绍的经络配穴治疗，以毫针为主，方法较单一，疗程较长，效果无法保证。

2. 临床体会

（1）关于针刀疗法的治疗机制：我们查阅相关文献资料，结合临床实践，认为针刀松解相应节段夹脊穴，缘于脊神经与内脏神经丛之间有交通支连接，在夹脊穴进行松解，可改善局部微循环，促使堵塞的毛细血管通道再次开放，可改善相应节段脊神经根的缺血，使软组织恢复营养，缺血、挛缩的病变组织得以修复，从而降低支配内脏组织神经丛的神经兴奋性，使肋间疼痛区域组织恢复正常的电生理活动，达到止痛效果。

（2）关于疗程安排：每周治疗 2 次为 1 个疗程，一般需要 2～3 个疗程。

（3）关于胁痛的原发与继发问题：不明原因的肋间神经痛，可能与内脏病变有关，应先明确诊断，此时局部不要施加太多刺激，此种内脏病变引起的胁痛应按内脏疾病的方案治疗，以免贻误病情。

（4）关于胁肋部带状疱疹后遗神经痛的问题：带状疱疹好发于胁肋部，若早期治疗不彻底，部分患者会遗留胁肋部的皮神经痛，可参照本方案治疗。

（四）注意事项

嘱患者保持心情舒畅，尽量减少不良的精神刺激，避免劳累，注意休息。

十八、颈椎病

颈椎病又称为颈椎综合征，是由于颈椎椎间盘、颈椎骨关节及其相关的肌肉、韧带、筋膜等所发生的退行性改变及其继发改变，刺激或压迫了周围的脊髓、神经、血管等组织，由此产生的一系列临床症状和体征的综合症候群。

颈椎病属于中医"痹证""痿证""头痛""眩晕""项强""项肩痛"等疾病范畴。中医认为本病常因肝肾亏虚或气血不足使筋失濡养；或因风寒入侵，气血运行不畅，筋脉拘急；或因外伤劳损，经络损伤，总因"不通则痛""不荣则痛"而出现疼痛、麻木。临床多见风寒痹阻、劳伤血瘀、肝肾亏虚等证。

临床特点

发病缓慢，以头枕、颈项、肩背、上肢等部疼痛以及进行性肢体感觉和运动功能障碍为主症。轻者头晕、头痛、恶心、颈肩疼痛、上肢疼痛、麻木无力；重者可导致瘫痪，甚至危及生命。其病变好发于颈5～6之间的椎间盘，其次是颈6～7、颈4～5之间的椎间盘。颈椎病按其受压部位的不同，一般可分为神经根型、脊髓型、交感神经型、椎动脉型、混合型等。开始常以神经根压迫和刺激症状为主要表现，以后逐渐出现椎动脉、交感神经及脊髓功能或结构上的损害，并引起相应的临床症状。X线颈椎摄片可见颈椎体有唇状骨刺突出，小关节及椎间孔周围骨质密度增加，颈椎前突，生理曲度消失。

干预与管理

（一）针灸治疗原则和特点

1. 针灸治疗原则　行气活血，通络止痛。

2. 针具选择　磁圆梅针、锟针、针刀（4号0.6mm）、抽气罐、毫针、艾条、一次性使用埋线针（0.9mm）、胶原蛋白线（2-0）。

（二）治疗方案

1. 初诊

第一步：磁圆梅针治疗

操作方法：患者俯卧位，用磁圆梅针中、重度手法叩刺颈夹脊、局部压痛点3～5遍，至皮肤发红、充血为度。

第二步：针刀治疗

（1）取穴：大椎、天髎、颈3、5夹脊穴、天牖。

（2）操作方法：患者俯卧，常规定点消毒，采用4号0.6mm针刀，术者拇、示指捏住针柄，中指托住针体，稍加压力不使其刺破皮肤，在进针点处形成一个长形凹陷，这样浅层神经血管就会被分离在刀刃两侧。继续加压，针刀穿过皮肤。此时进针点处凹陷基本消失，浅层的神经血管即膨起在针体两侧，然后依据针刀手术入路，实施针刀刀法。天髎穴松解时向上斜刺，并注意深度。

第三步：拔罐治疗

操作方法：针刀松解后即刻行拔罐疗法，颈部因面积窄小，故用抽气罐吸拔，留罐 5 分钟。

2. 复诊（于初诊 3 日后进行）

第一步：毫针治疗

（1）取穴

主穴：颈夹脊、风池、天宗、外关。

配穴：风寒痹阻证：风门、风府；劳损血瘀证：膈俞、合谷、太冲；肝肾亏虚证：肝俞、肾俞、太冲、太溪；上肢及手指麻木痛甚者加曲池、合谷；头晕、头痛、目眩者加百会、风池、太阳；恶心、呕吐者加中脘、内关、足三里。

（2）操作方法：患者取俯卧位，夹脊穴直刺或向颈椎斜刺，施平补平泻法，其他穴位按常规针刺，留针 30 分钟。

第二步：雀啄灸治疗

（1）部位：颈夹脊。

（2）操作方法：施灸时，将艾条点燃的一端与施灸部位的皮肤并不固定在一定距离，而是像鸟雀啄食一样，一上一下活动地施灸。

第三步：TDP 治疗

操作方法：将特定电磁波谱（TDP）治疗仪对准双侧肩胛部，距离约 30cm，以患者自感舒适为宜，避免灼伤皮肤，照射时间每次约 30 分钟，或至皮肤潮红为度，与毫针治疗同步进行。

3. 三诊（于初诊 1 周后进行）

埋线治疗

（1）取穴：颈 3、5、7 双侧夹脊穴。

（2）操作方法：常规消毒后，用一次性使用埋线针（0.9mm），置入胶原蛋白线（2-0），左手拇、示指略分开固定于穴位处，右手持针对准选定好的夹脊穴，方向向上，快速斜刺刺入皮下，缓慢进针 1～1.5 寸，注线出针。若伴有上肢麻木的神经根型颈椎病患者，需于患侧颈 3 夹脊穴处横向向颈椎正中方向加埋一针，平刺进针。

（三）治疗心得

1. 治疗现状　目前西医治疗颈椎病多采用口服药物、牵引、理疗及手术等治疗方法。中医辨证分型治疗的方药众多，但方案未统一规范，且疗效欠佳。而针灸教材也多采用毫针治疗，处方简单，取穴混乱，缺乏综合方案，疗效也不稳定。近年治疗颈椎病方法颇多，也均有一定疗效，但疗效不稳，容易反复。

2. 临床体会

（1）关于本病发病机制的因果关系问题：西医学认为本病是由于颈椎间盘慢性退变、椎间隙变窄、椎间孔相应缩小、椎体后缘唇样骨质增生、小关节紊乱等压迫和刺激颈脊髓、神经根及椎动脉而致。我们临床体会，本病的原因是颈部肌群的生物力学失衡，而小关节紊乱、椎间盘突出压迫等属于病理结果，从而出现一系列的症状。所以在治疗本病时要着重治疗颈部肌群，而并非治疗椎间盘、骨质增生等。本法有效，因重在"治病求因"。

（2）关于磁圆梅针：磁圆梅针是在临床实践中，参照古圆针与近代梅花针，并结合磁石治病的记载及现代磁疗治病的原理，研制而成的一种新型锤形针具。其叩刺疗效如同"左手重而多按，欲令气散"及"扪而循之，欲气舒缓。切而散之，使经脉宣散"，使肌肉松弛、血液通畅，激发经气，针刺时容易得气，且可使皮肤感觉比较迟钝，从而减轻进针疼痛感。

（3）关于天髎穴治疗点的选取问题：天髎穴的定位在肩井穴与曲垣穴连线的中点，当肩胛骨上角凹陷处。本治疗方案所选天髎穴治疗点，并非与天髎穴定位完全吻合，而是在临床中具体寻找其局部压痛点，往往在天髎穴稍内侧，多为肩胛骨内上角处，此处也是肩胛提肌的止点及斜方肌等的附着点，在此点进行针刀松解，可解除其高应力状态。

（4）关于针刀治疗时是否配合水针的问题：临床体会，一般情况不用水针，只在颈部疼痛不适剧烈时，或病人耐痛性差惧怕针刀时，可先于局部水针治疗（2% 盐酸利多卡因注射液、维生素 B_{12} 注射液、醋酸曲安奈德注射液），再行针刀。

（5）关于颈椎病使用手法的问题：目前临床上多采用扳法或其他手法来纠正小关节紊乱，病人即刻会感到症状缓解，但疗效不能持久。笔者考虑扳法也是只解决了病理结果，未解决颈部肌群失调这一实质性的原因，所以疗效难以持久。

（6）关于手术的问题：并非所有的颈椎病患者都需要手术治疗或者适合手术治疗。手术治疗也只是改变了其病理结果，未解决颈部肌群失调这一原因，效果也不理想。对于未出现严重的直接压迫症状的患者，不建议手术，只需保守治疗。当然，若为较严重的脊髓型颈椎病患者，以及保守治疗无效的患者，则必要时需考虑手术。

（7）关于针刀治疗次数：一般只做 1 次针刀，若病人初诊时病情较重，则可行 2～3 次针刀治疗后再进行其余治疗项目，必要时可配合静点脱水、改善循环等药物治疗。

（8）关于疗程安排：1 次针刀，1 次针灸，3 次埋线（1 月 1 次，共埋 3

次），为 1 个疗程。一般 1 个疗程即可。

（四）注意事项

1. 本病防重于治。因其发病与过劳、姿势不当等有关，应嘱咐患者注意俯首时间不宜过长，注意睡眠姿势和颈部保暖。

2. 进行太极拳、广播操等全身性的锻炼及颈项功能的锻炼，防止复发或加重。

十九、落枕

落枕又称为"失枕"，多由于睡眠姿势不当，导致睡起后颈部肌肉痉挛、僵直、酸胀、疼痛以致转动失灵、似身虽离床而颈尚留落于枕，故而得名，是颈部软组织常见损伤之一。好发于青壮年，男性多于女性，冬春季节多发。落枕多因睡眠时枕头高低或软硬不宜，以及躺卧姿势不良等因素，致使颈部一侧肌群在较长时间内处于过度伸展牵拉位，在过度紧张状态下而发生的静力性损伤，使伤处肌筋僵硬不舒，动作活动受限；临床中也有少数因颈部突然扭转或肩扛重物，致使颈部软组织损伤关节突关节错缝而致病者。

中医认为，本病的发生多由素体亏虚，气血不足，循行不畅，舒缩活动失调，或夜寐肩部外露，颈肩复受风寒侵袭，致使气血凝滞，肌筋不舒，经络痹阻，不通则痛，故而拘急疼痛、活动失灵。

临床特点

一般多在早晨起床后，突然一侧颈项强痛，不能俯仰转侧。疼痛可向同侧肩背及上肢扩散。检查时，局部肌肉痉挛，压痛明显，但无红肿。

干预与管理

（一）针灸治疗原则和特点

1. 针灸治疗原则　调和气血，通络止痛。
2. 针具选择　毫针、锋勾针、刮痧板。

（二）治疗方案

第一步：刮痧治疗

操作方法：沿项后及两侧涂抹刮痧油，用刮痧板刮出痧点即可。

第二步：锋勾针治疗

（1）取穴：风池（患侧）。

（2）操作方法：左手示指、中指绷紧所刺部位皮肤，右手持针迅速将针头刺入皮下（刺入时针尖与皮肤呈75°）；针头刺入后稍等片刻，将针体扭正（与皮肤垂直），将皮下纤维挑起，上下提动针柄，进行勾割（一般勾割3~4针），此时可听到割断皮下纤维而发出的吱吱声，进针不宜过深，勾割完毕，即可出针（出针时应将针体恢复到进针时的角度，使针尖部分顺针孔而出，这样可减少皮损），用棉球或敷料按压针孔以免出血。

第三步：毫针治疗

（1）取穴：颈部夹脊穴、肩外俞、后溪。

（2）操作方法：局部消毒后，常规针刺治疗。

（三）治疗心得

1. 针灸治疗现状　目前治疗落枕主要以理疗为主，有一定效果，也有用中药治疗者，但效果较差。针灸类教材所述治疗方案单一，效果不甚理想。

2. 临床体会

（1）关于疗效及疗程安排：本法治疗落枕效果显著，有很多患者在经过刮痧治疗之后症状即可缓解，此类患者可以省略上面提到的第二步和第三步治疗，刮痧之后症状还未缓解的患者需采用后续的组合治疗。一般1-3次治疗即愈。

（2）关于落枕与颈椎病关系的问题：落枕反复发作的患者要考虑颈椎病，落枕也可看作是颈椎病的并发症，此时宜以颈椎病论治。

（3）关于选取后溪穴的问题：后溪属于手太阳小肠经脉，按照循经选穴当取患侧的后溪，但临床我们更喜欢先针对侧，继针患侧，因为针刺后溪针感较强，当首先针刺对侧的后溪时病人会不自主地扭头关注，即刻可松解颈项部肌肉。这也许是古人"巨刺"理论的临床实践。

（四）注意事项

1. 选择舒适且益于健康的枕头，枕头不宜过高，高枕不一定无忧，建议使用专业的颈椎枕，注意避免不良的睡眠姿势。

2. 注意保暖，避免受凉。

二十、腰背肌筋膜炎

腰背肌筋膜炎是指腰背肌筋膜非特异性炎症，多数患者是由于脊柱疾患所致，其次为慢性损伤及致痛性炎症（包括风湿病、病灶性毒素或免疫性疾患）所致。本病的病名较为混乱，有肌筋膜纤维炎、肌纤维组织炎、肌硬结病、肌筋膜综合征等。

本病属中医学"痹证"范畴。中医学认为，久卧湿地，贪凉或劳累后复感寒邪，风寒湿邪侵入机体，寒凝血滞，使肌筋气血运行不畅，经络痹阻不通；或劳作过度，筋脉受损，气血阻滞脉络；或素体虚弱，气血不足，筋脉失荣，上述原因均可导致本病发生。

临床特点

本病多发生于潮湿寒冷环境下的野外工作者及腰背部长期超负荷劳动的人群。病毒感染、风湿病的肌肉变态反应及精神因素等都是该病的重要诱因。

干预与管理

（一）针灸治疗原则和特点

1. 针灸治疗原则 疏通筋脉，通络止痛。
2. 针具选择 锋勾针、浮针、火罐、火疗系列用具。

（二）治疗方案

分痛点广泛与痛点局限两种类型。

1. 痛点局限者

第一步：锋勾针治疗

操作方法：定点取穴（阿是穴），常规消毒，左手示指、中指绷紧所刺部位皮肤，右手持针迅速将针头刺入皮下，到达筋膜层，上下提动针柄，进行勾割 3～4 针，针下有松动感，即可出针。用棉球按压针孔。

第二步：拔罐治疗

操作方法：出针后，选取大小合适的火罐对锋勾针操作部位进行抽吸，留罐 5 分钟。

2. 痛点广泛者

（1）初诊：浮针治疗

第一步：定点消毒

操作方法：患者取俯卧位，在腰背部找取最痛点，在痛点周围选取进针点，小范围病痛则进针点近，大范围、多痛点的进针点远。然后由进针点的中心向四周进行常规消毒。

第二步：进针、运针

操作方法：进针时，右手持针，局部皮肤要松紧适度，前针体与皮肤呈15°～25°角，使用浮针进针器快速进针，针尖朝向压痛点；运针时，用右手，沿皮下向前推进。推进时稍稍提起，使针尖勿深入。运针时可见皮肤呈线状隆起。在整个运针过程中，右手感觉松软易进，病人不应产生酸胀麻等感觉，否则针刺太深或太浅。

第三步：扫散

操作方法：以进针点为支点，手握针座，使针尖做扇形运动。操作时以右手中指抵住患者皮肤，使针座微微脱离皮肤，医者稍稍平抬浮针，使埋藏于皮下的针体微微隆起皮肤。操作时要柔和，有节律，如果疼痛已经消失或不再减轻，则停止。然后抽出针芯，嘱其做直腰、弯腰的连续动作。扫散时间一般为2分钟，次数为200次左右。

第四步：留针

操作方法：留针时多用胶布贴敷，把软套管的针座固定于皮肤表面即可，为安全起见，进针点处可用消毒干棉球覆盖一薄层后用胶布贴敷。5～8小时后出针。

（2）复诊：火疗（于浮针治疗3天后进行）

操作方法：

第一步：准备工作：把酒精倒好，按照施术部位大小把塑料薄膜剪好，涂抹火龙液，把三块大毛巾叠好放在水中，其他三块干毛巾叠好待用。

第二步：体位：根据施术部位选择适当体位。

第三步：喷洒酒精：嘱患者躺好并且露出施术部位，可以把准备好的干毛巾盖于患者漏出的部位保护皮肤，选择一块大毛巾浸水拧微干并双层折好，紧贴皮肤铺好，根据毛巾薄厚铺两到三块，均匀喷洒酒精。

第四步：点火与扑火：使用点火器点火，火苗迅速沿着酒精喷洒部位燃烧，数秒后患者感觉到热用微干毛巾扑灭，反复几次点火扑灭后，到酒精烧得差不多时喷洒第二遍酒精，最后一次扑火后要把毛巾盖在患处。

第五步：涂火龙液：把毛巾取下后，将准备好的火龙液薄膜铺在患者火疗后的部位，盖好被子平躺30分钟。

（三）治疗心得

1. 治疗现状　关于本病的治疗，西医以镇痛抗炎为主，常用布洛芬等药物，但存在消化道症状及皮疹等不良反应。目前临床上以针灸为主、其他手段为辅的外治法逐渐成为主流，中药外用、拔罐、刮痧等疗法使用广泛。但方案不甚明确。

2. 临床体会

（1）关于方案的选用及疗程安排：临床所见本病初发者，痛点局限，则宜选用锋勾针、拔罐为宜，一般一次治愈。病程较长者，痛点广泛，虽经按摩、理疗等多种治疗均可获效，然容易反复发作，不易治愈。此时，宜选用浮针、火疗组合治疗为宜，一般每周行浮针1次，3天后火疗1次，为1个疗程，需要2~3个疗程。

南京符仲华教授对浮针疗法有深入见解，并广为推广。由于本病的炎症发生于肌筋膜，浮针直接作用于皮下浅层筋膜，大面积的激活、强化筋膜组织细胞，刺激筋膜周围神经末梢镇痛物质释放，解除血管痉挛，改善局部组织缺血缺氧状态，促进深层代谢产物的排出，从而较快地缓解疼痛。

（2）关于浮针操作中应注意的问题：操作时针尖要始终朝向痛点；针体要保持水平运动，不能过深或过浅，以无酸胀麻等感觉为宜；做扫散时，动作要轻柔；扫散完成后，患者在指导下做患处的自主活动；留针时间的长短要根据天气情况、病人的反应和病情的性质决定。

（3）关于操作中出血的问题：无论锋勾针还是浮针，如果出现皮下出血、小块青紫时，一般不必处理，可以自行消退，消除患者顾虑情绪及恐惧心理即可。若局部肿胀疼痛较剧，青紫面积大而影响到功能活动时，可先起针，做冷敷止血，24小时后，再做热敷或在局部轻轻揉按，以促使局部瘀血消散吸收。

（四）注意事项

1. 锋勾针治疗时应严格控制进针深度，尤其是背部，可以采用提捏进针操作，避免气胸发生。

2. 浮针疗法留针时间长，相对传统针刺疗法而言，较易感染。特别是对容易感染的患者，如糖尿病患者，当加倍小心，严格无菌操作，慎防感染。

3. 浮针留针期间，应注意针口密封和针体固定，嘱患者避免剧烈活动和洗澡，以免汗液和水进入机体引起感染。

二十一、肩关节周围炎

肩关节周围炎是一种肩周、肌腱、肌肉、滑囊以及关节囊等肩关节周围软组织所发生的无菌性炎症反应，以及上述炎症引起的广泛的粘连等病理变化，导致肩关节疼痛和功能障碍的疾病，简称肩周炎。

肩周炎属中医学"痹证"范畴，又称五十肩、冻结肩、漏肩风、肩痹等。本病是以肩长期固定疼痛，活动受限为主要表现的肢体痹病类疾病，其发病主要因年老体衰，肝肾不足、气血虚损，筋骨失于濡养，加之长期劳累以及肩部露卧受凉，寒凝筋膜而致，日久则筋脉粘连，不能活动。故气血虚损，血不荣筋为内因，风寒湿邪侵袭为外因。临床多见风寒湿痹、气血亏虚等证。具有多单侧发病，缓慢加重，经数月或更长时间可自行减轻以至痊愈的特点。病程数月至两年，一般不复发。

临床特点

肩周炎分为三期：粘连前期、粘连期、恢复期。

1. 粘连前期　主要表现为肩周部疼痛，夜间加重，甚至影响睡眠，肩关节功能活动正常或轻度受限。

2. 粘连期　肩痛较为减轻，但疼痛酸重不适，肩关节功能活动受限严重，各方向的活动范围明显缩小，甚至影响日常生活。

3. 恢复期　疼痛改善，肩关节功能活动改善。

干预与管理

（一）针灸治疗原则和特点

1. 针灸治疗原则　调和气血，除痹散瘀，通络止痛。
2. 针具选择　锃针、锋勾针、火罐、火针、毫针。

（二）治疗方案

1. 初诊

第一步：锃针定位，碘伏消毒

第二步：水针治疗

（1）取穴：取患侧肩前、天宗或局部阿是穴。

（2）操作方法：取维生素 B_{12} 注射液 1ml、2% 盐酸利多卡因注射液 4ml、醋酸曲安奈德注射液 20mg、0.9% 氯化钠注射液 3ml，共配成 10ml 混悬药液，针尖对准穴位迅速刺入，若回抽无血，再缓慢注射于痛点，每点注射 1ml。仅在急性期或者疼痛剧烈时使用一次。

第三步：锋勾针治疗

（1）取穴：同水针选取穴位。

（2）操作方法：左手示指、中指绷紧所刺部位皮肤，右手持针迅速将针头刺入皮下，到达治疗深度，上下提动针柄，进行勾割 3~4 针，针下有松动感，即可出针。用棉球按压针孔。

第四步：火罐治疗

操作方法：火罐吸拔于治疗部位，使之出血，留罐 5~10 分钟。

第五步：细火针治疗

（1）取穴：肩髃、臂臑、肩贞、臑俞。

（2）操作方法：选定腧穴，局部皮肤常规碘伏消毒后，先将细火针在酒精灯上烧 3~5 秒，烧至白亮为度，进行速刺法，浅刺不留针。

第六步：毫针、TDP 治疗。

（1）取穴

主穴：肩髎、曲垣、曲池、外关、臑会、阳陵泉、阿是穴。

配穴：风寒湿痹证：大椎、风门、肺俞；气血亏虚证：气海、关元、足三里；TDP 照射于患者患肩部位。

（2）操作方法：按照常规毫针针刺手法治疗。

2. 次诊（于初诊三天后进行）

第一步：火针治疗

（1）取穴：肩髃、臂臑、肩贞、臑俞（错开初诊针眼部位）。

（2）操作方法：同初诊。

第二步：毫针、TDP 治疗（取穴与操作皆同初诊）

（三）治疗心得

1. 针灸治疗现状　现行教材以及各种专业著作介绍肩周炎的针灸治疗，无论是取穴还是针刺方法，均较为繁乱，与临床应用偏差较大。根据文献分析，对肩周炎的非药物疗法主要有毫针刺激、穴位封闭、推拿、电针、穴位埋线、拔罐、小针刀等，其中以毫针疗法为多，综合分析这些治疗手段，主要存在以下不足：①治疗方法繁杂，临床取穴多，疗程长，见效慢；②治疗手法单一，复发率高；③操作步骤不清晰，不便学者掌握应用。

2. 临床体会

（1）关于锋勾针痛点选取的问题：找准压痛点是治疗本病的关键，但不拘泥于肩前等穴。应结合解剖部位更容易掌握，常见的痛点有喙突、大结节、小结节、结节间沟、肩峰下、肩胛骨上角与内外缘等。

（2）关于疗效评价及疗程安排：本方案结合了传统毫针、新九针的锋勾针、火针等疗法，穴位精选，方案明了，近、远期效果均著，临床便于推广。有的第一次治疗后当晚便可痛止，一周即可治愈，且无需服药。一般每周2次治疗，其中锋勾针、拔罐1次，余法2次，为1个疗程，需要2～3个疗程。

（3）关于水针的应用问题：本方案水针主要具有营养神经、麻醉、消炎等作用，有西医的封闭效应。但仅对于初发疼痛剧烈，或惧怕锋勾针疼痛者，于第一次治疗时应用，因为频繁使用会使局部肌肉出现不同程度的萎缩现象。

（4）在针具选择方面，如果痛点广泛，锋勾针也可以由针刀代替。

（5）在肩周炎早期，病人会有肩关节发凉感，此时在发凉部位行火针治疗可及时有效的避免肩周炎的继续发展。

（6）粘连期患者治疗中应配合功能锻炼，做"爬墙、梳头、画圈"等动作，防止肩关节周围软组织再次粘连，影响恢复。

（四）注意事项

1. 肩前穴行锋勾针及火针治疗时要注意针刺方向，一般要到达肌腱附着点施治，避免引起气胸。

2. 在追访中发现，很多肩周炎患者有偏侧卧位的习惯，而患侧恰是卧侧，考虑与长期局部受压，气血不通有关。故建议平素避免长久偏侧而卧。

二十二、肘劳

肘劳主要为慢性劳损，前臂在反复的拧、拉、旋转等动作时，可使肘部的筋脉慢性损伤，迁延日久，气血阻滞，脉络不通，不通则痛。

肱骨外上髁炎、肱骨内上髁炎和尺骨鹰嘴滑囊炎均属中医学"肘劳"范畴。肱骨外上髁炎俗称为"网球肘"，是肱骨外上髁处附着的前臂伸肌群，特别是桡侧伸腕肌起点反复牵拉而产生的损伤性炎症。肱骨内上髁炎是肱骨内上髁处附着的前臂腕屈肌腱的慢性损伤性肌筋膜炎，又称"高尔夫球肘"。尺骨鹰嘴滑囊炎是尺骨鹰嘴处附着肌腱的慢性劳损，又称"矿工肘""学生肘"，常见于足球守门员、棒垒球、体操、足球、摔跤、举重、投掷等运动员。肱骨外上髁炎在临床中多见，一般起病缓慢，常反复发作，无明显外伤史，多见于从事旋转前臂、屈伸肘关节和肘部长期受震荡的劳动者，如网球、羽毛球、乒乓球运动员及木工、钳工、矿工等。

临床特点

1. 肱骨外上髁炎　表现为肘外侧疼痛，局部有明显的固定压痛点，以肱骨外上髁局限性慢性酸痛为主要症状，在旋转、背伸、提拉、端、推等动作时更为剧烈，如拧衣、扫地、端茶壶、倒水等，同时沿前臂伸肌向下放射；有的可反复发作，前臂旋转及握物无力，局部可微肿胀。

2. 肱骨内上髁炎　表现为肱骨内上髁处及其附近疼痛，局部有明显的固定压痛点，尤其是前臂旋前、主动屈腕关节时，疼痛加剧，可放射到前臂掌侧，屈腕无力。

3. 尺骨鹰嘴滑囊炎　急性损伤者尺骨鹰嘴局部红肿、疼痛，按之剧痛，皮温稍高。囊内抽出液体多为血性。若损伤合并感染，则局部红肿热痛明显，同时可伴有全身症状，囊内抽出液体可为脓血性。

慢性损伤者尺骨鹰嘴部位肿物渐起，呈现圆形或椭圆形肿胀，大小不等，小者直径为 1～2cm，大者有 5～6cm，肿块可以活动，质软，有轻度波动感，伴压痛，皮色不红。囊内抽出液体为无色清亮黏液。患肢无力，屈肘轻度受限。

干预与管理

（一）针灸治疗原则和特点

1. 针灸治疗原则　舒筋通络止痛。
2. 针具选择　锟针、锋勾针、抽气罐、火针、毫针。

（二）治疗方案

1. 初诊

第一步：水针、锋勾针治疗

（1）锟针定点、碘伏消毒：阿是穴。

肘外侧常见压痛点，多在肱骨外上髁、外上髁嵴、肱骨小头下缘前面、肱桡关节背侧、肱桡关节隙外侧、桡骨小头、桡骨环状韧带和肱骨外缘肘屈侧关节囊附着处。

肘内侧压痛点多在肱骨内上髁处、尺侧腕屈肌及指浅屈肌。

尺骨鹰嘴滑囊炎表现为尺骨鹰嘴部不同程度的压痛和肘后方的肿物。

（2）操作方法：常规消毒后，先注射水针，取维生素 B_{12} 注射液 1ml、2% 盐酸利多卡因注射液 4ml、醋酸曲安奈德注射液 20mg、0.9% 氯化钠注射液 3ml，共配成 10ml 混悬药液，针尖对准穴位迅速刺入，若回抽无血，再缓慢注射，每点注射 1ml。继而以锋勾针勾割松解，操作时左手示指、中指绷紧所刺部位皮肤，右手持针迅速将针头刺入皮下（刺入时针尖与皮肤垂直）；针头刺入后将皮下纤维挑起，上下提动针柄，进行勾割（一般勾割 3~4 针），此时可听到勾割皮下纤维声，勾割完毕，即可出针（出针时应将针体恢复到进针时的角度，使针尖部分顺针孔而出，这样可减少皮损）。

（3）拔罐：用抽气罐拔罐 5~10 分钟。

第二步：毫针治疗

（1）取穴

主穴：局部围刺。

配穴：肱骨外上髁炎：选取手阳明大肠经穴，肘髎、曲池、手三里、手五里、阳溪。肱骨内上髁炎：选取手太阳小肠经穴，支正、养老。尺骨鹰嘴滑囊炎：选取手少阳三焦经穴，天井、外关、臑会。

（2）操作方法：痛点周围用 1.5 寸毫针斜刺向病所（避开锋勾针操作部位），针尖直达骨面，深刺到基底部并采用滞针手法，以患者自觉酸胀感为度（注意不可刺到骨间神经束），并配合循经取穴施以提插捻转，留针 30 分钟。（图下篇 -22-1）

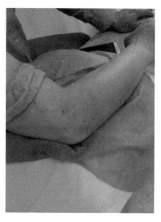

图下篇 -22-1　毫针治疗

第三步：TDP 治疗

操作方法：特定电磁波谱（TDP）治疗仪照射肘部，至皮肤潮红为度。

2. 复诊（于初诊 3 天后进行）

第一步：细火针治疗

（1）取穴：阿是穴。

（2）操作方法：选定腧穴后，碘伏棉球常规消毒，酒精灯烧细火针至白亮，迅速刺入不留针，棉球按压。与锋勾针可交替使用。

第二步：毫针治疗

同初诊。

第三步：TDP 治疗

同初诊。

（三）治疗心得

1. 治疗现状　肱骨内、外上髁炎和尺骨鹰嘴滑囊炎都与前臂猛烈的屈伸动作或外力碰撞造成肘部急性损伤和前臂肌群长期劳作处于紧张状态造成的慢性损伤有关。对于此病的治疗，一般在急性期要求休息、制动、口服镇痛药，疗效欠佳或病情迁延不愈者，会选择局部阻滞治疗，即在痛点处注射长效皮质类固醇激素，短期内会有不同程度的缓解，有的可治愈，但部分患者疗效维持时间短，在药物半衰期过后，症状恢复如前，甚至加重，不能保证疗效。反复使用还有局部肌肉萎缩现象。

2. 临床体会

（1）关于网球肘命名的问题：网球肘是肘部最常见的伤病，把他等同于肱骨外上髁炎是不确切的，只是由于在网球和羽毛球、乒乓球运动员中发病率比较高。事实上，瓦工、木工、家庭主妇及其他需要频繁屈伸手和腕的工种职业，更容易发生该病。

（2）关于辨证分型问题：对于本病中医的辨证分型并不符合临床实际，应该以经络辨证、经筋辨证为主。

（3）组合疗法的优势：锋勾针直捣病巢，通过强刺激通经止痛效速，有效改善局部代谢，拔罐可以起到内引流的作用，进一步改善局部循环；火针温热刺激激发经气、温通经脉、驱散寒邪，伴有局部肿胀时加用中粗火针泻邪消肿，散瘀止痛；毫针在压痛点采用滞针手法加强针感，配合经络远端取穴舒经活络，缓急止痛。TDP进一步促进局部血液循环、缓解肌肉痉挛。

（4）关于疗程安排：对于疼痛程度较轻的患者，多数可一次治愈。而大多数患者2~3次即可治愈。一般1周治疗2次，1周为1个疗程，最多治疗3个疗程。

（5）关于原发与继发性的问题：临床中发现有部分患者，经各种疗法均效果不显，甚者加重，这是因为忽视鉴别该病的原发与继发问题。

肱骨外上髁处附着的手伸肌及肱桡肌都是由桡神经支配，桡神经又起源于C5和C6脊神经的臂丛后束和上干，附着于肱骨内侧髁的旋前圆肌、桡侧腕屈肌、掌长肌都是由C6~C7发出的正中神经支配，指浅屈肌由C6~T1发出的正中神经支配，附着于尺骨鹰嘴的肱三头肌内侧头和长头也由C5~T1发出的桡神经支配。由此发现，这类肌肉的神经支配主要来源于中下颈断，当支配此肌群的神经受到长期刺激或压迫时，受支配的肌肉会出现慢性痉挛，当长期处于这种状况时，可以导致其间的血管受到挤压，血液运行出现障碍，肌群营养降低，肌肉的弹性降低，肌腱和筋膜同样因为营养物质的减少而出现强度降低，加重损伤。所以，针对这种继发性肱骨外上髁炎，首先应该处理原发病，解除支配此肌群的神经刺激病因。所以治疗颈周肌群及肩周肌群，祛除局部的高张力及压力，从而解除肱骨内外上髁及尺骨鹰嘴的拉力，患者疼痛就会缓解或消失。此时可参照颈椎病的治疗方案。此可谓"从颈治肘"。

（6）关于"水针"治疗问题：临床中发现来就诊的患者已经多次行水针"封闭"治疗，造成局部肌肉呈现不同程度的萎缩和钙化，对于此类病人，应减少封闭治疗。但初诊患者一般仍需加用水针封闭疗法，一般只用 1 次。

（四）注意事项

1. 治疗期间应避免肘部过度用力，慢性发病者可适当活动，有利于康复；但急性发作者应绝对避免肘关节活动。

2. 注意局部保暖，免受风寒。

3. 本病与劳动姿势和习惯有关，容易复发，应嘱咐患者劳作前，进行功能锻炼准备，每天主动进行握拳、屈肘、旋前、用力伸直出拳等锻炼。避免用力过猛和连续工作时间过长。

二十三、强直性脊柱炎

强直性脊柱炎是一种病因未明的慢性进行性疾病，主要侵犯骶髂关节、脊柱骨突、脊柱旁软组织及外周关节，并可伴发关节外表现，严重者可发生脊柱畸形和关节强直。本病好发于青壮年，男性多于女性，女性发病较缓慢且病情较轻，男女比例约为 5 : 1，有明显家族史，父系较多。发病年龄通常在 13～31 岁，高峰为 20～30 岁。40 岁以后及 8 岁以前发病者少见。

强直性脊柱炎属于中医学"骨痹""肾痹"范畴，又称为"大偻"。中医学认为本病与机体肾虚督空、感受风寒湿邪等六淫邪气有关，肾主骨生髓，先天禀赋不足，肝肾亏虚，肾气不足，导致无以温煦和濡养，肾虚督空，卫气不固，易感外邪，寒邪留滞足太阳膀胱经脉、督脉，致经脉痹阻，气血运行不畅，而致本病，故多属寒证、虚实夹杂、本虚标实之证。临床常见肾虚督寒、肾虚湿热等证。

临床特点

本病起病隐袭，患者逐渐出现臀髋部或腰背部疼痛或晨僵，半夜痛醒，翻身困难，晨起或久坐起立时腰部发僵明显，但活动后减轻。部分患者臀部钝痛或骶髂部剧痛，偶尔向周边放射。咳嗽、打喷嚏、突然扭动腰部疼痛可加重。疾病早期臀部疼痛多为一侧呈间断性或交替性疼痛，数月后疼痛多为双侧呈持续性。多数患者病情进展由骶髂关节向腰椎、胸颈椎部发展，则出现相应部位疼痛、活动受限或脊柱畸形。晚期可形成脊柱部分或全部"竹节"样变，导致脊柱强直或"驼背"畸形。

24%～75%的强直性脊柱炎患者在病初或病程中出现外周关节病变，其中膝、踝和肩关节居多，肘及手、足小关节偶有受累。外周关节病变多为非对称性，常只累及少数关节或单关节，下肢大关节的关节炎为本病外周关节炎的特征之一。髋关节和膝及其他关节的关节炎或关节痛多出现在发病早期，较少或几乎不引起关节破坏和残疾。髋关节受累占38%～66%，表现为局部疼痛，活动受限，屈曲挛缩及关节强直，其中大多数为双侧，而且94%的髋部症状发生在发病后前5年内。发病年龄小及以外周关节起病者易发生髋关节病变。

干预与管理

（一）针灸治疗原则和特点

1. 针灸治疗原则　补肾通督、祛邪通络止痛。
2. 针具选择　磁圆梅针、细火针、针刀（4号0.6mm）、毫针、通督灸。

（二）治疗方案

1. 初诊

第一步：磁圆梅针治疗

操作方法：中、重度手法叩刺督脉（大椎 - 腰阳关）及足太阳膀胱经背部双侧四条侧线3～5次，以皮肤潮红为度。

第二步：针刀治疗

（1）取穴：双侧足太阳膀胱经背部四条侧线（胸1～腰5）

（2）操作方法：从胸1～腰5，每次选取3～5个椎节段背部膀胱经腧穴（约12～20个点，依病人耐受性酌情选取），常规消毒后，以针刀（4号0.6mm）快速破皮，进针后缓慢推移寻找病变组织松解减压，注意针刀进针深度，突破即可起针，以免刺入胸腔。

第三步：火针治疗（避开针刀疗法所选脊椎节段）

（1）取穴：胸1至骶1夹脊穴。

（2）操作方法：碘伏棉球常规消毒，酒精灯烧细火针至白亮，取患者第一胸椎以下华佗夹脊穴，左右交叉选穴，盘龙针刺（华佗夹脊穴的一种刺法，沿脊柱取华佗夹脊穴从上向下左右交叉取穴，如第一胸椎左侧夹脊，后取第二胸椎右侧夹脊，左右交替，因其状如龙盘于柱故得盘龙针刺法），同一椎体节段，刺左不刺右，刺右不刺左。疾刺并迅速拔出后碘伏棉球按压针眼。

第四步：毫针治疗（避开针刀疗法所选椎节段）

（1）取穴

主穴：胸 1 至骶 1 夹脊穴（取火针选穴对侧）。

配穴：肾虚督寒型加关元、气海、足三里；肾虚湿热型加关元、气海、曲池、阴陵泉。

（2）操作方法：酒精棉球常规消毒，主穴取火针选穴的对侧穴位，左右交叉选穴，盘龙针刺行捻转补法，配穴常规针刺。

第五步：TDP 治疗

（1）部位：患者背部。

（2）操作方法：毫针针刺同时后背部照射 30 分钟。

2. 复诊（于初诊 3 天后进行）

第一步：磁圆梅针治疗（同初诊）

第二步：铺灸（通督灸）治疗

（1）取穴：督脉（大椎穴 - 腰俞穴）。

（2）操作方法：采用铺灸法，让患者俯卧床上裸露背部，在督脉所取穴处做常规消毒，涂上蒜汁，在脊柱正中线上撒上丁麝粉，并在脊柱自大椎穴至腰俞穴处铺 2 寸宽 5 分厚的姜泥一条，然后在姜泥上铺成如乌梢蛇脊背的长蛇形艾炷一条。点燃头身尾让其自然烧灼，燃尽后再继续铺艾炷施灸，一般灸 2 ~ 3 壮为宜，灸毕移去姜泥，用湿热毛巾轻轻揩干。

（三）治疗心得

1. 治疗现状 强直性脊柱炎目前无论中医、西医均尚无确切有效治疗方法，西医首选激素类、非甾体类药物为主，但效果不稳定且副作用明显。针灸治疗本病，报道方法有刺血、小针刀、火针、埋线、巨针、蜂针、挑针等，在改善症状、阻止和逆转病情方面有一定疗效，但部分患者病情反复持续进展。

2. 临床体会

（1）本方案优势：根据《内经》中"病有浮沉，刺有浅深，各至其理，无过其道"的原则，针灸治疗本病要强调大剂量。针对如今针刺刺激量不足，针刀对病变组织的强刺激可显著改善病变关节周围的血液循环，促使堵塞的毛细血管小通道再次开放，增加循环血量，促进致痛物质的排泄，改善病变组织的营养，有利于促进炎症组织的吸收，达到缓解疼痛、增强关节活动的目的。

（2）关于配合激素的问题：我们认为强直性脊柱炎患者病变局部部分小毛细血管堵塞，循环较差，肌肉营养障碍，不建议使用激素，患者疼痛难忍或耐受能力较差者，可酌情少量使用。

（3）关于疗程的安排：每周治疗 2 次，以针刀做完 1 个循环（胸 1 ~ 腰 5），大约 10 天为 1 个疗程，每疗程间隔 3 ~ 6 日，连续治疗 2 ~ 3 个月为宜。

（四）注意事项

1. 注重早期诊断，由于本病化验确诊有一定假阴性，所以反复出现腰背痛、晨僵症状的患者应尽早诊断治疗，以避免误诊误治给患者带来不必要的痛苦和损失。

2. 治疗本病需病人配合，要持之以恒，坚持不懈，日久方见其功。

二十四、腰椎间盘突出症

腰椎间盘突出症主要是劳损引起的脊柱内外平衡失调而造成纤维环的破裂，髓核组织突出后压迫和刺激脊神经根或马尾神经引起腰痛、下肢放射痛、下肢感觉及运动功能减弱等一系列症状和体征，是临床上常见病、多发病之一。本病又称腰椎间盘纤维环破裂症。多发于青壮年，男性多于女性。以腰 4 ~ 5、腰 5 ~ 骶 1 发病率最高，约占 95%。

本病属于中医学"腰痛""腰腿痛"的范畴。中医认为腰腿痛是肾气虚伤，风寒湿邪乘虚而入，结于筋脉肌骨之间，加之伤劳过度，扭闪挫跌，复致筋脉受损瘀阻经络，不通为痛，故见腰痛如折，转摇不能，腰腿酸麻拘急，往往迁延难愈。因此，外伤及风寒湿邪是导致腰椎间盘突出症的外因，肾虚是腰椎间盘突出症的内因。临床常见寒湿腰痛、瘀血腰痛、肾虚腰痛等证。

临床特点

1. 腰痛　腰痛是腰椎间盘突出症最早出现的症状，而且是多见的症状，发生率约 91%，疼痛性质一般为钝痛、放射痛或刺痛。

2. 坐骨神经痛　腰椎间盘突出症绝大多数病人发生在 L_4/L_5、L_5/S_1 间隙，故容易引起坐骨神经痛，发生率达 97%。疼痛多是放射性痛，由臀部、大腿后侧、小腿外侧到足跟部或足背部。

3. 腹股沟区或大腿内侧痛　高位的腰椎间盘突出症，突出的椎间盘可压迫 L_1、L_2 和 L_3 神经根，出现相应的神经根支配的腹股沟区疼痛或大腿内侧疼痛。

4. 马尾神经综合征　向正后方突出的髓核、游离的椎间盘组织可压迫马尾神经出现大小便障碍、鞍区感觉异常。多表现为急性尿潴留和排便不能自控。

5. 尾骨疼痛　腰椎间盘突出症的临床症状可出现尾骨疼痛。原因是突出的椎间盘组织移入骶管刺激腰骶神经丛。

6. 感觉障碍　起初多表现为皮肤感觉过敏，渐而出现麻木、刺痛及感觉减退。但如果马尾神经受累，则感觉障碍范围较广泛。

7. 肌力下降　出现肌力下降。腰 5 神经根受累时，踝及趾背伸力下降；骶 1 神经根受累时，趾及足跖屈力下降。

干预与管理

（一）针灸治疗原则和特点

1. 针灸治疗原则　调和气血，通络止痛。
2. 针具选择　磁圆梅针、针刀（3 号 0.8mm）、火针、火罐、毫针。

（二）治疗方案

1. 初诊

第一步：磁圆梅针治疗

操作方法：磁圆梅针中度手法叩刺腰腿部督脉、足太阳膀胱经、足少阳胆经，叩至皮肤潮红为度。

第二步：水针、针刀治疗

（1）锟针定点、常规消毒：L_2/L_3 横突外缘、髂后上棘外侧内缘、$L_4 \sim L_5$、$L_5 \sim S_1$ 棘间。

（2）操作方法：水针仅在急性期或者疼痛剧烈时使用一次（同颈椎病治疗）。患者俯卧，术者以针刀（3 号 0.8mm）快破皮、慢进针抵达腰椎横突外缘、髂后上棘外侧内缘周围痛点、高张力点进行切割松解，棘间松解时注意深度，以免穿过硬脊膜，造成脑脊液外漏。

（3）拔火罐：针刀松解后拔火罐 5 ~ 10 分钟。

第三步：毫针治疗

（1）取穴

主穴：秩边、命门、肾俞（双）、志室（双）、大肠俞（双）、腰眼（双）、委中（双）。

配穴：寒湿腰痛证：风市、昆仑；瘀血腰痛证：膈俞、三阴交；肾虚腰痛证：肝俞、太溪。

（2）操作方法：3 ~ 4 寸毫针强刺激患侧大肠俞、秩边穴，使针感传到下肢或脚尖，余穴常规针刺，留针 30 分钟。所选穴位一定要避开针刀的针眼，不可重复刺激。

第四步：TDP 治疗

操作方法：特定电磁波谱（TDP）治疗仪照射腰骶部，至皮肤潮红为度。

2. 复诊（于初诊 3 天后进行）

第一步：磁圆梅针治疗

操作方法：同初诊。

第二步：火针治疗

（1）主穴：命门、气海俞（双）、腰眼。

（2）操作方法：针刺前穴位局部皮肤碘伏消毒，以细火针速刺不留针。

第三步：毫针治疗（同初诊）

第四步：TDP 治疗（同初诊）

（三）治疗心得

1. 治疗现状　腰突症临床十分常见，目前的诊断主要依赖影像学检查，按病理特征分为轻度膨出、突出、脱出 3 型。膨出型症状较轻；突出型疼痛较重，下肢症状明显；完全脱出者病情最重，多数病人不能活动。西医治疗多数要求手术，保守治疗只强调理疗，必要时配合脱水药、改善循环的药物静脉输注。中医治疗辨证分型很细，但效果不稳定。针灸治疗辨证归经很规范，但由于多只局限在毫针治疗，方法单一，疗程较长，因而效果也不甚理想。因此，探讨符合临床实际的合理方案，势在必行。

2. 临床体会

（1）关于本病的病理认识问题：长期以来，西医学一直认为本病是腰椎间盘变性、纤维环破裂、髓核突出刺激或压迫脊髓或神经根所表现的一种综合征。即椎间盘的突出是原因，压迫神经是结果！我们通过临床实践观察，发现这个因果关系不符合临床实际。我们认为椎间盘突出无论直接或间接压迫脊髓或脊神经根，都是结果，而真正的原因都是肌群的失调引起软组织变性痉挛，牵拉刺激椎体移位，从而导致腰椎间盘变性、纤维环破裂、髓核突出刺激或压迫神经根。因此治疗当以解除软组织的变性痉挛为主，一旦缓解了这些肌群的痉挛，神经压迫的病理结果自然得到缓解甚至解除。

（2）关于就诊人群的选择问题：临床中病人无论何种体态，可独立行走就诊者均可采用本方案诊治，疗效肯定。如果病人确实由于椎间盘突出直接压迫神经或脊髓，根本无法站立，这自然属于手术适应证。传统的西医学也认为真正椎间盘突出直接压迫脊髓或脊神经根的患者，只占到 2.5% 左右。

（3）关于治疗重点：腰部变性痉挛的肌群中，以腰方肌的损伤最为常见，也最容易被忽视，所以我们治疗中常选择腰方肌损伤中张力最高、病变最重部位，常以 L_2/L_3 横突外缘、髂后上棘外侧内缘为治疗重点。而这些点恰好与肾俞、气海俞、腰眼等穴位吻合或接近，临床应以痛点为准。

（4）关于腰痛部位的问题：我们观察所见，常见 $L_4 \sim L_5$、$L_5 \sim S_1$ 棘间压痛明显者，往往伴有上胸段竖脊肌或胸腰结合段压痛，这些点恰位于经络理论的膀胱经线上，这时可做相应穴位点的松解减压治疗，属于循经治疗范畴。

（5）若合并臀部压痛伴下肢疼痛者，治疗可参照梨状肌篇。

（6）腘窝有静脉曲张者，行三棱针局部刺络放血，可加强疗效。属于循经远部选穴，祛瘀活络。

（7）关于配合西药和拔罐的问题：对于急性或严重腰椎间盘突出症的患者，尽管不是直接压迫，但局部水肿渗出明显，针刀治疗后，可能加重局部水肿，可配合脱水、改善循环的药物静脉给药，连续 5 天。我们体会，如能在针刀松解后，即刻进行拔罐令其出血，可起到内引流作用，有效减轻局部水肿，多数患者可省去输液治疗。罐具的选择，可根据针眼的位置配合使用玻璃火罐和抽气罐，尽量每个针眼都留罐 5 ~ 10 分钟。

（8）关于疗程安排：一周治疗 2 次，为 1 个疗程，连续 2 ~ 3 个疗程，多数患者首次治疗后即可明显减轻，但仍需巩固治疗 3 ~ 4 次，以加强疗效。

（四）注意事项

1. 嘱患者避免负重和剧烈劳动，弯腰不宜过快。
2. 局部注意保暖，坚持睡硬板床，以巩固疗效。
3. 病情特别严重者必要时建议手术治疗。

二十五、急性腰扭伤

急性腰扭伤是腰部肌肉、筋膜、韧带和关节（包括椎间关节突关节、腰骶关节和骶髂关节）的急性损伤，俗称"闪腰""岔气"，多在体位不当、腰部运动不协调的情况下发生，以青壮年和体力劳动者多见，中年以后则以脑力劳动者多见。多有明显扭腰或闪腰的外伤史。腰部疼痛或剧痛，当咳嗽、深呼吸时加重，活动不便，呈持续性疼痛，部位较固定。来诊的患者常以一手或双手撑持腰部，迈步短小、步履迟缓，腰部活动受限。有的患者可在受伤时听到或感到腰椎错动时出现的弹响声。

本病属中医"跌仆""闪挫"的范畴。剧烈运动或负重持重时姿势不当，或不慎跌仆、牵拉和过度扭转等原因，引起某一部位的皮肉筋脉受损，以致经络不通，经气运行受阻，瘀血壅滞局部而成。临床常见督脉型、膀胱经型、少阳经型等证。

干预与管理

（一）针灸治疗原则和特点

1. 针灸治疗原则　行气活血，通络止痛。
2. 针具选择　毫针、艾条。

（二）治疗方案

第一步：毫针治疗

选穴：督脉型：人中；膀胱经型：后溪；少阳经型：腰痛点。

操作方法：以上取穴均采用运动针法操作，进针得气后行提插捻转泻法，并嘱患者活动腰部（前屈、后伸、左右旋转），每10分钟行针1次，共操作3次。

第二步：火针

选穴：阿是穴

操作方法：细火针速刺。

第三步：艾灸/TDP照射治疗

操作方法：病人取俯卧位，用艾条悬灸患处，或用TDP治疗仪照射患处。

（三）治疗心得

1. 治疗现状　急性腰扭伤是临床常见病，目前西医无特效手段，主要以休息、理疗为主。中医治疗多采用外敷跌打损伤类膏药为主，有一定效果，但疗效缓慢。针灸类教材介绍的方法以毫针为主，但方案不甚明确。针灸类文献报道颇多，但大多为经验介绍，未进行规范。

2. 治疗体会

（1）此病务须诊断明确方可治疗，如伴有臀部及下肢放射痛，则考虑是腰椎间盘突出症急性发作，参照腰椎间盘突出症一节治疗。对于后关节紊乱导致滑膜嵌顿而引起的急性腰部疼痛，则需手法整复，恢复小关节的生理位置，解除对神经和滑膜等组织的卡压，疼痛自然消除。对于辨证归经不明显者，可同时取两经的选穴针刺治疗。

（2）关于疗效评价及疗程安排：本方案治疗简单明了，效果肯定，大部分患者在第一步毫针治疗后就疼痛大减、随意运动恢复，则无需第二、三步治疗。一般 1~2 次治疗即愈。

（3）关于配合委中穴的问题：一般只需局部治疗即可，若针后仍有腰部不适者，可采用三棱针于同侧委中穴刺络放血，以加强疗效。

（4）关于配合针刀或锋勾针的问题：经上述治疗效果仍不佳的患者，可在背部 $T_{5~6}$、$T_{11~12}$ 两侧竖直肌探寻局部压痛点，往往有 1~2 处明显压痛点，给予锋勾针或针刀、拔罐治疗。

（四）注意事项

1. 急性腰扭伤应立即进行积极治疗以求彻底治愈，否则有可能转为慢性腰痛。

2. 扭伤后最好卧床休息，不可提抬重物。

3. 嘱患者平素掌握正确的劳动姿势，加强劳动保护，在做扛、抬、搬、提等重体力劳动时应使用护腰带，以协助稳定腰部脊柱，增强腹压，增强肌肉工作效能。

二十六、腰三横突综合征

第三腰椎是腰椎活动的中心，横突最长，其尖端易受外力影响出现损伤，如因急慢性损伤出现腰痛及下肢疼痛、腰部活动障碍等症状，称为第三腰椎横突综合征。腰肌劳损患者中，表现为第三腰椎横突综合征者较多见。本病多见于从事体力劳动的青壮年。

腰三横突综合征属于中医"腰痛"范畴。临床常见寒湿腰痛、瘀血腰痛、肾虚腰痛等证。

临床特点

1. 腰三横突综合征病程长，劳累、运动或长期固定体位工作常易反复发作。

2. 损伤后附着于腰三横突周围的软组织常易发生撕裂、出血、组织渗出、水肿等改变。而腰方肌损伤和腰三横突综合征关系密切，其大体解剖范围：上缘附着于第 12 肋内半侧，下缘附着于髂嵴最高点的近脊柱缘，内侧附着于 $L_1~L_5$ 横突尖上缘。

3. 第 3 腰椎位于腰椎生理前突的顶点，L_3 横突最长，所受的杠杆力最大，表现为伸屈、旋转或侧屈活动时疼痛明显。

4. 临床查体中，单侧发病的腰三横突综合征患者，由于腰部肌肉挛缩，尤其是腰方肌损伤，患侧下肢较另一侧短缩。

5. 腰三横突综合征患者多在晨起时发生腰痛，站起后疼痛缓解；单侧腰痛患者在咳嗽和打喷嚏时较为明显。患者除腰部疼痛外，往往感觉疼痛不适部位牵涉患侧髂外三肌、髂胫束、膝关节和小腿部。多在弯腰 20°～30°时疼痛加重，继续弯腰，疼痛缓解。

干预与管理

（一）针灸治疗原则和特点

1. 针灸治疗原则　调和气血，通络止痛。

2. 针具选择　针刀（3 号 0.8mm）、火针、毫针、火罐。

（二）治疗方案

1. 初诊

第一步：水针、针刀治疗

（1）锟针定点、常规消毒：腰三横突（患侧）。

（2）操作方法：水针仅在急性期或疼痛剧烈时使用一次（同颈椎病篇）。患者俯卧，术者以针刀（3 号 0.8mm）快速破皮、慢进针抵达 L_3 横突外缘、高张力点进行肌肉、肌筋膜切割松解减压。

（3）拔罐：针刀后局部拔罐 5～10 分钟。

第二步：毫针治疗

（1）取穴

主穴：肾俞、志室、大肠俞、腰眼、委中。

配穴：寒湿腰痛证：风市、昆仑；瘀血腰痛证：膈俞、三阴交；肾虚腰痛证：肝俞、太溪。

（2）操作方法：常规针刺，留针 30 分钟。所选穴位一定要错开针刀的针眼，不可重复刺激。

第三步：TDP 治疗

操作方法：特定电磁波谱（TDP）治疗仪照射腰骶部，至皮肤潮红为度。

2. 复诊（于初诊 3 天后进行）

第一步：火针治疗

（1）主穴：肾俞（双）、气海俞（双）。

（2）操作方法：针刺前穴位局部皮肤碘伏消毒，以细火针速刺不留针。

第二步：毫针治疗（同初诊，避开火针的针眼，避免重复刺激）

第三步：TDP 治疗（同初诊）

（三）治疗心得

1. 治疗现状　西医治疗主要是减轻负重、注意休息、对症止痛、理疗辅助。针灸教材没有对腰三横突综合征给出具体方案，而是根据辨证分型笼统归于腰痛，进行毫针治疗，缺乏对疾病解剖上的认识，容易造成疾病迁延日久，反复慢性发作。因此，深入认识腰三横突的解剖关系，提出有针对性的治疗方案很有必要。

2. 临床体会

（1）关于腰三横突综合征的诊断问题：因第三腰椎横突最长，临证时，首先要结合疼痛部位触诊做出明确的诊断，同时结合腰椎 CT 或 MRI 影像学检查排除腰椎间盘突出症的可能性。另外，我们在临床特点中提到，腰三横突综合征的发病和腰方肌损伤关系密切，因而患者往往表现出多种腰方肌受累的症状，如晨起、咳嗽及打喷嚏时疼痛明显等，这些都有助于临床明确诊断。只有诊断清楚，我们才能直达病所，取得较好疗效，否则局部长时间炎症易形成粘连病变，卡压脊神经后支的外侧支，造成慢性疼痛。

（2）关于在临床查体中应注意的问题：由于腰三横突软组织发生充血、组织渗出及水肿等变化，查体中往往通过视诊及触诊即能观察患侧表现为高张力现象，同时由于腰方肌损伤后肌肉挛缩、牵拉，造成患侧下肢短缩于健侧。

（3）若合并臀部压痛伴下肢疼痛者，治疗可参照梨状肌综合征篇。

（4）腘窝有静脉曲张者，行三棱针局部刺络放血，可加强疗效。属于循经远部选穴，祛瘀活络。

（5）关于疗程：1 周治疗 2 次，为 1 个疗程，连续 2～3 个疗程。多数患者首次治疗后即可明显减轻，但仍需巩固治疗 3～4 次，以加强疗效。

（四）注意事项

患者在治疗期间及治疗后应注意休息、保暖，避免劳累和剧烈活动，睡觉时卧硬板床为宜。

二十七、梨状肌综合征

梨状肌综合征是坐骨神经（坐骨神经从梨状肌下缘穿出）在臀部受到卡压的一种综合征。多因臀部外伤出血、粘连、瘢痕形成；注射药物使梨状肌变性、纤维挛缩；髋臼后上部骨折移位、骨痂过大使坐骨神经在梨状肌处受压；间接外伤、局部肌肉肿胀等压迫或者梨状肌本身变异导致梨状肌营养障碍及局部血液循环障碍，出现弥漫性水肿、肌腹痉挛卡压坐骨神经而发病。此外，少数病人因坐骨神经出骨盆时行径变异，穿行于梨状肌内，当髋外旋时肌强力收缩使坐骨神经受到过大压力，长此以久也是一种慢性致伤因素。

梨状肌综合征属于中医学"痹证"范畴，因猝然外伤致局部气血瘀滞，或因肝肾不足，复感风寒湿邪，经络瘀滞，气血运行受阻而引发本病。临床常见气滞血瘀、风寒湿痹、湿热痹阻、肝肾亏虚等证。

临床特点

疼痛是本病的主要表现，以臀部为主，并可向下肢放射，严重时不能行走或行走一段距离后疼痛剧烈，需休息片刻后才能继续行走。患者可感觉疼痛位置较深，放散时主要向同侧下肢的后面或后外侧，有的还会伴有小腿外侧麻木、会阴部不适等。疼痛严重的可诉说臀部呈现"刀割样"或"灼烧样"的疼痛，双腿屈曲困难，双膝跪卧，夜间睡眠困难。大小便、咳嗽、打喷嚏等因为能增加腹压而使患侧肢体的窜痛感加重。本病多见于中青年人，尤以坐骨神经变异者、长期步行或跳广场舞者多见。

干预与管理

（一）针灸治疗原则和特点

1. 针灸治疗原则　通络止痛。

2. 针具　员利针（规格 0.6mm×125mm）、芒针（规格 0.32mm×150mm）、毫针。

（二）治疗方案

第一步：员利针、芒针治疗

（1）取穴：居髎穴后 1 寸、上下各旁开 2 寸。（图下篇 -27-1）

（2）操作方法：患者取侧卧位，暴露患侧臀部；定位消毒，持员利针由股骨大转子侧穴运用轻捻虚入手法斜刺（30°）进针，针尖沿梨状肌走行朝对侧，进针深度以患者臀部出现憋胀感或医者感到有抵触感为宜；居髎穴后 1 寸及旁开上 2 寸穴分别用芒针、员利针斜刺进针，三者呈扇形分布，留针 30 分钟。（图下篇 -27-2）

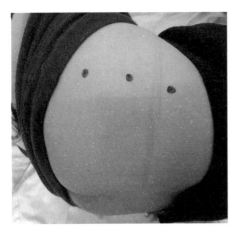

图下篇-27-1　取穴图

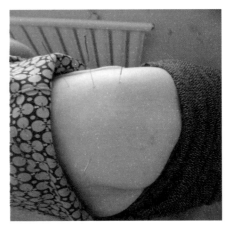

图下篇-27-2　员利针及芒针治疗图

第二步：毫针治疗

（1）取穴

主穴：秩边、阳陵泉、悬钟（均为患侧）。

配穴：气滞血瘀证：太冲；风寒湿痹证：阴陵泉；湿热痹阻证：丰隆；肝肾亏虚证：昆仑。

（2）操作方法：患者取侧卧位，暴露患侧臀部及膝关节以下部位；定位消毒，秩边穴用 3～4 寸毫针直刺至针感向下肢放射为度，余穴用 1.5 寸毫针常规针刺，得气后留针 30 分钟，并用 TDP 照射。

第三步：水针治疗

操作方法：起针后于居髎穴用一次性无菌注射长针头（约 75mm）缓慢注射 1～2ml 混悬药液（取维生素 B_{12} 注射液 1ml、2% 盐酸利多卡因注射液 2ml、醋酸曲安奈德注射液 20mg 共配成 5ml），进针方向同员利针操作一致，缓慢刺入，回抽无血，再注射。

（三）治疗心得

1. 治疗现状　目前的治疗手段以非手术疗法为主，主要有毫针、针刀、推拿、艾灸、拔罐、中药（内服/外用）、物理疗法、局部药物注射、口服西药、综合疗法等。西医口服止痛药物即刻见效，但是远期疗效不显且有明显的胃肠道反应。传统毫针取穴简单，疗程较长且没有固定的处方，虽有一定的疗效但是不理想。其他各类治疗方法能起效但也均有不足。

2. 临床体会

（1）关于对本病的认识及诊断问题：本病的典型症状就是臀部疼痛，并伴有下肢的放射痛，疼痛区域集中在臀部以下，即为干性坐骨神经痛；很多医生都误认为椎间盘突出压迫神经引起此病，但是有些患者影像与症状不相符，即使 CT 或 MRI 检查示有椎间盘突出表现，但是按压其相应棘突间时疼痛症状并不明显，反而梨状肌部位压痛明显，因此西医骨科按照腰椎间盘突出症治疗后效果并不明显。本人认为，其大多数是由于梨状肌或者臀部周围肌群的病变（如臀大肌、臀中肌等病变的间接卡压）以及腰部腰方肌的劳损牵拉所致，腰方肌上接肋缘下连髂缘，起着很重要的支撑作用，如腰方肌出现病变会牵拉臀部使得梨状肌间接受损卡压坐骨神经而发病。若伴有腰部疼痛症状、下肢变短等症状者可参照本书腰三横突综合征的治疗方法。

（2）关于员利针、芒针针刺方向、角度：员利针及芒针的进针方向是沿体表朝对侧斜刺进针，目的是同时针刺臀中肌、臀小肌及梨状肌，三根针呈扇形分布；再者员利针和芒针均较毫针长，而本病的病变较深，三者同刺能够深达患处，并且能够避开对坐骨神经的刺激，较传统的直刺方法安全性高。

（3）关于针具的选取：员利针及芒针均较粗，以往同时使用三根员利针治疗本病，临床发现部分患者在接受治疗后出现疲倦感，考虑与刺激量过大有关；员利针较芒针粗，其刺激量也比较大，因此目前选择 2 支员利针和 1 支芒针同用，既缩减了刺激量又保证了疗效，患者也能够接受。

（4）关于配合注射水针的问题：本病的产生多与梨状肌局部出现无菌性炎症有关，若患者梨状肌处压痛明显，配合局部穴位注射水针，可解除无菌炎症及水肿，促进局部组织的循环和机体的新陈代谢；需注意水针混悬液中含有醋酸曲安奈德，会对血糖等有影响，因此对糖尿病患者及本药的相关禁忌证患者慎用或禁用。同时长期使用激素容易导致局部肌肉萎缩，故建议只在第一次治疗时，员利针起针后局部注射，只用一次。

（5）关于疗程安排：1 周治疗 2 次，为 1 个疗程，连续 2 ~ 3 个疗程。多数患者首次治疗后即可明显减轻，但仍需继续巩固治疗，以加强疗效。

（四）注意事项

1. 应该严格掌握本病的针刺手法、方向、角度及深度，切勿刺伤坐骨神经。若针刺过程中病人有向下肢放射触电样感觉时，此谓"惊针"，表明累及坐骨神经，此时应立刻退出针具少许，以减轻刺激。

2. 治疗期间，嘱患者应多卧床休息，保持患肢在外展外旋位，避免髋关节的旋转动作，使梨状肌处于放松状态。

3. 主动与患者沟通，及时解除心理障碍，消除个别患者因对针具及疾病引起的恐惧或对治疗效果的疑虑。

二十八、不宁腿综合征

不宁腿综合征为临床常见的中枢神经系统感觉运动障碍性疾病，发病机制尚不十分清楚。可分为原发性和继发性两种，前者原因不明，不少学者认为本病是由于局部组织血液循环障碍，导致组织缺氧及代谢产物蓄积所致。后者多见于尿毒症、缺铁性贫血、叶酸和维生素 B_{12} 缺乏、妊娠、干燥综合征、帕金森病等。

中医学对本病无确切的病名，现代中医医家将本病归属于"痹证"或"痉证"范畴，本病的发生与体质因素、气候条件、生活环境及饮食等有密切关系，正虚卫外不固是本病发生的内在基础，感受外邪是其发生的外在条件，风、寒、湿、热、痰、瘀之邪滞留肢体筋骨、肌肉、关节，闭阻经脉为其根本病机，病初多实，日久耗伤气血，损及肝肾，则见虚实相兼。

临床特点

临床主要表现为难以抑制和难以描述的不适感，如蠕动、瘙痒、烧灼、蚁行、触电感等，以腓肠肌最常见，多位于下肢深部，单侧或双侧，半数患者也可累及上肢，静息后可使症状出现或加重，持续活动后上述症状可暂时缓解。正常情况下，夜间卧床时症状变得强烈并且在半夜后达到高峰，患者被迫踢腿、活动关节或者按摩腿部，患者往往形容"没有一个舒适的地方可以放好双腿。"严重者要起床不停地走路方可得到缓解，故经常严重影响睡眠。

干预与管理

（一）针灸治疗原则和特点

1. 针灸治疗原则　祛邪通络。

2. 针具选择　毫针、火针、磁圆梅针、针刀（3号0.8mm）、员利针、芒针。

（二）治疗方案

1. 初诊

第一步：针刀、火罐治疗

（1）取穴：患侧腰三横突外侧缘、髂后上棘外侧内缘。

（2）操作方法：患者俯卧，术者以针刀（3号0.8mm）快破皮、慢进针抵达腰椎横突外缘、髂后上棘外侧内缘周围痛点、高张力点进行切割松解。出针后拔火罐 5 分钟。

第二步：员利针（芒针）治疗

（1）取穴：居髎穴后 1 寸、上下各旁开 2 寸。

（2）操作方法：患者侧卧，患侧朝上，患侧下肢屈髋屈膝，健侧下肢伸直。选用 2 支员利针和 1 支芒针，针尖沿着臀中肌、梨状肌走行进针，深度以患者臀部出现憋胀感或医者感到有抵触感为宜。三者呈扇形分布。

第三步：毫针、TDP 治疗

（1）取穴：秩边、阳陵泉、悬钟、三阴交。

（2）操作方法：常规针刺，以得气为度，留针 30 分钟，同时 TDP 照射臀部。

第四步：水针治疗

（1）取穴：风市、足三里。

（2）操作方法：选用维生素 B_{12} 注射液 0.5mg、维生素 B_1 注射液 100mg、三磷酸腺苷 20mg、2% 盐酸利多卡因注射液 2ml 混合液，行穴位注射，每穴 1ml。

2. 复诊（于初诊三日后进行）

第一步：磁圆梅针治疗

操作方法：中、重度手法叩刺背部督脉、膀胱经及下肢三阳经为主 3~5 次，以皮肤潮红为度。必要时代之以背部火疗以增强疗效。

第二步：火针治疗

（1）取穴：患侧腰三横突外侧缘、髂后上棘外侧内缘、风市、承山、局部阿是穴。

（2）操作方法：细火针速刺不留针。

第三步：员利针/芒针治疗（同初诊）

第四步：毫针、TDP 治疗（同初诊）

第五步：水针治疗（同初诊）

（三）治疗心得

1. 针灸治疗本病的现状　目前关于不宁腿综合征的西医治疗包括一般治疗和药物治疗，一般治疗包括去除各种继发性不宁腿综合征的病因、停用可诱发不宁腿综合征的药物或食物、睡前洗热水澡及肢体按摩等；药物治疗包括复方左旋多巴制剂、多巴胺能受体激动剂、加巴喷丁、镇静安定剂、阿片类药物等。针刺对不宁腿综合征有一定疗效，但其可靠性尚待进一步的大样本、多中心的临床高质量随机对照试验研究证实。且穴位选择、针刺手法、治疗疗程仍需进一步探讨。

2. 临床体会

（1）关于原发性不宁腿综合征发病机制：现代医学认为原因不明，不少学者认为可能是局部组织血液循环障碍，导致组织缺氧及代谢产物蓄积所致。我们认为其发病机制可能和腰源性慢性神经刺激有关。根据解剖、生理、病理机制，下肢疾病多由腰臀部肌群变性痉挛损伤引起下肢血液循环障碍、代谢产物蓄积所致。因此，治疗时应首先准确定位，从腰部入手以达到标本兼顾。通过现代"筋膜链""激痛点"学说研究发现，从腰治下肢疾病与之有相似之处。

（2）关于疗程：1周治疗2次，为1个疗程，连续2～3个疗程。多数患者首次治疗后即可明显减轻，但仍需继续巩固治疗，以加强疗效。

（四）注意事项

1. 注重情绪管理，保持良好的心态。

2. 合理安排生活和工作。因为不宁腿症状也可以出现在白天安静时，所以，患者应对自己所处的环境多加留意，采取相应的保护措施。

3. 调整睡眠方式。不宁腿的症状主要发生在晚上和夜间睡眠时，因此有意延迟睡眠时间，直至困意十足再休息，避免睡前阅读恐怖刺激性文字或视频，可以在睡前适当的做些锻炼，特别是腿部的锻炼。

二十九、膝关节骨性关节炎

膝关节骨性关节炎是指由于膝关节软骨变性、骨质增生而引起的一种慢性骨关节疾患，又称为膝关节增生性关节炎、退行性关节炎及骨性关节病等。本病多发生于中老年人，也可发生于青年人；可单侧发病，也可双侧发病。

本病属中医学"膝痛""痹证""骨痹"等的范畴。由于风、寒、湿、热等邪气闭阻经络，影响血气运行，导致肢体筋骨、关节、肌肉等处发生疼痛、重着、酸楚麻木，或关节屈伸不利、僵硬、肿大、变形等症状。临床常见气滞血瘀、湿热蕴结、寒湿痹阻、肝肾亏虚等证。

临床特点

发病缓慢，多见于中老年肥胖女性，往往有劳累史。膝关节活动时疼痛加重，其特点是初起疼痛为阵发性，后为持续性，劳累及夜间更甚，上下楼梯疼痛明显。膝关节活动受限，甚则跛行。极少数患者可出现交锁现象或膝关节积液。关节活动时可有弹响、摩擦音，部分患者关节肿胀，日久可见关节畸形。膝关节痛是本病患者就医常见的主诉。其早期症状为上下楼梯时的疼痛，尤其是下楼时为甚，呈单侧或双侧交替出现，有时出现关节肿大，多因骨性肥大造成，也可因关节腔积液。严重者出现膝内翻畸形。

干预与管理

（一）针灸治疗原则和特点

1. 针灸治疗原则　调和气血，通络止痛。
2. 针具选择　毫针、火针、针刀（4 号 0.6mm）。

（二）治疗方案

1. 初诊

第一步：火针治疗

（1）取穴：梁丘、血海、犊鼻、内膝眼、鹤顶、阿是穴。

（2）操作方法：穴位碘伏消毒，细火针速刺不留针。

第二步：毫针治疗

（1）取穴

主穴：梁丘、血海、阳陵泉、阴陵泉、膝阳关、膝下穴、阿是穴。

配穴：气滞血瘀型证：膈俞、太冲；湿热蕴结型证：大椎、曲池；寒湿痹阻型证：风市；肝肾亏虚型证：肝俞、肾俞、太溪、三阴交。

（2）操作方法：患者仰卧，腘窝处垫高，常规针刺。捻转得气（局部酸、胀、重、麻感）后留针，留针 30 分钟后起针，起针后以消毒棉球按压。所选穴位一定要避开火针的针眼，不可重复刺激。膝下穴和膝阳关穴选取 3 寸毫针深刺，以得气为度。

第三步：TDP 治疗

操作方法：特定电磁波谱（TDP）治疗仪照射膝关节，至皮肤潮红为度。

第四步：针刀治疗

（1）锟针定点、常规消毒：选穴：阴谷、委阳、阴陵泉、阿是穴。

（2）操作方法：患者仰卧，术者以针刀（4 号 0.6mm）快速破皮、慢进针抵达骨面，进行肌肉、肌筋膜松解减压。出针后，消毒敷料按压针刀口。

2. 复诊（于初诊 3 天后进行）

第一步：火针治疗（同初诊）

第二步：毫针治疗（同初诊）

第三步：TDP 疗法（同初诊）

（三）治疗心得

1. 治疗现状　膝关节骨性关节炎的西医治疗多是口服镇痛药等，对胃肠道刺激较大，不建议长时间服用；手术治疗创伤大、术后疼痛易复发且患者发病年龄较大，多数不愿接受手术治疗。目前，针灸治疗膝关节骨性关节炎疗效肯定，方法多样，涉及针刺、灸法、穴位注射、关节康复锻炼等治疗手段。但多诊疗思路单一，仅是局部或经验选穴，以毫针为主。忽视查体在临床诊疗中的应用，缺乏较为成熟的针灸技术组合方案。

2. 临床体会

（1）关于膝关节骨性关节炎的诊断问题：我们在临床诊疗中发现，当膝关节骨性关节炎患者局部病变明显，如出现膝关节肿胀或明显痛点时，采取本治疗方案往往收获较好疗效。但当患者局部症状表现不突出，无肿胀、痛点不明显的时候，本方案收效甚微，探究其原因，此时疾病的诊断可能与临床不符。故我们一定要结合临床查体，整体论治，不可局限在膝关节局部治疗。

（2）关于膝关节骨性关节炎的整体论治问题：针对局部症状不突出，无肿胀、无明显痛点的患者，我们依据《内经》中"病在下，取之上"的观点结合临床查体，发现腰臀部有压痛点和高张力点，采取腰三横突综合征和梨状肌章节的治疗方案取得很好的临床疗效。我们认为其根源应是腰方肌损伤刺激支配关节周围肌肉的股神经和闭孔神经，导致关节周围肌肉如股四头肌、腘绳肌等痉挛而引发病变。此所谓"从腰治膝"。

（3）关于膝下穴的运用问题：膝下穴作为经外奇穴，位于髌骨下缘中点，针刺后产生酸胀感至全膝，效果明显。同时病在筋骨，为了直达病所，取得较好针感，针刺该穴时，需将腘窝处垫高，利用间隙使 3 寸毫针进入关节腔。

（4）关于火针点刺梁丘穴的问题：梁丘穴下是髌上囊，髌上囊和关节腔相通，对于膝关节肿胀的患者，火针点刺梁丘后，可见有组织液自然流出，此时尽其所出，甚至还可拔罐使关节腔内的积液排出，类似于西医用注射器抽吸积液的作用，同时发挥火针温通散寒、活血止痛的独特优势。

（5）关于针刀取穴的问题：本方案中的针刀取穴区别于以往针刀取穴多、刺激量过大的特点，而是选取患者较为突出的痛点结合经穴和解剖理论，以针刀代毫针，松解粘连，疏通经络，用穴精简，刺激量适中，取得了较好的临床疗效。但需要强调的是，针刀的点必须是痛点，也即肌腱、韧带的附着点，而不必拘泥于穴位。

（6）关于玻璃酸钠在膝关节骨性关节炎治疗中的使用问题：玻璃酸钠的使用虽能增加关节腔的润滑度，但随着人体代谢，起到的作用有限且短暂，临床意义不大。而通过针灸技术组合方案的治疗不仅能短期促进局部血液循环，改善关节的活动度，更能调节自身功能状态，治标更治本。

（7）关于膝关节骨性关节炎增生的问题：许多患者认为增生仅仅是一种病理现象，而我们认为增生同时也是生理表现。增生的部位往往是关节应力最大的部位，类似于中国古典建筑"楔子"的原理，骨赘的出现使得关节更加稳固以应对日常的各种活动，所以说骨质增生是一种生理代偿。但增生出现的同时也会容易引起周围软组织的炎症、水肿，所以临床中，我们首要解决的不是增生，而是炎症。

（8）关于疗程和疗效的问题：一般一周治疗2次，为1个疗程，连续治疗2~3个疗程；针灸治疗该病疗效满意，但中老年人骨关节退行性变，活动劳累后常易反复发作，应注意休养，适当延长疗程。

（四）注意事项

1. 过度劳损易导致该病发作，应嘱咐患者患膝适当休息，锻炼要适度，避免过度负重、过累、着凉、受潮；避免久坐、久立；肥胖者减肥；症状严重者可使用手杖，以减轻受累关节的负重。

2. 病情严重，膝关节关节间隙明显狭窄或消失患者，保守治疗效差，必要时应建议患者行关节置换术。

三十、跟痛症

跟痛症是以足跟部疼痛为主，是指跟骨结节周围由慢性劳损所引起的以疼痛及行走困难为主的病症。本病多见于中老年及肥胖之人，疼痛部位主要在足跟的掌面和后面，有时也可见于足跟的内外侧。由于长期站立、行走、摩擦或外伤等因素导致足部肌肉、筋膜长期受到牵拉等刺激，导致跖腱膜或跟腱附着处的慢性无菌性炎症，而跟骨骨刺、足跟脂肪垫炎或萎缩也是常见原因。现多认为是一种非细菌性的滑膜炎，少数与类风湿、风湿病有关。

中医学认为足跟痛多由肝肾阴虚、痰湿、血热等因素所致。肝主筋、肾主骨，肝肾亏虚，筋骨失养，复感风寒湿邪或慢性劳损便导致经络瘀滞，气血运行受阻，使筋骨肌肉失养而发病。

临床特点

跟痛症多在一侧发病，也可两侧同时发病，疼痛轻重不一。以跟部疼痛为主，时而可牵扯小腿后侧疼痛，早晨起床时不敢直接用力及行走，久坐后起身时疼痛加重，经活动几步后症状减轻，往往病人有"疼-轻-重"的疼痛特点作为诊断要点。局部不红不肿，在跟骨内侧结节处，相当于跟部前方偏内侧有一局限性压痛点。

干预与管理

（一）针灸治疗原则和特点

1. 针灸治疗原则　调和气血，通络止痛。
2. 针具选择　针刀（4 号 0.6mm）。

（二）治疗方案

第一步：锟针定点常规消毒

取穴：足跟部阿是穴。

第二步：水针、针刀治疗

操作方法：患者俯卧位，痛点缓慢注射水针，取维生素 B_{12} 注射液 1ml、2% 盐酸利多卡因注射液 4ml、醋酸曲安奈德注射液 20mg、0.9% 氯化钠注射液 3ml，共配成 10ml 混悬药液，针尖对准穴位迅速刺入，若回抽无血，再缓慢注射于痛点，每点注射 1ml（仅在急性期或者疼痛剧烈时使用一次）；然后术者用针刀（4 号 0.6mm）进行纵向切割松解，出针后用纱布按压止血，贴创可贴，保持局部皮肤干燥，避免感染。（图下篇 -30-1）

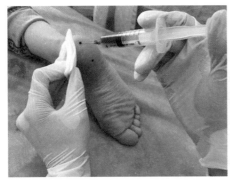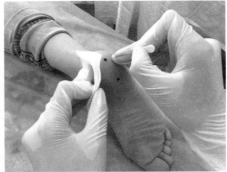

图下篇 -30-1　针刀操作方法

（三）治疗心得

1. 治疗现状　目前西医治疗常用打封闭、口服非甾体消炎药或骨刺切除为主，但多为暂时缓解，病情容易复发。

2. 治疗体会

（1）关于疗效评价及疗程安排：选用小针刀治疗，能够直接透入皮肤达到松解粘连目的，一般一次即可治愈，至少拥有 6 个月的缓解期，复发率低。对于疼痛明显和首诊的患者，可以适当使用"封闭"治疗，但使用水针时激素需适量，防止局部肌肉萎缩。

（2）双侧跟痛症患者，可先进行一侧治疗，之后有的患者另侧可不治自愈。若另侧仍痛者，一周后再行另侧治疗，方案同上。

（3）跟痛症曾以锋勾针为主要治疗方法，但由于其在术中局限性较大，后逐渐被操作灵活的针刀所替代。

（4）经多种方法治疗后，效果不佳者，可从背腰部脊柱两侧肌肉寻找敏感点，行针刀松解治疗。

（5）在针刀松解操作时，需注意切割方向，不可横向切割以免切断跟腱导致不良后果。

（6）并非所有跟痛症患者都是因骨质增生导致，故而遇到跟痛症患者，必须进行影像学检查和实验室检查，如确因骨刺导致，则是针刀适应证，如由链球菌感染所致，则需输注青霉素治疗，如两者皆非，一般考虑中医肾虚型跟痛，多口服补肾中药即可治愈。

（四）注意事项

1. 在足跟部应用厚的软垫保护，也可以应用中空的跟痛垫来空置骨刺部位，以减轻局部摩擦、损伤。

2. 经常做脚底蹬踏动作，增强跖腱膜的张力，加强其抗劳损的能力，减轻局部炎症。

3. 温水泡脚，有条件时辅以理疗，可以减轻局部炎症，缓解疼痛。

三十一、踝关节扭伤

踝关节扭伤是指踝关节突然发生超出生理范围的活动，引起关节部位的肌肉、肌腱、韧带、关节囊过度牵拉，组织结构发生扭错或轻度的断裂伤。踝关节扭伤甚为常见，可发生于任何年龄，但以青壮年为主。其中发病部位以外侧副韧带损伤最为多见，下胫腓韧带单独损伤较为少见，常与踝关节骨折脱位合并存在。

本病属于中医学"伤筋"范畴。急性关节损伤病因多由剧烈运动或持重过度、跌仆、牵拉以及过度扭转，使受外力的关节超越正常活动范围而引起的关节周围软组织损伤，病机为筋脉受损，经气运行受阻，气血瘀滞而致局部肿痛，甚至关节活动受限；慢性关节损伤多因未及时治疗，损伤严重，治疗失误，可引起创伤性关节炎、无菌性坏死及关节粘连，影响关节功能的恢复。

临床特点

伤后踝部肿胀、疼痛、功能障碍。外踝扭伤时肿胀与疼痛局限于外踝的前下方，可有瘀斑，足被动跖屈内翻时疼痛加重，外翻时则减轻。韧带断裂时，可摸到有凹陷甚至移位的关节面。内踝扭伤常有内踝前下方肿胀、皮下瘀斑、压痛，足被动外翻时疼痛加重。

干预与管理

（一）针灸治疗原则和特点

1. 针灸治疗原则　祛瘀消肿、舒筋通络。
2. 针具选择　火针、毫针。

（二）治疗方案

第一步：火针治疗

（1）取穴：丘墟、阿是穴。

（2）操作方法：局部皮肤常规碘伏消毒后，细火针烧至白亮或通红，速刺不留针，消毒干棉球按压针眼。如有组织液或血液流出，则无需按压针眼。

第二步：毫针治疗

（1）取穴　丘墟、商丘、申脉、昆仑、照海、解溪、阳陵泉、承山。

（2）操作方法：各腧穴按常规操作，所选穴位须避开火针的针眼，不可重复刺激。

第三步：TDP治疗

操作方法：特定电磁波谱（TDP）治疗仪照射外伤局部，至皮肤潮红为度。

（三）治疗心得

1. 治疗现状 踝关节扭伤在运动损伤中较为常见，初期诊断须影像学检查排除骨折、脱位、韧带断裂等情况。不同分型采用不同治疗方法，在急性期西医以保守治疗为主，在慢性反复扭伤阶段多采用手术进行干预。中医在本病治疗中多以外治为主，其中尤以针灸治疗踝关节扭伤疗效明确，针对急性期治疗效果显著，但是对于其慢性反复发作仍有待进一步研究。

2. 临床体会

（1）关于针灸治疗的优势：中医认为筋伤发病机理在于经络不通，气血瘀滞局部。而针灸对于缓解局部肿痛，改善血液循环，调节机体整体与局部的平衡有较好疗效。在临床上，筋伤多发在足太阳和足少阳两条经脉，在治疗上，多采用局部与远端配合取穴，毫针与火针的配合使用。而作为中医特色疗法之一的火针，以其操作简便、刺激量大、有双重疗效而广受欢迎，在局部选穴时用火针疗法对于调节经络、缓解疼痛都有很好的疗效。

（2）关于疗效评价及疗程安排：一般每周2次，为1个疗程。新发踝关节扭伤多数经治疗1个疗程可恢复正常。久病者需治疗2～3个疗程。

（3）关于反复发作者：反复踝关节扭伤是一种运动损伤，若未及时治疗或治疗不彻底则极易转为慢性损伤，关节反复肿痛，此时西医仍然考虑局部的理疗。通过临床实践观察，我们认为小腿后外侧肌群的失调是引起本病反复发作的重要原因，在解剖学中，踝关节的内侧三角韧带，韧性大，外侧副韧带则相对薄弱且松弛，两者同时发生作用时，踝关节易过度向内翻，使腓侧副韧带发生撕裂损伤，导致踝关节扭伤，多反复发生于外侧。在长期不当的刺激下，本就薄弱的腓骨长肌和腓骨短肌越发松弛，使得踝关节趋于不稳定性，极易反复发作。所以本病的治疗重点，应是加强肌群的协调性。选穴应当循经远取阳陵泉、外丘、悬钟、委中、承筋、承山等。

（四）注意事项

1. 要注意保护踝关节，进行剧烈运动时做好防护工作，受伤后需佩戴护踝保护踝关节至少4周。伤愈后短期内勿做剧烈运动。

2. 火针治疗后要注意针眼护理，因外伤肿胀，针眼时有组织液渗出，每日应碘伏消毒针眼，一般要在针眼不再渗出组织液3天后方可着水。

3. 有踝关节陈旧损伤者可经常行踝部热敷或熏洗。

三十二、腱鞘炎

腱鞘炎是指腱鞘因机械性摩擦而引起的慢性无菌性炎症。腱鞘分为两层，外层为纤维性鞘膜，内层为滑液膜。滑液膜又分为壁层和脏层。脏壁层两端形成盲囊，其间含有少量滑液，起着润滑和保持肌腱活动度的作用。在日常生活和工作中，由于频繁活动引起过度摩擦，加之某些部位有骨性隆起或肌腱走行方向发生改变形成角度，这样就更加大了肌腱和腱鞘之间的机械摩擦力。这种机械性刺激可使腱鞘在早期发生出血、水肿、渗出等无菌性炎症反应。反复创伤或迁延日久以后，则发生慢性纤维结缔组织增生、肥厚、粘连等变化，致使腱鞘狭窄，发生局部疼痛、压痛及关节活动受限等，严重时肌腱通过狭窄的骨纤维管道会发生交锁或弹响症状。临床以桡骨茎突狭窄性腱鞘炎和屈指肌腱狭窄性腱鞘炎最为常见。

本病属中医学的"伤筋""筋瘤""筋结"等。中医学认为，由于外伤、机械性刺激、慢性劳损等原因，致使局部经脉气滞血瘀，损伤经筋，凝滞筋脉而发筋结，导致本病。临床常见手阳明、手太阴经筋证，手厥阴经筋证，手少阳、手阳明经筋证，手太阴经筋证等证型。

临床特点

腱鞘分布在人体腕部、掌指部、足部和肩部肱二头肌腱沟等处，因此，腱鞘炎在指、趾、腕、踝及肩部均可发生，尤以腕部和手指最为常见，如桡骨茎突狭窄性腱鞘炎和屈指肌腱狭窄性腱鞘炎。临床起病多比较缓慢，有时也会突然出现症状。通常表现为发病部位疼痛，可以向近端或远端放射，可能出现晨僵，通常关节晨僵的感觉在起床后最为明显，随手指活动，晨僵症状可慢慢缓解，但疼痛症状并不会随着活动频繁而明显缓解。受累的关节出现肿胀，局部有时可触及硬结，手指活动时出现弹响，甚至出现暂时性嵌顿，需要被动活动关节才能够缓解。关节活动受限，当肌腱完全嵌顿后，手指屈伸活动丧失。

干预与管理

（一）针灸治疗原则和特点

1. 针灸治疗原则　舒筋通络，活血止痛。
2. 针具选择　锟针、针刀（4号0.6mm）、毫针、火针。

（二）治疗方案

1. 初诊

第一步：针刀治疗

（1）锟针定点、常规消毒：取穴：桡骨茎突狭窄性腱鞘炎：局部痛点；屈指肌腱狭窄性腱鞘炎：掌指关节掌侧面压痛点或皮下硬结。

（2）水针：

操作方法：取维生素 B_{12} 注射液 1ml、2% 盐酸利多卡因注射液 1ml、醋酸曲安奈德注射液 10mg，共配成 3ml 混悬药液，针尖对准穴位迅速刺入，若回抽无血，再缓慢注射于痛点 1-2ml。仅在急性期或者疼痛剧烈时使用一次。

（3）针刀松解：操作方法：术者用左手拇指和示指将患者手指及肌腱充分固定，使其局部紧张，位于皮下，右手持针刀（4 号 0.6mm）使刀口线平行于肌腱快速突破皮肤，到达皮下，再轻刺入病变腱鞘，进行纵向切割，不能横切，不要过深，以免伤及肌腱。

第二步：毫针治疗

（1）取穴：手阳明、手太阴经筋证：列缺、手三里；手厥阴经筋证：劳宫、大陵、内关；手少阳、手阳明经筋证：合谷、外关、支沟；手太阴经筋证：列缺、孔最。

（2）操作：常规毫针针刺操作，泻法。

第三步：TDP 治疗

（1）部位：患侧局部及前臂。

（2）操作：将特定电磁波谱（TDP）治疗仪对准患侧局部及前臂，距离约 30cm，以患者自感舒适为宜，避免灼伤皮肤，照射时间每次约 30 分钟，或至皮肤潮红为度，与毫针治疗同步进行。

2. 次诊（于初诊 3 日后进行）

第一步：火针治疗

（1）取穴：同针刀取穴，避开针刀针眼。

（2）操作：针刺前穴位局部皮肤碘伏消毒，以细火针速刺不留针。

第二步：毫针治疗（同初诊的毫针治疗）

第三步：TDP 治疗（同初诊的 TDP 疗法）

（三）治疗心得

1. 治疗现状　此病目前临床多见，西医治疗多采用封闭注射或者口服消炎止痛药物治疗，易复发，且副作用大。中医方药治疗效果一般。针灸治疗多采用毫针常规治疗，疗效也不甚理想，而且容易反复发作。所以探讨有效可行的治疗方案，意义重大。

2. 临床体会

（1）本方案的优势：针刀治疗可直接松解腱鞘，融中医经络学和西医解剖学于一体，通经活血，松解粘连。配合火针治疗，温通经络，活血化瘀。针灸治疗，无副作用、价格低廉、方法简明，值得推广使用。

（2）关于使用针刀时特别需要注意的问题：治疗桡骨茎突狭窄性腱鞘炎时一定要严格掌握局部解剖，避免对桡神经和桡动脉的损伤。治疗手指屈肌腱腱鞘炎时，针刀进针点要偏向尺侧，针刃方向与肌腱走行一致，避免损伤肌腱及两侧的血管神经束，操作时松解必须到位，当即解决"弹响"现象。

（3）关于手三里的选取问题：临床发现患者出现桡骨茎突狭窄性腱鞘炎时，往往会出现患侧手三里部位的压痛，此点可作为毫针治疗点，从而提高疗效。从现代解剖学证实，拇长展肌起于桡尺骨背面，其肌腱止于第一掌骨底；拇短伸肌起于桡骨背面，其肌腱止于拇指近节指骨底。而当桡骨茎突狭窄性腱鞘炎时，正是这些肌腱受累，所以远取手三里可获效。这为循经远部取穴提供了解剖学依据。

（4）关于疗效评价及疗程安排：一周只做2次治疗为1个疗程，一般1个疗程即可。疼痛较重者可于一周后重复1个疗程。如果初诊见病人疼痛不甚者，可以省略针刀操作，只做火针、毫针与TDP组合治疗即可。

（四）注意事项

1. 针刀术后治疗部位3天不宜着水，尽量少活动，以免加重切口处水肿。3天后可做屈伸运动。

2. 患者应避免过度的手工劳动，注意患部休息与活动相结合，从而预防和减少本病的复发。

3. 患部应注意保暖，禁凉水洗手。

三十三、腱鞘囊肿

腱鞘囊肿是指关节附近的一种囊性肿块，发病原因尚不明确。慢性损伤使滑膜腔内滑液增多而形成囊性疝出，或结缔组织黏液退行性变可能是发病的重要原因。目前临床上将手、足小关节处的滑液囊疝（腕背侧舟月关节、足背中跗关节等处）和发生在肌腱的腱鞘囊肿统称为腱鞘囊肿。而大关节的囊性疝出另行命名。本病以女性和青少年多见。大多逐渐发生或偶尔发现，生长缓慢。极少数病例，经较长时间，囊肿可自行吸收。

本病属中医学"筋结""筋瘤"范畴。认为系外伤筋膜，邪气所居，郁滞运化不畅，水液积聚于骨节经络而成。多因患部关节过度活动、反复持重、经久站立等，劳伤经筋，以致气津运行不畅，凝滞筋脉而成。

临床特点

腱鞘囊肿生长缓慢，圆形，直径一般不超过 2cm；也有突然发现者。少数可自行消退，也可再长出。部分病例除局部肿物外，无自觉不适，有时有轻度压痛。多数病例有局部酸胀或不适，影响活动。

腕背、腕掌侧桡侧屈腕肌腱及足背发病率最高，手指掌关节及近侧指间关节处也常见到。偶尔在膝关节前下方胫前肌腱膜上也可发生这类黏液退行性变囊肿，但因部位较深，诊断较困难。

1. 手腕部腱鞘囊肿　手腕部腱鞘囊肿多发生于腕背侧，少数在掌侧。最好发的部位是指总伸肌腱桡侧的腕关节背侧关节囊处，其次是桡侧腕屈肌腱和拇长展肌腱之间。腕管内的屈指肌腱鞘亦可发生囊肿，压迫正中神经，诱发腕管综合征。少数腱鞘囊肿可发生在掌指关节以远的手指屈肌腱鞘上，米粒大小，硬如软骨。

2. 足踝部腱鞘囊肿　以足背腱鞘囊肿较多见，多起源于足背动脉外侧的趾长伸肌腱腱鞘。跗管内的腱鞘囊肿可压迫胫神经，是跗管综合征的病因之一。

干预与管理

（一）针灸治疗原则和特点

1. 针灸治疗原则　消瘀散结，通络止痛。
2. 针具选择　粗火针、细火针、毫针。

（二）治疗方案

第一步：火针治疗（图下篇 -33-1）

（1）取穴：阿是穴。

（2）操作方法：助手双手固定囊肿，常规碘伏消毒，选用粗火针，烧至通红后刺入囊肿基底部，迅速拔出火针，胶状液体随针孔流出，助手双手挤压囊肿，即刻出现胶冻状分泌物，挤出分泌物至血流出即可。若挤压后，囊肿变小不明显，则考虑多房性，应重新固定囊肿，火针点刺。必要时抽气罐加压吸出分泌物。当囊肿基本变平时，选用细火针点刺原囊肿的边缘，贴创可贴，保持局部皮肤干燥，避免感染。

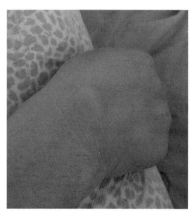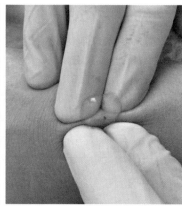

图下篇 -33-1　腱鞘囊肿火针治疗

第二步：毫针治疗

（1）取穴：阿是穴。

（2）操作方法：采取围刺法，视囊肿范围大小针刺 3～5 针，于囊底四周向囊肿中心刺入，刺入深度以不超过下层囊膜为准。进针后，施泻法。

第三步：TDP 疗法

操作方法：特定电磁波谱（TDP）治疗仪照射局部，至皮肤潮红为度。

（三）治疗心得

1. 治疗现状　目前西医治疗腱鞘囊肿的方法较多，一般以物理挤压、穿刺抽取和手术切除为主。经物理挤压、穿刺抽取后，当时囊肿缩小，但囊壁并未破坏，复发率极高。也有多数病例经手术切除，虽然效果良好，但费用高、且易留瘢痕，造成肌腱的继发性损伤。中医治疗本病主要以毫针围刺、推拿按压、间接灸等为主，虽有一定的疗效，但对囊壁的损伤不大，破坏的囊壁很容易闭合，囊液又聚而复发。

2. 临床体会

（1）本方案的优势：粗火针针孔大，使之烧灼的皮肤发生碳化，针孔愈合慢，有利于囊液的排泄，外在的按压也有利于胶状黏液的彻底排出。其次火针直接作用于囊壁，使囊壁碳化、萎缩，囊液难以复生，可避免复发。毫针围刺囊肿，促进局部的血液循环，提供营养，局部代谢加快，有利于受损组织的恢复。

（2）关于火针点刺多处的问题：腱鞘囊肿多为单房和多房，临床上单房腱鞘囊肿居多，粗火针一针即可放尽囊液。但有少数为多房囊肿，此时宜需粗火针点刺多处，并挤尽囊液。同时为了让囊壁充分破坏并不再生，也要考虑火针多点速刺，以求根治。

（3）关于疗程安排：一般 1 次即可治愈。若不愈者，1 周后重复治疗 1 次。

（4）关于疗效评价：此方案治疗腱鞘囊肿，效果显著，不仅近期疗效稳定，经临床观察，其远期复发率低，有较好的疗效。

（5）对发于腘窝部的腱鞘囊肿：因其体积较大、部位较深，若治疗效果不佳则建议手术治疗。

（四）注意事项

1. 避免过量的手工劳动及不良的劳动方式，尤其是长时间手握鼠标，或是姿势不正确，都可导致手关节滑膜腔的损伤而致病。

2. 注意劳逸结合、四肢部位保暖，加强锻炼。

三十四、痛风

痛风是单钠尿酸盐沉积于骨关节、肾脏和皮下等部位，引发的急、慢性炎症和组织损伤，与嘌呤代谢紊乱及（或）尿酸排泄减少所致的高尿酸血症直接相关，属于代谢性风湿病范畴。本病以中年人最多见，40～50 岁是发病的高峰。男性发病率高于女性，男女比例约为 20：1。

本病属中医学"痹病"范畴，是由于人体正气不足，感受外邪，致使经络痹阻，气血运行不畅，引起筋骨、关节发生疼痛、重着等临床表现。临床常见湿热痹阻、瘀热内郁、痰湿阻滞、肝肾阴虚等证型。

临床特点

1. 原发性痛风　由遗传因素和环境因素共同致病，大多数为尿酸排泄障碍，少数为尿酸生成增多。具有一定的家族易感性，除极少数是先天性嘌呤代谢酶缺陷外，绝大多数病因未明，常与肥胖、糖代谢紊乱、高血压、动脉硬化和冠心病等聚集发生。

2. 继发性痛风　由肾脏疾病所致尿酸排泄减少，骨髓增生性疾病及放疗致尿酸生成增多，某些药物抑制尿酸的排泄等多种原因所致。

干预与管理

（一）针灸治疗原则和特点

1. 针灸治疗原则　舒经活络，通痹止痛。
2. 针具选择　火针、毫针。

（二）治疗方案

第一步：火针治疗

（1）取穴：阿是穴。

（2）操作方法：穴位常规碘伏消毒后，选取细或中火针烧红速刺病变关节，针刺深度为 3 ~ 5 分。据关节肿胀范围确定针数，针后 3 天保持针刺部位清洁和针孔干燥。

第二步：毫针、TDP 治疗

（1）取穴

主穴：阿是穴。

配穴：湿热痹阻证：阴陵泉、阳陵泉；瘀热内郁证：合谷、血海；痰湿阻滞证：脾俞、胃俞、中脘、足三里；肝肾阴虚证：肝俞、肾俞、太溪。

（2）操作方法：毫针针刺脾俞、胃俞、肝俞、肾俞，平补平泻；针刺病变关节周围阿是穴、合谷、太冲，用泻法，TDP 照射局部。留针 30 分钟。

（三）治疗心得

1. 治疗现状　目前西医治疗以降低尿酸，碱化体液，止疼为主。急性期以口服非甾体抗炎药、秋水仙碱、糖皮质激素治疗。发作间歇期和慢性期以口服抑制尿酸生成和促进尿酸排泄药物为主。这些药物虽有一定效果，然而毒副反应明显，痛风高发于中老年人，因为年老体质较差，多有心、肝、肾功能不全等基础病，使用此类药物容易造成对身体的损害，且存在即时止痛效果较差、易产生耐药性、降低疗效、病情容易反复等缺点。

2. 临床体会

（1）火针治疗优势：《圣济总录》云："肿内热气，被火夺之，随火而出"，火针具有借火助阳、开门驱邪、以热引热之效，能够激发经气，鼓舞气血运行，温补脏腑阳气，治疗气血运行不畅所致的各种瘀证；同时火针放血疗法能使壅滞的火毒直接外泄，同时借助其运行气血之功，达到温通经络、消肿止痛之效。火针放血，速度快、皮损小、疼痛轻、可达到要求的深度，且针孔畅通，能放出治疗所需血量，值得应用。现代研究表明，火针直接刺激病灶或反射点，能迅速改善或消除局部组织水肿、充血、钙化等病理变化，加快微循环，提高局部代谢速度；患者关节及周围组织中有大量尿酸钠盐结晶沉积，通过局部放血排毒，迅速快捷地排放高黏度、含有大量尿酸盐之高压血液，可消除血管张力，降低血管阻力，直接改善血液循环，降低毛细血管通透性，降低胶体渗透压，减轻局部炎性刺激。火针治疗痛风疗效显著，复发率低。

（2）关于疗程安排：每周 2 次为一个疗程，需 3-4 个疗程。

（四）注意事项

1. 严格饮食要求，本病生活调护十分关键，要求患者严格按照痛风病饮食要求进食，禁食海鲜、动物内脏等，禁饮酒等，预防其急性发作。

2. 痛风急性发作期应卧床休息，将患肢抬高以减轻疼痛，病情好转后方逐渐活动，要注意保暖。

3. 无症状型高尿酸血症患者应定期复查血尿酸，平常多饮水。

三十五、下肢静脉曲张

下肢静脉曲张是常见的周围血管疾病，属于静脉逆流性疾病，可由多种病因引起，是许多疾病所共有的临床症状，而非一个病症。其主要临床表现为浅静脉系统的迂曲扩张，及小腿部的酸胀、疲劳感。随着病情发展，可出现足靴区的皮肤营养性变化，以及血栓性浅静脉炎、出血、溃疡等并发症，给患者带来生活上的极大不便。

本病属于中医学"筋瘤""膝疮"等范畴。是以筋脉色紫、盘曲突起状如蚯蚓、形成团块为主要表现的浅表静脉病变。筋瘤者，坚而色紫，垒垒青筋，盘曲甚者结若蚯蚓。由于长期从事站立负重工作，劳倦伤气，或多次妊娠等，使筋脉结块成瘤。

临床特点

1. 有长期站立史或下肢静脉曲张的家族史。
2. 可伴有色素沉着、溃疡、血栓性浅静脉炎、出血、溃疡等并发症。
3. 早期很少有症状，远期病程进展快。

干预与管理

（一）针灸治疗原则和特点

1. 针灸治疗原则　活血通络。

2. 针具选择　磁圆梅针、火针。

（二）治疗方案

1. 初诊

磁圆梅针治疗（图下篇 -35-1）

操作方法：患者双手倚托直立位，重心放在患肢上，使曲张静脉充盈。术者左手拇指固定按压在曲张静脉团的最上方（即近心端），右手持磁圆针垂直叩击静脉团，手臂悬空，右肘屈曲为90°角。以腕部运动形成主要叩击力量，同时运用中指、环指、小指的撬力。腕力与指力两者巧妙配合，灵活弹刺。先自曲张的远端开始，由下而上，渐至曲张之近端，叩至局部隆起，蓝色蚯蚓团消失，局部体温升高（或手触发热）为度。然后将弹力绷带自足踝缠绕至膝关节以上，连续缠绕至复诊方能解开。

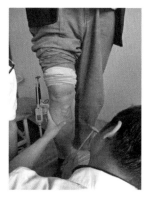

图下篇 -35-1　下肢静脉曲张磁圆梅针治疗

2. 复诊（在初诊 1 周后进行）

火针治疗（图下篇 -35-2）

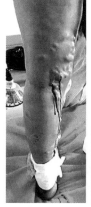
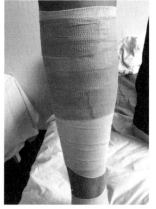

图下篇 -35-2　下肢静脉曲张火针治疗

（1）主穴：阿是穴（曲张静脉）。

（2）操作方法：解开弹力绷带，患者双手倚托直立位，重心放在患肢上，使曲张静脉充盈。观察患腿静脉曲张情况。针对遗留的曲张静脉团，地上张铺报纸后，阿是穴（曲张静脉）及周围皮肤碘伏消毒，使用中粗火针，酒精灯加热至通红，速刺不留针，血流自止后用碘伏棉球清理血渍并消毒针孔。

另外，对于胫骨表面及足背的曲张静脉无法用磁圆梅针叩击，可直接用火针点刺放血治疗。

（三）治疗心得

1. 治疗现状：目前，治疗单纯性下肢静脉曲张有手术疗法、注射疗法及加压硬化疗法、弹力袜压迫疗法 3 种疗法。手术疗法虽可以永久切断静脉由上而下和由深而浅的血液倒流，及切除扩张曲张静脉，效果确切和复发率低，但有切口多、创伤大、出血多、住院时间长和费用高等不利因素，以及有隐神经永久性或暂时性损伤和淋巴管损伤性水肿等并发症。硬化疗法具有刺激性，在实际操作中，如果应用大剂量高浓度硬化剂，就会出现严重的静脉炎和周围炎。且硬化静脉呈较粗的索条状，疼痛明显，影响活动。另外，偶有硬化剂过敏反应者，不应忽视。

2. 临床体会

（1）关于疗效评价及疗程安排：针灸技术组合疗法治疗下肢静脉曲张，既解决了手术之弊又避免了硬化疗法之并发症。此法不仅操作简便，安全有效，治愈率高，而且不需住院，费用低廉，并能满足不愿手术和考虑肢体"美容"病人的心理需要。此治疗技术经过多年的研究发展，已经成为临床上比较成熟的治疗技术，值得进一步推广应用。一般均是一次性治疗，即一次磁圆梅针、一次火针，2 周即可。如果仍有不愈者，可重复一遍治疗即可。

（2）关于本法的适应证和禁忌证问题：西医治疗方案的实质是要破坏曲张的静脉，所以前提必须是侧支静脉及深静脉回流完好，否则是禁忌证。常做浅静脉瓣膜试验、交通支瓣膜功能试验、深静脉功能试验，用来测定侧支及深静脉回流情况。然而本法治疗后曲张的静脉仍然回流完好（放血可以简单验证），推测治疗的机制并非完全破坏阻断该静脉，而是通过磁圆梅针、火针刺激，使曲张的静脉血管壁的平滑肌收缩而已。故不必考虑代偿问题，因而无上述禁忌证。

（3）对于下肢静脉曲张伴有溃疡的患者：应待溃疡痊愈后再行本方案治疗。

（4）关于磁圆梅针和火针治疗部位选择问题：对于腓肠肌等肌肉丰厚的部位，使用磁圆梅针叩击曲张静脉，患者一般能接受，但当曲张静脉位于胫骨面、脚踝及足背等肌肉浅薄的部位时，则避免使用磁圆梅针，而应使用火针点刺治疗。

（5）关于火针放血量的问题：火针点刺治疗时，总血量应控制在 50ml 以内，一般血流减缓喷射即可压迫止血。

（6）关于磁圆梅针治疗过程中应注意的问题：在用磁圆梅针叩击时，一定要垂直叩击，以免因受力方向改变使局部皮肤损伤；同时应注意腕力和指力的配合，灵活弹扣；因操作时须站立位，加之捶击疼痛，部分病人可能出现晕针现象，按晕针常规处理即可。

（7）关于本法取效的原理问题：磁圆梅针、火针不单具有温通经络、将血管中的瘀血排除，以祛瘀生新的作用，同时该组合不同于三棱针等针具，在点刺的过程中，针体所具有的高磁、高温刺激血管壁收缩，从而使静脉团消失。不过因这只是临床体会，有待进一步研究证实。

（四）注意事项

1. 避免长时间固定站姿，下肢静脉曲张的发生和长久站立关系密切，交警、教师、厨师等职业常易出现。所以该病患者即使在治疗后，仍应适当调整生活职业习惯，减少站立时间、劳逸结合。

2. 磁圆梅针和火针治疗的创口不要沾水，防止感染，糖尿病患者尤其注意。

三十六、带状疱疹

带状疱疹是由水痘 - 带状疱疹病毒导致的一种皮肤疾病。初次感染表现为水痘或急性感染，以后侵及周围神经、脊髓后根。本病多发于春秋季节，以成年患者为多。其特点是：常突然发生，集簇性水疱，排列成带状，沿一侧神经分布区出现，好发于肋间神经、颈神经、三叉神经及腰神经分布区域，伴有刺痛。疱疹串联成带状，故称带状疱疹。本病好发于成人，春秋季节多见。发病率随年龄增大而呈显著上升。

带状疱疹属于中医"蛇串疮"的范畴，因其皮肤上有红斑水疱，累累如串珠，每多缠腰而发，故又名缠腰火丹，或称火带疮、缠腰龙、蛇串疮、蛇丹。本病多与肝郁化火、过食辛辣厚味、感受火热时毒有关。多因情志不畅，肝经郁火；或过食辛辣厚味，脾经湿热内蕴；又复感火热时毒，以致引动肝火，湿热蕴蒸，浸淫肌肤、经络而发为疱疹。临床常见肝经郁热、脾经湿热、瘀血阻络等证型。

临床特点

1. 皮损多为绿豆大小的水疱，簇集成群，疱壁较紧张，基底色红，常单侧分布，排列成带状。严重者，皮损可表现为出血性，或可见坏疽性损害。皮损发于头面部者，病情往往较重。

2. 皮疹出现前，常先有皮肤刺痛或灼热感，部分患者早期有不同程度的瘙痒感，并可伴有周身轻度不适、发热。

3. 自觉疼痛明显，可有难以忍受的剧痛或皮疹消退后遗疼痛。

干预与管理

（一）针灸治疗原则和特点

1. 针灸治疗原则　调和气血，通络止痛。
2. 针具选择　火针、梅花针、毫针、火罐、针刀（4号0.6mm）、艾条。

（二）治疗方案

1. 急性期

第一步：针刀、拔罐治疗

（1）取穴：颈部、胸背部、腰部夹脊穴

（2）操作方法：医者根据疱疹分布区寻找相应神经根节段所对应的夹脊穴，可触及压痛或结节样改变；锟针定位消毒，医者手持针刀（4号0.6mm）进行切割松解，出针后拔火罐，留罐3～5分钟，起罐后贴创可贴。

第二步：火针治疗

（1）取穴：阿是穴（疱疹密集区）。

（2）操作方法：医者右手持细火针，将针头前1/3在酒精灯外焰处烧红，迅速点刺疱疹区域，间隔点刺，不留针，针眼最好恰是疱疹上。

第三步：火罐治疗（见图下篇-36-1）

选取相应火罐，吸附于火针针刺后的患处，即刻渗出瘀血，留罐10分钟，以便拔尽瘀血以排毒，嘱咐患者2日内保持皮肤干燥，以防感染。

第四步：毫针治疗（图下篇-36-2）

（1）取穴

主穴：阿是穴（疱疹区围刺）。

配穴：肝经郁热证：行间、支沟、阳陵泉；脾经湿热证：中脘、阴陵

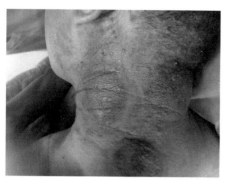

图下篇 -36-1　带状疱疹火罐治疗

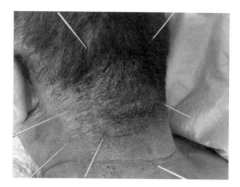

图下篇 -36-2　带状疱疹毫针围刺治疗

泉；瘀血阻络证：血海、合谷、三阴交。

（2）操作方法：医者持 1.5 寸毫针围刺病灶区，刺激基底部，每隔 1 寸沿皮针刺，使毫针沿疱疹区外周分布，针用泻法；同时根据辨证分型配合针刺相应配穴，留针 30 分钟。

第五步：艾灸治疗

医者手持艾条点燃后对准疱疹分布区施灸，按照艾灸方法中的回旋灸法，艾条距离施术部位 2～3cm，每次 15 分钟。

2. 后遗症期

第一步：针刀治疗

（1）取穴：颈部、胸背部、腰部夹脊穴

（2）操作方法：医者根据疱疹分布区在背部寻找相应神经根节段所对应的夹脊穴，可触及压痛或结节样改变；锟针定位消毒，医者手持针刀（4 号 0.6mm）进行切割松解，出针后拔火罐，留罐 3～5 分钟，起罐后贴创可贴。

第二步：梅花针 / 火针、拔罐治疗

操作方法：医者手持梅花针以中度手法叩刺疱疹部位，以略微出血为度，每次叩刺 10 分钟，梅花针叩刺完毕后拔火罐，留罐 3～5 分钟，或者梅花针与火针交替使用。

第三步：毫针、艾灸治疗

取穴及操作方法同急性期毫针、艾灸治疗方案。

（三）治疗心得

1. 治疗现状　西医学对于本病的治疗主要包括西药治疗和物理治疗，前者以抗病毒药物为主，包括阿昔洛韦等，严重者配合使用激素类药物，后者常用激光治疗仪照射病变局部，但是一般疗程较长，见效缓慢。中医治疗本病以清热解毒、凉血止痛为原则，以中药（口服、外敷）和针灸为主，使

用中药治疗效果较针灸差，传统针灸以单纯毫针为主，但也存在着取穴不规范、无统一处方、患者的依从性差等不足，且疗效也不甚理想。尽管《中医循证临床实践指南：针灸》已经向 WHO 亚太区推荐，此病首选针灸治疗，但仍存在方案模糊、步骤不清等问题。

2. 治疗体会

（1）关于针具的组合选择：本法以火针、毫针、梅花针、针刀、火罐等多种针灸器具联合使用治疗带状疱疹疗效明显，火针和梅花针配合拔罐汇集了传统针灸中火针疗法、刺血疗法、火罐疗法的优势特色；火针通过高温灼刺皮肤局部，凭借其针身粗大以及多针浅刺，能够造成疱疹皮损局部完全开放，再加上火罐强大的吸附作用，排除局部毒邪与恶血，起罐后受损处颜色变紫暗，疱疹即变成小黑点，使局部得到新血充分濡养，从而体现出"火郁发之"之意，达到止痛和愈病之功。毫针每隔 1 寸围刺以理气疏经，同时配合艾灸患处及梅花针叩刺以巩固疗效。针刀松解相应的背部夹脊穴，意在改善局部的微循环，恢复相应节段神经根的血供，从而降低支配相应组织神经的兴奋性，起到缓解疼痛的效果。

（2）关于配合使用药物的问题：本治疗方法以多种针具为主，疗效确切，一般不需配合使用西药，但急性期且病变严重的患者可酌情予以静脉滴注抗病毒药物（阿昔洛韦，用量 5mg/kg，每日 2 次）或口服伐昔洛韦，效果更著。另外，对于急性期患者，运用本法治疗完毕后还可配合使用六神丸，将其捻碎用温开水调成糊状外敷于患处，具有清热解毒、消炎止痛之效。

（3）关于疗程安排的问题：对于急性期者每日 1 次组合治疗（针刀只于第一次治疗使用，火针 3 天内不要针刺同一点），一周为 1 个疗程。一般 1 个疗程即可，最多 2 个疗程。对于后遗症者，每周 2 次治疗（针刀每周一次，火针避免重复刺激），一般 2 ~ 3 周即可。

（4）关于疗效评价：多种方法联合使用治疗带状疱疹止痛作用明显，急性期可即刻止痛，且不易产生后遗神经痛，近期与远期疗效均优于单纯药物、单纯毫针治疗。使用本方法治疗一般 1 次基本控制病情，特别是在第一次火针拔罐后，疱疹区域颜色即刻变成暗褐色效果最佳，次日即见患处结痂好转，通常不超过 1 周。对于病变轻、局部伴有瘙痒者，或病变部位不宜拔罐（如面部）和使用火针治疗者，应重用灸法，使得热则舒，缓解疼痛。另外，个别患者表现为患处瘙痒难忍，仍重用灸法或火针取效。

（四）注意事项

1. 本病治疗应及时，如能在疱疹未发，仅有前驱症状时就及早预见，进行干预治疗，如口服抗病毒颗粒、疼痛部位细火针针刺，或艾灸治疗则疗效最佳。

2. 在治疗期间应注意饮食和情绪，保持病损局部干净卫生，以防感染。

三十七、鸡眼

鸡眼是由长期摩擦和挤压引起的圆锥形角质增生性皮肤损害，常发生于足部（亦偶见于手部）。有人认为鸡眼的病原是一种末梢神经炎，或与病毒感染有关。

中医学认为，本病是由于足部或手部长期摩擦和挤压，导致局部气血运行不畅，肌肤失养而致。以患处皮厚增生，其根嵌入肉里，顶起硬结，形似鸡眼，行走挤压时痛甚为主要表现。

临床特点

好发于成人，女性多见。本病常见于中老年人以及长久站立和行走者，摩擦、受压是重要的发病诱因。常累及突出受力的部位，如足跖前中部、小趾外侧或拇指内侧缘，也见于趾背及足跟，偶见于手部，病程缓慢。因角质栓尖端呈楔状嵌入角质层，其尖端压迫真皮层内的末梢神经，站立或行走时会有剧痛。

干预与管理

（一）针灸治疗原则和特点

1. 针灸治疗原则　祛瘀生新。
2. 针具选择　火针。

（二）治疗方案

火针治疗

（1）主穴：阿是穴。

（2）操作方法：阿是穴（鸡眼处）皮肤碘伏消毒，选取中粗火针直刺鸡眼中心深至根底，当针下有抵空感时停留 1～2 秒，然后迅速出针，贴敷创可贴。

（三）治疗心得

1. 治疗现状　西医治疗采用手术切除、冷冻、激光、外敷鸡眼膏等治疗，手术切除痛苦大，单纯贴敷药膏往往易复发。针灸类教材无此适应证。

2. 临床体会

（1）关于疗效评价：火针疗法携高温直达病所，针体周围病变角质层组织被高温碳化，其结构和营养供给被破坏，从而治愈。一般一次性治愈，且方法简便，易于临床使用和推广。

（2）关于配合鸡眼膏的使用问题：当鸡眼角质层过厚、坚韧而硬，火针不易刺入时，先使用鸡眼膏腐蚀软化角质层，等局部软化变薄后，再行火针治疗，确保高温火针穿过角质层，以能破坏鸡眼根部的营养血管。

（3）关于操作应注意的问题：火针疗法对于操作者要求较高，首先操作要迅速以保证针体温度，使针尖能透达鸡眼硬结基底部，其次操作时应把握深度，过浅则难达基底部，容易复发，过深则伤及良肉，同时鸡眼中心暗点较小，点刺时应准确直刺鸡眼中心，以免增加患者痛苦，初学者可配合火针定位器操作。操作过程中嘱患者情绪放松，忌因恐惧乱动而影响针刺操作。

（4）关于疗程问题：一般 1 次即可，但鸡眼角质层脱落需较长时间，一般 15 天恢复正常，2 周角质层未变软，仍有压痛者，可行第 2 次火针治疗。

（四）注意事项

1. 火针治疗后 5 天内患处禁止着水，严防感染。

2. 该病应坚持防治结合，重在预防的原则，平时应穿舒适的鞋子，鞋带松紧合适，袜子和鞋垫要软硬合适，保持干燥，避免长时间穿高跟鞋。

3. 忌用不干净的刀剪和腐蚀药物自行处理。

三十八、神经性皮炎

神经性皮炎又名慢性单纯性苔藓，是一种局限性皮肤神经功能障碍性皮肤病，青壮年患者居多，时轻时重，多在夏季加剧，冬季缓解。发病部位大多数见于颈项部、额部，其次尾骶、腘窝，亦可见腰背、两髋、外阴、肛周、腹股沟及四肢等处。常呈对称性分布，亦可沿皮肤皱褶或皮神经分布而呈线条状排列。初发时为局部瘙痒，搔抓后则出现米粒大小成簇的多角形扁平丘疹，干燥而结实，久之融合成片，逐渐扩大。长期搔抓可致皮肤浸润肥厚，嵴沟明显，呈苔藓化。

本病相当于中医学的"摄领疮""牛皮癣""顽癣"，多因情志内伤，风邪侵扰，营血失和，气血凝滞而成。初起多由风湿热邪阻滞肌肤或硬领等机械刺激而引起；病久耗伤阴液，营血不足，血虚生燥，皮肤失濡养而为病；

或血虚肝旺，情绪不宁，过度紧张，抑郁烦恼者，极易发病，且多复发。临床常见血虚风燥、肝郁化火、风湿蕴肤等证型。

临床特点

本病多见于成年人，好发于项后两侧、肘膝关节，但亦可发于眼周和尾骶等处。皮损初起为正常皮色或淡红色扁平丘疹，呈圆形或多角形，密集成片，边缘清楚。日久局部皮肤增厚、干燥粗糙、纹理加深，形成苔藓样变，表面有少许鳞屑。自觉阵发性剧烈瘙痒，尤以夜间及安静时为重。患者多见情绪紧张或失眠等症。

干预与管理

（一）针灸治疗原则和特点

1. 针灸治疗原则　祛风止痒，调和气血。

2. 针具选择　火针、毫针、一次性使用埋线针（0.9mm）、胶原蛋白线（2-0）、针刀（4 号 0.6mm）、火罐。

（二）治疗方案

1. 初诊

第一步：埋线治疗

（1）取穴：大椎、肺俞（双）、膈俞（双）、肩髃、曲池、血海（双）。

（2）操作方法：上述穴位常规消毒，取胶原蛋白线（2-0），用一次性使用埋线针（0.9mm）将线体刺入肌层（背俞穴朝脊柱方向斜刺，肩髃、曲池双侧交叉选取一组，直刺，大椎、血海向上斜刺），毕后创可贴贴敷。

第二步：针刀治疗

（1）取穴：皮损区相应节段脊神经夹脊穴。

（2）操作方法：患者俯卧，根据脊神经节段性支配皮肤的分布规律，依据皮损的具体部位，选用相应的夹脊穴。如上肢、颈项部、面部瘙痒选 $C_2 \sim T_6$ 相应的夹脊穴；胸背部瘙痒选 $T_1 \sim T_{12}$ 夹脊穴；腰部、下肢瘙痒选 $T_{10} \sim S_5$ 夹脊穴，避开埋线所选穴位，术者以针刀快破皮、慢进针对周围高张力点进行切割松解，针后拔火罐 3 ~ 5 分钟，毕后创可贴贴敷。

2. 复诊（于初诊 2 周后进行）

第一步：火针治疗

（1）取穴：阿是穴。

（2）操作方法：细火针浅疾刺病变部位，散刺，每隔 0.5 ~ 1 寸一针。

第二步：毫针治疗

（1）取穴

主穴：风池、合谷、曲池、血海。

配穴：血虚风燥证：三阴交、足三里；肝郁化火证：阳陵泉、太冲；风湿蕴肤证：阴陵泉、三阴交。

（2）操作方法：毫针常规针刺。

第三步：自血疗法

（1）取穴：曲池（埋线对侧）、血海（双）、三阴交（双）。

（2）操作方法：嘱患者暴露皮肤，穴位常规消毒后，医者用 10ml 注射器抽取肘正中静脉血约 10ml，快速推入上述穴位，每穴 2ml，出针后按压针孔。

（三）治疗心得

1. 治疗现状　由于本病发病机制并不清楚，目前尚没有确切的治疗方法使本病彻底根治。临床中治疗原则以止痒为主。西医治疗一般选用糖皮质激素霜，皮肤增厚可选用软膏，但易复发，一旦停药，可能还会加重。中药治疗以方药、洗剂为主。针灸治疗本病有一定疗效，尤其是对新出现的皮损。但本病很难痊愈，需坚持治疗。

2. 临床体会

（1）本方案的优势：本方案采用组合疗法，埋线所用线体属于生物蛋白合成线，在植入机体后可诱导机体产生相应免疫物质，进而调节免疫。同时机体要对异体蛋白进行排异，埋线后经纤维包裹、液化、吸收，这本身就是一个慢性刺激的过程。

针刀松解相应节段夹脊穴，可改善局部微循环，促使堵塞的毛细血管通道再次开放，可改善相应节段脊神经根的缺血，使皮损区域软组织恢复营养，达到止痒祛病目的。火针局部点刺，可使针身周围组织炭化，改善局部血液循环，刺激机体对周围慢性软组织损伤的修复，并提高巨噬细胞的数量和吞噬能力，提高机体免疫力。针刺可提高躯体感觉神经的阈值，促进局部血液循环和代谢，使皮损修复。自血可提高细胞活力，改善机体代谢，提高机体免疫系统功能，增强机体免疫力。最终达到调节机体自主神经功能的目的，促进疾病的康复。

（2）关于疗程：首次以埋线配合针刀为主，1 月 1 次。两周后火针、毫针配合自血以巩固疗效，每月做 2 次治疗为 1 个疗程，一般需要 1~3 个疗程。

（3）关于配服中药的问题：临床体会配服中药可增强疗效，血虚风燥者，以四物汤加减；湿热蕴肤者，以四妙散加味。

（4）关于配合激素的问题：对于急性或重症瘙痒难耐患者，可于埋线时配合少量激素行穴位注射以取速效，但不以维持疗效为目的。

（5）临床中我们发现，该组合方案对银屑病同样有效，可能与其发病机制与本病有类似的免疫机制有关，故临床可推广使用。

（四）注意事项

1. 本病日常调护应注意保持心情舒畅，饮食清淡，忌"发物"，服装以纯棉为佳。

2. 避免用力搔抓、摩擦及热水烫洗等方法止痒。

3. 因局部抓挠合并感染者，应控制感染后再行治疗。

三十九、湿疹

湿疹是由多种复杂的内、外因素引起的一种具有多形性皮损和易有渗出倾向的皮肤炎症性反应。是以肌肤痛痒、糜烂、红疹为特征的常见皮肤病，全身均可出现，病情易反复，可迁延多年不愈。

中医称为"湿毒疮"或"湿气疮"，本病是因禀赋不足，风湿热邪客于肌肤而成。湿邪是主要病因，涉及脏腑主要在脾。在古代文献中常以发病部位和临床特点命以不同病名。如湿淫遍体，滋渗水液的称为"浸淫疮"；以丘疹为主称为"血风疮"或"粟疮"；发于耳部的称为"旋耳疮"；发于阴囊的称为"肾囊风"；婴儿发于面部的称为"奶癣"等。临床常见湿热蕴肤、血虚风燥、脾虚湿蕴、阴虚湿热等证型。

临床特点

皮疹呈多形性损害，如丘疹、疱疹、糜烂、渗出、结痂、鳞屑、肥厚、苔藓样变、皮肤色素沉着等。皮疹可发生在任何部位，但以外露部位及屈侧为多见；皮疹往往对称性分布、自觉瘙痒剧烈，常见特定部位的湿疹有耳湿疹、手足湿疹、乳房湿疹、肛门外生殖器湿疹、小腿湿疹等，病程较长，可迁延数月或数年。

根据湿疹症状和发病缓急可分为急性、亚急性和慢性三期。急性湿疹起病较快，初起为密集的点状红斑及粟粒大小的丘疹和疱疹，很快变成小水疱，破溃后形成点状糜烂面，瘙痒难忍，并可合并感染，形成脓疱，脓液渗出；亚急性湿疹为急性湿疹迁延而来，见有小丘疹，并有疱疹和水疱，轻度糜烂，剧烈瘙痒；急性、亚急性反复发作不愈，则变为慢性湿疹，也可能发病时就为慢性湿疹，瘙痒呈阵发性，遇热或入睡时瘙痒加剧，皮肤粗糙、增厚，触之较硬，苔藓样变，色素沉着，有抓痕，兼有糜烂、渗出、血痂、鳞屑。

干预与管理

（一）针灸治疗原则和特点

1. 针灸治疗原则　祛风止痒治标，清热利湿、养血润肤治本。

2. 针具选择　火针、毫针、一次性使用埋线针（0.9mm）、胶原蛋白线（2-0）。

（二）治疗方案

1. 初诊

第一步：埋线治疗

（1）取穴：大椎、肺俞（双）、膈俞（双）、肩髃、曲池、血海（双）、足三里（双）。

（2）操作方法：上述穴位常规消毒。取胶原蛋白线（2-0），用一次性使用埋线针（0.9mm）将线体刺入肌层（背俞穴朝脊柱方向斜刺，肩髃、曲池双侧交叉选取一组，直刺，大椎、血海向上斜刺），毕后创可贴贴敷。

第二步：火针治疗

（1）取穴：阿是穴。

（2）操作方法：细火针浅疾刺病变部位，散刺，每隔 0.5～1 寸一针。

第三步：中药治疗

湿热蕴肤多用四妙散加减；血虚风燥选用四物消风散加减、脾虚湿蕴选用除湿胃苓汤加减、阴虚湿热选用滋阴除湿汤。

2. 复诊（于埋线 2 周后进行）

第一步：火针治疗（同初诊埋线穴位及阿是穴处）

第二步：毫针治疗

（1）取穴

主穴：合谷、曲池、阴陵泉、三阴交、足三里。

配穴：湿热蕴肤证：水道、中极；血虚风燥证：膈俞、血海；脾虚湿蕴证：中脘、太白；阴虚湿热证：商丘、水分。

（2）操作方法：常规针刺。

（三）治疗心得

1. 治疗现状　目前临床中治疗湿疹的方法较多，多以局部用药为主，需坚持治疗，易复发。针灸治疗湿疹有一定疗效，传统的单一疗法很难从根源上去除湿疹。本病很难痊愈，需坚持治疗。

2. 临床体会

（1）本方案的优势：本方案采用组合疗法，重用火针，局部火针点刺使周围组织碳化，减轻或阻断神经冲动传入脊髓的节律，减轻了局部激肽的产生，减轻或抑制了相关的蛋白酶活动，使痒感减轻。改善局部血液循环，促进局部的代谢及堆积的代谢产物排出，促进周围慢性软组织损伤的修复，以达到祛除局部湿疹的目的。配合埋线以慢性刺激、调节机体免疫以达到长效治疗。

（2）关于疗程：一月治疗 2 次，为 1 个疗程，2 ~ 3 个疗程为宜。

（四）注意事项

1. 本病日常调护应注意保持心情舒畅，服装以纯棉为佳。

2. 禁止搔抓、摩擦及热水烫洗等方法止痒。因局部抓挠合并感染者，应控制感染后再行治疗。

3. 禁食海鲜、牛羊肉等异体蛋白，控制辣椒、酒等"发物"的摄入，以免引起过敏。

四十、荨麻疹

荨麻疹是由多种病因引起的皮肤、黏膜小血管扩张及渗透性增强而出现的一种局限性、一过性水肿反应，以皮肤突起风团、剧痒为主要特征。本病为常见多发性皮肤病，有 15% ~ 20% 的人一生中至少发作过一次荨麻疹。一年四季均可发生，尤以春季为发病高峰。临床根据病程长短，一般把起病急、病程在 3 个月以内者称为"急性荨麻疹"；风团反复发作、病程超过 3 个月以上者称为"慢性荨麻疹"。

本病属于中医学"瘾疹"的范畴。中医学认为，本病的发生内因为禀赋不足，外因为风邪为患。急性荨麻疹由于卫表不固，感受风寒或风热之邪，客于肌肤，致使营卫不和；或因饮食不节，致肠胃湿热，郁于皮肤腠理而发。慢性荨麻疹多由情志不遂，肝郁不舒，郁久化火，耗伤阴血；或脾气虚弱，湿热虫积；或冲任失调，经血过多；或久病耗伤气血等，致营血不足，生风生燥，肌肤失养而成。临床常见风邪侵袭、胃肠积热、血虚风燥等证型。

临床特点

急性荨麻疹发病急骤，皮肤突然出现形状不一、大小不等的风团，融合成片或孤立散在，呈淡红色或白色，边界清楚，周围有红晕，瘙痒不止。数小时内水肿减轻，变为红斑而逐渐消失，但伴随搔抓新的风团会陆续发生，此伏彼起，一日之内可发作数次。一般在2周内停止发作。

慢性荨麻疹一般无明显全身症状，风团时多时少，有的可有规律，如晨起或晚间加重，有的则无规律性。病情缠绵，反复发作，常多年不愈。

荨麻疹发生部位可局限于身体某部，也可泛发于全身。如果发生于胃肠，可见恶心、呕吐、腹痛、腹泻等；喉头黏膜受侵则胸闷、气喘、呼吸困难，严重者可引起窒息而危及生命。

干预与管理

（一）针灸治疗原则和特点

1. 针灸治疗原则　疏风清热，祛风止痒。

2. 针具选择　一次性使用埋线针（0.9mm）、胶原蛋白线（2-0）、针刀（4号0.6mm）、火针、毫针。

（二）治疗方案

1. 初诊

水针、埋线治疗

（1）取穴：大椎、肺俞（双）、膈俞（双）、肩髃（双）、曲池（双）、血海（双）、足三里（双）。

（2）操作方法：常规消毒后，先注射水针，取维生素 B_{12} 注射液 1ml、2% 盐酸利多卡因注射液 4ml、醋酸曲安奈德注射液 20mg、0.9% 氯化钠注射液 3ml，共配成 10ml 混悬药液，针尖对准穴位迅速刺入，若回抽无血，再缓慢注射，每点注射 1ml。然后用一次性使用埋线针（0.9mm），置入胶原蛋白线（2-0），左手拇、示指略分开固定于穴位处，右手持针对准选好的穴位，快速斜刺埋植在穴位的肌层或皮下组织内。进针 1 ~ 1.5 寸，推出线体，拔针后用无菌干棉球按压针孔止血，并贴敷创可贴。

2. 次诊（于埋线2周后进行）

第一步：火针治疗

（1）取穴：大椎、肺俞、膈俞、肩髃、曲池、血海、足三里。

（2）操作方法：选定腧穴，局部皮肤常规消毒后，先将细火针尖部在酒精灯上烧 3～5 秒，烧至白亮为度，进行速刺，浅刺不留针，拔针后用碘伏棉球按压针孔 1～2 秒。

第二步：针刀治疗

（1）取穴：上身多发者：颈夹脊穴、风门（双）；下身多发者：腰部夹脊穴。

（2）操作方法：患者俯卧位，选定腧穴，局部皮肤常规消毒后，术者用针刀（4 号 0.6mm）进行纵向切割松解，出针后贴创可贴，保持局部皮肤干燥，避免感染。

第三步：毫针治疗

（1）取穴

主穴：手三里、肩髎、外关、三阴交。

配穴：风邪侵袭证：风池；胃肠积热证：内庭、天枢；血虚风燥证：足三里；湿邪较重者：阴陵泉；呼吸困难者：天突；恶心呕吐者：内关。

（2）操作方法：主穴用毫针泻法，湿邪较重者可艾灸，血虚风燥者只针不灸，配穴按虚补实泻法操作。

（三）治疗心得

1. 治疗现状　西医治疗本病的基本原则是寻找病因，去除病因，原因不明者对症治疗，主要应用激素、抗组胺药以抗过敏，减轻血管扩张，联合外用止痒药，针灸教科书上治疗本病以毫针刺激为主，主要存在刺激量小、疗程长、疗效不确定等问题。

2. 临床体会

（1）关于用组合疗法的问题：早期我们曾单以埋线治疗此病，结果发现近期疗效卓著，但远期疗效不佳，之后我们探索埋线 2 周后加 1 次火针、针刀、毫针治疗可以巩固埋线疗效，效果优于单纯埋线。

（2）关于取穴问题：根据"治风先治血，血行风自灭"的中医学理论，选取膈俞、血海、风池等活血养血腧穴为主穴治疗本病。在针刀取穴中，取夹脊穴为主，上身多发者选用颈夹脊，下身多发者选腰夹脊。每次治疗选取 2～4 穴，可不拘泥于上方。

（3）关于治疗机制问题："调节免疫，慢性刺激"是埋线疗法取效的基本机制。通过胶原蛋白线的刺激，使机体对致敏物质反应性降低，使免疫细胞不分泌或少分泌组胺、缓激肽、慢反应物质等，达到调节机体免疫功能的目的；同时，所选穴位正是治疗本病的基本处方，有活血通络、祛风止痒之效，埋线后穴位要将蛋白线缓慢地包裹、液化、吸收，是个长期的过程，故可起到慢性刺激的效果。之所以选用针刀松解夹脊穴，是考虑神经节段支配理论。确切机制有待深入研究证实。

（4）关于配合水针的问题：临床体会，埋线时配合穴位水针注射，效果优于单纯埋线，考虑与西药的抗过敏效应有关。由于1月只用1次，建议初发者可以配合应用，但不宜久用。

（5）关于疗程安排的问题：一月做2次治疗为1个疗程，一般需要1~3个疗程。

（四）注意事项

1. 本病应禁用或禁食某些对机体致敏的药物或食物，避免接触致敏物质，远离过敏原。

2. 治疗后创面3~5天禁止着水，应保持干燥、清洁，避免感染。

3. 注意气温变化，自我调摄温寒，加强体育锻炼。

四十一、皮下急性蜂窝织炎

急性蜂窝织炎是指疏松结缔组织的急性感染，多与皮肤、黏膜受伤或有其他病变有关。病菌多为溶血性链球菌，金黄色葡萄球菌、大肠杆菌或其他型链球菌等。患者可先有皮肤损伤，或手、足等的化脓性感染。患处肿、痛、表皮红，红肿边缘界限不清楚，指压后可稍褪色。病变部位侧的淋巴结常有肿痛。病变加重扩大时，皮肤可起水疱或破溃出脓。常有恶寒发热和全身不适等症状。

中医称之为"痈"，多因外感风温、风热夹痰蕴结所致，伴有不同程度全身症状，如发热、头痛等，化脓时症状加重，溃脓后症状消失。临床常见肺经风热、脾胃湿热、痰瘀互结、冲任不调等证型。

临床特点

病变扩展较快，多因病菌有毒性强的溶血素、透明质酸酶、链激酶等，加之受侵组织的质地较疏松。病变侧的淋巴结常也受感染；且常有明显的毒血症，甚至菌血症。本病是皮肤、黏膜受伤或有其他病变以后，皮下疏松结缔组织受病菌感染所致。病菌多为乙型溶血性链球菌，有的是金黄葡萄球菌，有的是大肠杆菌或其他型链球菌等。

干预与管理

（一）针灸治疗原则和特点

1. 针灸治疗原则　活血祛瘀，通络止痛。
2. 针具选择　火针、毫针。

（二）治疗方案

第一步：火针治疗

（1）取穴：阿是穴。

（2）操作方法：皮损部常规碘伏消毒，用中或粗火针烧红疾刺，加拔火罐10分钟，拔出脓血、白色豆腐渣样分泌物，如分泌物排出不畅，可于肿物四周挤按压，直至肿物缩小，分泌物消除。

第二步：毫针治疗

（1）取穴

主穴：大椎、曲池、内庭、鱼际。

配穴：肺经风热证：风池、肺俞；脾胃湿热证：脾俞、胃俞；痰瘀互结证：丰隆、血海；冲任不调证：太冲。

（2）操作方法：常规针刺，泻法。

（三）治疗心得

1. 针灸治疗现状：蜂窝织炎治疗主要是以感染部位的局部消毒处理和全身的消炎治疗为主。早期，可用金黄散、玉露散等敷贴局部或者鱼石脂软膏局部外涂；其病变进展时，则以西医治疗为主，肌肉注射抗菌药，疑有肠道菌类感染时加甲硝唑，或者切开用药液湿纱条引流。针灸治疗本病鲜少提及。

2. 临床体会

（1）关于火针的治疗优势：火针排脓操作简便，容易掌握，效果好。火针针眼创口小，损伤组织少，愈合瘢痕小，被火针点刺后形成焦痂覆盖，一般不出血，焦痂脱落前，创口不会缩小，可引流畅通。脓液排净后伤口容易愈合，缩短疗程。但操作时应注意控制深度，中病即止，避免过深而引邪深入，加重感染。

（2）关于疗效评价及疗程安排：病轻脓少腔浅者，单火针治疗一次即可痊愈。一般2～3次治疗即可。

（3）关于配合西药的问题：对脓腔深达2cm以上、脓量达20ml以上的病例，则必须要配合静脉滴注抗生素消炎治疗。

（四）注意事项

1. 本病重在预防，应平日重视皮肤的清洁卫生和防避损伤。
2. 皮肤受伤后要及早处理，有某种化脓性病变更应及时治疗。
3. 忌食辛辣刺激性食品，发热者须卧床休息。

四十二、斑秃

斑秃为一种突然发生的局限性斑片状脱发，局部皮肤基本正常。其发病机制较为复杂，至今尚未有完全明确的解释。目前认为斑秃与遗传、情绪、内分泌失调、自身免疫等有关，其中约25%患者有家族史。本病发生于任何年龄，以青壮年为主，男女均可发病。

本病中医学称"油风"，俗称"鬼剃头"。中医学认为，过食辛辣、厚味，或情绪抑郁化火，损耗阴血，血热生风，毛发失养；或跌仆损伤，瘀血阻络，毛窍失养；或久病气血两虚，肝肾不足，精不化血，血不养发，肌腠失润，毛根空虚而成斑秃。临床常见血热风燥、气滞血瘀、气血两虚、肝肾不足等证型。

临床特点

斑秃的临床特点为患者在发病前有精神创伤和精神刺激史，患者常于无意中发现或他人发现有脱发，大多无自觉症状，少数病例在发病初期患处可有轻度疼痛、发痒或其他异常感觉。初起为1个或数个边界清楚的圆形、椭圆形或不规则的脱发区，局部头皮正常、光滑，无鳞屑和炎症反应。据斑秃的形态及预后分为八型。①单灶性斑秃：为单个脱发区，常无自觉症状，局部偶有疼痛、发痒或其他异常感觉。②多灶性斑秃：数周或数月内出现多个独立的脱发区，随着病程的进展，脱发区可相互融合成不同形状。此型的斑秃患者，一处脱发区已经长出新发，而另一处仍有可能继续脱发。③网状斑秃：头皮上多灶性脱发区持续存在，部分融合，呈网状外观。④匍匐性斑秃：枕部和耳附近发际处突发性、对称性条带状脱发区。好发于儿童，且多有特应性体质。⑤马蹄形斑秃：脱发区从前额到枕部，距离发际线3～4cm，形似马蹄，此型对治疗反应较差。⑥全秃：头发全部脱落。⑦普脱：除头发脱落外，眉毛、睫毛、胡须、腋毛、阴毛和全身毳毛均脱落。⑧弥漫性斑秃：需要与雄激素脱发相鉴别，此可累及枕部头皮。

干预与管理

（一）针灸治疗原则和特点

1. 针灸治疗原则　疏风清热，补益气血。
2. 针具选择　梅花针、毫针。

（二）治疗方案

第一步：梅花针治疗

操作方法：首先患者采取坐位或卧位，针尖缠绕消毒干棉球，以轻度手法叩刺头部诸阳经。其次患处常规酒精消毒后，将针尖缠绕之干棉球取下，直接暴露针尖，重度手法叩刺，以局部均匀点状出血为度。

第二步：生姜泥涂擦治疗

操作方法：将生姜泥涂擦于脱发部位，以局部出现烧灼感为度。

第三步：毫针治疗

（1）取穴

主穴：阿是穴、百会、风池、膈俞、肝俞、肾俞。

配穴：血热风燥证：曲池、太冲；气滞血瘀证：太冲、血海；气血两虚证：足三里、三阴交；肝肾不足证：太溪、命门、关元；两鬓脱发加头维、率谷；脱眉加鱼腰透丝竹空。

（2）操作方法：脱发部位行毫针围刺。余穴常规针刺，留针20～30分钟。

（三）治疗心得

1. 治疗现状　斑秃的发病机制较为复杂，至今尚未有完全明确的解释。临床治疗方法较多，西医方面尚无特效药物及治疗方法。大多采取系统内服激素、胱氨酸、维生素等，局部治疗常用注射糖皮质激素配合外搽免疫制剂等方法。虽有疗效，但结果欠佳，同时副作用较大，长期使用副作用明显。中医对斑秃的治疗以针刺艾灸、梅花针等方法多见，但方案不甚明确。

2. 临床体会

（1）本方案的优势：本方案采取梅花针先普叩头部三阳经，再以中重度手法叩打脱发区，可以促使毛细血管扩张，改善局部血运，加强血液循环，并通过刺激皮损皮肤表层的感觉神经末梢，进而引起中枢神经反射作用。生姜性辛、微温，具有发散、行气、活血的作用，生姜汁中的姜辣素、姜烯油等成分可促进血液循环，使血管扩张、毛孔舒张，涂擦患部可激发阳气，温通血脉，加速代谢，刺激毛囊生长，恢复其生长功能。毫针围刺脱发处，可调节毛球内的神经血管功能，增加发根的供血，改善毛囊氧和营养物质的供应，促进毛发的生长与再生；同时可能促进和增加黑色素细胞的形成，具有乌发功能。共同促进疾病的痊愈。

（2）关于生姜泥的问题：临床上我们发现用生姜块涂擦叩打出血处时，生姜汁不能完全涂搽到患处，而且涂擦时患者有疼痛感。故将生姜块变为生姜泥涂敷到出血处。生姜泥既能使姜汁充分与患处结合，同时可避免患者疼痛感。

（3）关于疗效评价及疗程安排：大部分患者在治疗 1 周后即有新生白色毛发长出，但其质柔软易于折断、掉落，之后才能长出黑色终毛，并逐渐恢复正常。一般 1 周 2 次，为 1 个疗程，约 4 个疗程即可获满意疗效。

（四）注意事项

1. 保持情绪稳定。本病发生与情绪关系密切，治疗期间要嘱患者生活作息规律，保持情绪稳定，忌焦躁、忧虑；同时保证充足的睡眠，忌疲劳过度。

2. 可嘱患者自行按摩头部保健，配合治疗，促进局部血液循环，利于毛发新生。注重头发的护理，洗头不应太频繁，并且尽量少用含有强碱性的洗发水。

3. 饮食宜选择补肾生发的食物及黑色食物，如核桃、何首乌、枸杞子、乌梅、杏仁、黑米、黑芝麻、黑木耳、黑枣、冬菇、紫菜、墨鱼、海参、发菜等。

四十三、寻常疣

寻常疣是由人类乳头瘤病毒引起的一种常见皮肤病，多见于头、面、手足等处；皮疹为针尖大至黄豆大乳头状角质增生性丘疹，表面粗糙不平，呈污褐色、灰色、淡黄色或黄褐色；皮疹可单发或多发。

本病中医称"疣目""千日疮"，俗名"瘊子"。多由风热毒邪搏于肌肤而生，或怒动肝火，筋气不荣，肌肤不润所致。

临床特点

此病多见于儿童，两性发病率相等，可发于全身任何部位。多数情况下呈疣状增生，呈褐色或黑色。乳头瘤样小棘，不规则形隆起，触之表面呈油腻样。或长或短呈条状，条状走行很不规则。无自觉症状，只是不美观。疣状痣常单侧发生，排列成线状，质较硬，损害表面较干净，不易出血。除一些特殊部位外，他处也往往有同样皮疹。病史较长，外用药物疗效差。病理改变：表皮呈不同程度的增生，主要是角化过度、乳头瘤样增生以及棘层肥厚，基底层黑色素增多，无尖锐湿疣的空泡化细胞，病理鉴别较容易。

干预与管理

（一）针灸治疗原则和特点

1. 针灸治疗原则　祛疣除赘。
2. 针具选择　铍针、三头火针、锟针。

（二）治疗方案（图下篇 -43-1）

第一步：铍针治疗

操作方法：疣体较大的需用铍针，助手持酒精灯靠近施术部位，术者左手用无菌止血钳夹持疣体，右手持铍针针柄，将针身倾斜45°角使针尖在酒精灯外焰烧至白亮，对准疣的根蒂部位迅速齐根灼割，使疣体基本脱落。粟米大小的疣体无需用铍针灼割，只需三头火针点刺即可。

第二步：三头火针治疗

操作方法：将三头火针针身前 1/3 平放入酒精灯外火焰，待烧至通红迅速点刺深达疣体基底部。粟米大小的无需前两步骤，直接用三头火针点刺疣体，即刻缩小。

第三步：锟针治疗

操作方法：将锟针于酒精灯上烧热，点灼创面，修复周围，使其平整，形成黑色焦痂。消毒并贴好创可贴。

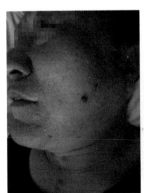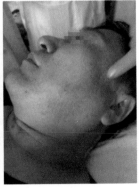

图下篇 -43-1　寻常疣治疗前与治疗后

（三）治疗心得

1. 治疗现状　目前临床常用冷冻、激光和手术治疗，但治疗深度不易掌握，有容易留瘢痕、复发及出血之虞。

2. 治疗体会

（1）关于针具优势：选用铍针、火针、锓针，在治疗时强调发挥每种针具的特异性及其针法的整体性治疗作用，使之相辅相成，相得益彰，其针法具有"自然疗法"的特点。三种针具均由耐高温材料制成。采用像剑锋一样锐利的铍针，经加热后烙割赘生物，具有祛邪外出、疏通气血的作用；火针，在高温下硬度强，韧性好，细若毫针，穿透基底部，防止再生，兼具针与灸的双重功效；针锋像米粒一样微圆的锓针修复表面，防止出血，发挥按摩经脉，疏通气血的作用。可谓"九针之宜，各有所为，长短大小，各有所施，不得其用，病弗能移"（《灵枢·官针》）。

（2）关于疗效评价及疗程安排：新九针治疗寻常疣，疗效确切，方法简便，仅1次治疗即可痊愈。对于长有较多寻常疣的一次难以治完，可分批分次进行，第1次治疗时先选择疣体较大者进行割治，第2次治疗要待第1次治疗结痂全部脱落再行割治。三种针具均是在高温下操作，所以治疗过程中既不出血，也很少感染。一般在2周后结痂脱落，皮肤不留痕迹，不影响美观。

（3）关于麻醉药的使用：疣瘊较小者，一般不用麻醉药，疣瘊较大或病人耐痛较差者，可行局部麻醉。

（4）对于环境要求：不需要严格的无菌环境，在门诊条件下进行常规消毒即可。所以医疗成本较低，方便实用。

（四）注意事项

1. 避开临近五官及大神经、大血管部位，治疗后48小时内保持敷料干燥清洁，禁搔抓患处，以免感染。

2. 忌食辛辣刺激食物。

四十四、睑腺炎

睑腺炎是一种眼睑腺体的急性、痛性、化脓性、结节性炎症改变。睑板腺受累时形成的较大的肿胀区成为内睑腺炎；眼睑皮脂腺或汗腺感染则为外睑腺炎。本病多为葡萄球菌感染所致，其中以金黄色葡萄球菌最常见。

中医称本病为"针眼""偷针",是胞睑边缘或睑内生小硬结,红肿疼痛,形如麦粒的眼病。临床多见,常年发病,上下眼睑均可发生,但多见于上眼睑。素体虚弱,或近视眼,卫生习惯不良或有消渴病患者易罹患。部分患者常反复发生,此起彼愈,病情轻者可数日后自愈,病重者剧痛成脓,脓出始愈。按照"五轮"学说,眼睑属于脾胃,又居于上位,易受风热侵袭,故而病机内责之于脾胃,外责之于风热。临床常见风热外袭、热毒炽盛、热毒内陷、脾虚湿热等证型。

干预与管理

(一)针灸治疗原则和特点

1. 针灸治疗原则　疏风清热,解毒散结。
2. 针具选择　三棱针、锋勾针、火罐、毫针。

(二)治疗方案

第一步:三棱针治疗

取穴:耳尖、印堂、太阳。

操作方法:先在耳尖穴周围找到敏感反应点,用拇指与示指搓揉耳部,使气血上冲,碘伏棉球消毒后,对准穴位点刺放血,出血10滴左右为度。太阳、印堂常规放血即可。

第二步:锋勾针、拔罐治疗

取穴:大椎、背部脊柱两旁反应点。

操作方法:背部脊柱两旁之反应点多位于第三至第十二胸椎,见红色或暗红色丘疹样反应物,操作时左手示指、中指绷紧所刺部位皮肤,右手持针迅速将针头刺入皮下(刺入时针尖与皮肤呈75°);针头刺入后稍等片刻,将针体扭正(与皮肤垂直),将皮下纤维挑起;上下提动针柄,进行勾割(一般勾割3~4针),此时可听到割断皮下纤维而发出的吱吱声,进针不宜过深。勾割完毕出针后,在相应部位拔火罐5~10分钟。

第三步:毫针治疗

主穴:太阳、鱼腰、风池。

配穴:风热外袭证:合谷、大椎、外关、行间;热毒炽盛证:承泣、曲池、内庭、三阴交;脾胃虚弱证,余毒未尽者:合谷、曲池、脾俞、足三里。

(三)治疗心得

1. 治疗现状:睑腺炎在临床中多采用耳尖放血、红霉素眼膏外涂配合局部热敷，更多情况下医师会根据病情配合使用其他针刺、中草药或者西药，这些方法都有一定疗效，但疗程较长。

2. 临床体会

（1）关于疗效评价问题：本法对睑腺炎的红肿硬结期有很好的疗效，可以一次治愈，采用三棱针点刺耳尖、太阳、印堂穴位放血，配合锋勾针疗法背部勾割放血均能直接起到去菀陈莝、清热止痛的作用。对已成脓者，经三棱针轻点排脓后亦可促其尽快消退。临床上对于皮肤其他部位产生的疖肿也可用锋勾针疗法，配合细火针或三棱针点刺以消瘀排脓。

（2）对于尚未成脓的患者，不可随意挤压患处，以防止邪毒蔓延，肿痛加剧。

（3）关于疗程安排：一般 1 次即效，必要时隔日重复治疗 1 次即可。

（四）注意事项

1. 对于易反复发作者，应在平时注意饮食，勿食辛辣炙煿之品。

2. 本病易与漏睛疮混淆。漏睛疮特征为大眦部睛明穴附近隆起疮核，其红肿可波及胞睑，甚至面颊部，伴流泪、流脓，泪道冲洗可资鉴别。

四十五、干眼症

干眼症又称角膜干燥症，是指任何原因引起的泪液质和量异常或动力学异常导致的泪膜稳定性下降，并伴有眼部不适，导致眼表组织病变为特征的多种疾病的总称。病因繁多，病理过程复杂，其病因可大致分为泪液动力学异常及眼表上皮的异常，两者常常作为一个整体发挥作用，因而两种病因亦有交叉。

干眼症在中医学里属于"白涩症""燥症""神水将枯"等范畴，是气郁化火、津液亏损、泪液减少以致目珠干燥失泽的眼病，相当于泪腺分泌降低引起的结膜干燥症。中医学认为本病的发生与肺、肝、脾、肾关系密切，肝开窍于目，泪为肝之液，肝肾同源，肾为水之下源，肺为水之上源，脾主运化水湿。故外感燥热之邪，内客于肺，致使肺阴不足或肝肾阴虚、郁热化火，致使阴精亏虚或脾虚气弱，脾运失职，气化无力，终使泪液减少、目失濡养而引发眼睛干涩、异物感、烧灼感、视物模糊、眼疲劳等症状。

临床特点

1. 干眼症最常见症状是眼部干涩和异物感，其他症状有烧灼感、痒感、畏光、红痛、视物模糊、易视疲劳、黏丝状分泌物以及眼睑移动困难等。

2. 干眼症早期轻度影响视力，病情发展后，症状演变为不能忍受，晚期出现角膜溃疡、角膜变薄、穿孔、偶有继发细菌感染。角膜瘢痕形成后，严重影响视力。

3. 按病因分类，干眼症可分为四种类型：①水样液缺乏性干眼症；②黏蛋白缺乏性干眼症；③脂质缺乏性干眼症；④泪液动力学异常所致干眼症。

干预与管理

（一）针灸治疗原则和特点

1. 针灸治疗原则　疏通经络，宣导气血。
2. 针具选择　梅花针、锋勾针、毫针。

（二）治疗方案

第一步：梅花针治疗
操作方法：梅花针轻中度手法叩刺头部诸经 5～10 遍。

第二步：锋勾针治疗
取穴：风池（双）。
操作方法：同"面肌痉挛"操作。

第三步：毫针治疗
取穴：下关旁天应穴、太阳、阳白、四白、液门、照海。

操作方法：下关旁天应穴位于颧弓的下沿，下关穴前方，约相当于颞骨颧突和颧骨颞突合缝线部，根据不同的患眼采用侧卧位或仰卧位，3 寸毫针进针后使针尖朝向对侧太阳穴，徐徐进针，当患者牙齿出现麻胀感，同时眼睛泪液充盈，视为得气，说明针刺有效，停止进针。

（三）治疗心得

1. 治疗现状　目前，干眼症的治疗西医主要采取局部用药以增加角膜表面水液存留，提高角膜湿性，刺激泪液分泌。主要以药物如新斯的明、人工泪液及手术等方法进行治疗，但毒副作用较多，对潜在病因未予治疗。目前针灸临床治疗干眼症主要采用针刺、电针、灸法、针灸并用、针药结合等方法，但方案不统一，疗效有待提高。

2. 临床体会

（1）关于下关旁天应穴治疗干眼症的机制：此针法源于北京同仁医院的

李新吾教授，故有人称此穴为"新吾穴"。用3寸针深刺，靶器官是蝶腭神经节。三叉神经的第2支（上颌支）为感觉神经，在通过翼突上颌凹时，向下发出2条蝶腭神经，在翼腭窝内又合并形成膨大的、结节状的蝶腭神经节，并向前、向后及向下发出许多节后分支，分布到鼻、口及咽顶部位。分析并结合解剖学认为蝶腭神经节位于翼腭窝内，其大多数神经属上颌神经感觉纤维，分别来自腭、鼻、咽部的黏膜及眼眶，因此针刺下关旁天应穴是治疗干眼症的有效穴位。

（2）关于毫针刺激下关旁天应穴刺激量的问题：针刺部位当于颞骨颧突和颧骨颞突合缝线部位稍显膨大处，命名为颧颞结节，由于蝶腭神经节处在翼腭窝内，又小又深，四周都有骨质包裹，只有窝的外侧面无遮挡，其最宽处也就3mm左右，因此徐徐进针探寻此部位时较为不易，如多次探寻无果即缓慢出针按压，以防针后患者出现牙槽出血。另外，由于此法刺激量较大，病人反应强烈，所以每次针刺只选一侧，可以左右交替使用。

（3）关于疗程安排：此病属于慢性、难治性疾病，每周行锋勾针治疗1次，梅花针、毫针治疗2次，1周为1个疗程。一般需要1~3个疗程以巩固疗效。

（四）注意事项

调整生活习惯，减少使用电脑和手机的时间，平时注意眼部休息及自我调摄，如多次眨眼后打哈欠可以缓解眼睛干燥症状。

四十六、麻痹性斜视

麻痹性斜视是由于支配眼肌运动的神经核、神经或眼外肌本身器质性病变所引起的眼球向麻痹肌作用相反的方向偏位，可以是单条或多条眼外肌完全性或部分性麻痹。临床上以部分性麻痹多见。西医学认为本病有先天性、后天性之分。先天性：在出生时或出生后早期发生，主要由于先天发育异常、产伤和眼外肌缺如等引起。后天性：①外伤：头部外伤累及眼球运动神经而致。②炎症：脑膜炎和脑炎常影响外展神经和滑车神经。海绵窦血栓和眶尖脓肿引起多发性神经麻痹。眼带状疱疹在后期可引起动眼神经麻痹，也可造成滑车神经麻痹。发生在儿童的良性暂时性外展神经麻痹，其原因很可能是病毒。脱髓鞘性疾病，如多发性硬化可引起外展神经麻痹。③血管病：高血压、后交通动脉瘤破裂、脑血管意外等，均易损伤眼球运动神经及其核上的联系。④占位性病变：因颅内病变造成颅内压增高，常引起外展神经麻痹。一些肿瘤如脑膜瘤、颅咽管瘤、垂体瘤和鼻咽癌通过直接压迫或浸润，可引起眼球运动神经麻痹。⑤代谢性疾病：糖尿病可引起外展神经和动眼神经的麻痹，甲状腺功能障碍性眼病，也可发生眼外肌麻痹。

本病中医学称为风牵偏视，又称为神珠将反，指以眼珠突然偏斜、转动受限、视一为二为临床特征的眼病。主要与风邪袭络、肝风内动及外伤有关，系邪中经络，气血不和，筋脉失养，弛张不收，在双眼注视目标时，呈现一眼眼位偏斜的眼病。临床常见风邪袭络、风痰入络、肝风内动等证型。

临床特点

1. 症状　单眼或双眼突然发病，以单眼居多。复视为其突出症状。全身可出现眩晕、恶心呕吐、步态不稳等复视引起的症状。如遮盖一眼，消除复视后，症状也可消失。

2. 体征　①眼位偏斜：眼珠向麻痹肌正常作用方向之对侧偏斜。②运动受限：一条或几条眼外肌运动受限，眼球向患侧运动受限。③代偿性头位：为了避免或减轻复视干扰，患者头常向麻痹肌作用方向偏斜，出现代偿性头位。④不同方向注视时斜视角不等：眼球向麻痹肌作用方向转动时，运动受限最严重，因而斜视明显加大；向相反方向转动时，运动不受限，因而斜视明显减少，甚至消失。⑤第二斜视角大于第一斜视角：即麻痹眼固视时出现的斜视度大于健眼固视时的斜视度。

干预与管理

（一）针灸治疗原则和特点

1. 针灸治疗原则　疏通经络，祛风散寒。
2. 针具选择　梅花针、锋勾针、毫针、艾条。

（二）治疗方案

第一步：梅花针治疗
操作方法：用梅花针普叩头部诸经及患侧眼眶周围10分钟左右。

第二步：锋勾针治疗
（1）取穴：风池（患侧）。
（2）操作方法：患者坐位，碘伏棉球常规消毒后，术者左手拇指、示指绷紧所刺部位皮肤，右手持针速刺，钩割皮下纤维3~4次，出针后用敷料按压针孔。

第三步：毫针配合艾灸治疗

（1）取穴

主穴：内直肌麻痹：睛明、印堂、攒竹。

上直肌麻痹：阳白、攒竹、鱼腰；

下直肌麻痹：承泣、四白；

外直肌麻痹：太阳、丝竹空；

下斜肌麻痹：丝竹空、四白；

上斜肌麻痹：球后、丝竹空、头维。

配穴：风邪袭络证：合谷、曲池、足三里；风痰入络证：合谷、风池、丰隆；肝风内动证：合谷、太冲、太溪、肝俞、肾俞。

（2）操作方法：常规针刺，斜向左者，针刺右侧；斜向右者，针刺左侧。配合局部艾灸。

（三）治疗心得

1. 治疗现状 近年的临床实践支持早期手术矫正斜位，对于先天性斜视，手术应在 2 岁前进行。后天性麻痹性斜视的发病原因不同，在发病的早期应进行包括神经科、内科及耳鼻喉科的全面检查，寻找发病因素，进行病因治疗。在此期间麻痹肌的功能可能部分恢复，6 个月后根据斜视恢复的情况决定是否采取手术治疗。过早进行手术治疗可能因病情尚未稳定而无法获得良好效果，且手术瘢痕可能影响再次手术的效果。药物治疗斜视研究较多的着重于肉毒杆菌素 A 型（BTXA），多次斜视手术后仍未获满意疗效者或不愿手术者可考虑运用 BTXA 治疗。针灸治疗本病除常规毫针针刺外，尚有电针、水针局部穴位注射神经生长因子、耳背静脉放血治疗等疗效良好，但尚未形成规范的治疗方案。

2. 临床体会

（1）针刺治疗本病的关键：一定要明确诊断，选取相应麻痹肌肉区域的穴位，正如主穴里所描述的方法，万不可混淆。

（2）关于锋勾针勾刺风池的作用机制：勾刺风池的部位在斜方肌与肩胛提肌靠外侧的枕骨侧面，这里神经血管较为丰富，而我们勾割的是肌肉在骨面的移行部位，操作安全，能促进局部血液循环，减少肌肉痉挛或变性造成的神经血管卡压症状。面神经支配面肌的运动，分布于泪腺、下颌下腺、舌下腺及鼻、腭的黏膜腺，控制其分泌，因此勾刺风池通过松解面神经周围的肌肉，使面神经的功能恢复正常，这可能就是我们临床中多用锋勾针勾刺风池治疗头、面五官疾病获效的机制所在。

（3）关于疗程安排：本方案主要针对后天性麻痹性斜视的治疗，临床多见于由外伤、血管病、占位性病变引起的斜视，对于病程短者疗效较为满意，一般每周锋勾针 1 次，毫针 2～3 次，为 1 个疗程，需要 2～3 个疗程。但对于病程长者，要加长疗程，连续治疗 2 个月以上。

（四）注意事项

1. 在治疗过程中，可以嘱患者适当进行眼肌功能训练，但不能时间太久，以免疲劳，加重头目眩晕、头痛症状。

2. 对复视严重患者，外出行走或过马路时要遮盖麻痹眼，用健侧视力减少复视现象，避免车祸事故发生。

3. 本病忌食肥甘厚腻，以免渍湿生痰加重病情，慎起居，避风寒。

四十七、神经性耳鸣

神经性耳鸣又称感音神经性耳鸣，其强调的是患者的主观感受。指人们在没有任何外界刺激条件下所产生的异常声音感觉。如感觉耳内有蝉鸣声、嗡嗡声、嘶嘶声等单调或混杂的响声，有时可伴有耳聋、眩晕、头痛等其他症状。可分为感音性（源于耳蜗）、周围神经性（源于听神经）及中枢神经性耳鸣。患者自觉耳中鸣响而周围环境中并无相应的声源。它可发生于单侧，也可发生于双侧。有时患者自觉鸣声来自头颅内部，则为"颅鸣"或"脑鸣"。

中医认为耳鸣有虚实之分，实者多因外邪侵袭或脏腑失调，致火热、痰浊、瘀血上犯，蒙蔽清窍；虚者多为脏腑虚损、精血不足，清窍失养。临床常见风热侵袭、肝胆火盛、痰火郁结、气虚瘀滞、肾精亏损、气血亏虚等证型。

临床特点

耳鸣可急性起病，亦可缓慢起病；既可为单侧亦可为双侧；可呈持续性，也可呈间歇性；耳鸣的音调可呈高音调（如蝉鸣声、汽笛声、口哨声等），亦可呈低音调（如机器声、隆隆声等）；一般在夜间或安静时加重，严重时可影响睡眠及对生活、工作、情绪产生干扰；多数耳鸣患者伴有听力下降。

1. 感音性耳鸣　耳鸣性质千变万化，常伴有听力损失。耳鸣的严重程度及发生率与听力损失有明显关系。感音性听力损失越重，越易产生耳鸣。且耳鸣的响度也随听力损失加重而增加。但是，耳鸣亦可发生于听力正常者。且约 1/3 之中度及重度听力损失者不伴有耳鸣，这一点至今尚无法解释。

2. 听神经瘤的耳鸣　为首发症者约占10%，单侧性耳鸣而听力正常者，一定要排除听神经瘤。

3. 中枢神经性耳鸣　耳鸣常呈现为白噪声样，当耳鸣与脑血管疾病发作同时出现时，如无听力障碍，多为中枢神经性耳鸣。另外，患者诉耳鸣是在头内部时，有可能为中枢性，但也可能是无法描述耳鸣部位的双侧性耳蜗性耳鸣。

4. 耳痛　耳鸣的出现不仅仅是影响听力的问题，急性中耳炎会有持续性隐隐耳痛或时而抽痛，慢性中耳炎患者耳痛则不明显。

5. 精神不振　患者精神不振，情绪比较紧张，所以患者发生耳鸣后不要使情绪再过分的压抑。

干预与管理

（一）针灸治疗原则和特点

1. 针灸治疗原则　实者驱邪通窍，虚者补虚充耳。
2. 针具选择　梅花针、锋勾针、毫针。

（二）治疗方案

第一步：梅花针治疗

（1）部位：头部诸经，耳门、听宫、听会、翳风、率谷、风池穴。

（2）操作方法：安装无菌梅花针针头，然后用消毒干棉球缠绕针尖，以轻度手法叩刺头三阳经3～5遍，再以中度手法叩刺耳门、听宫、听会、翳风、率谷、风池穴，至皮肤发红。

第二步：锋勾针治疗

（1）取穴：患侧风池穴。

（2）操作方法：左手拇指和食指绷紧所刺部位皮肤，右手持针迅速将针尖刺入皮下；扭正针体，挑起皮下纤维，上下提动针柄进行勾割，进针不宜过深；勾割完毕，即可出针，用棉球按压针孔。

第三步：毫针治疗

（1）取穴

主穴：耳门（听宫、听会）、翳风、中渚。

配穴：风热侵袭证：风池、外关；肝胆火盛证：行间、足临泣；痰火郁结证：丰隆、内庭；气虚瘀滞证：内关、三阴交；肾精亏损证：肾俞、志室、太溪；气血亏虚证：足三里、气海、脾俞。

（2）操作方法：局部消毒后，常规针刺治疗。

第四步：水针治疗

（1）取穴：患侧翳风穴。

（2）操作方法：用 2ml 注射器抽取灭菌注射用水 1ml、注射用甲钴胺 0.5mg 混匀后，选患侧翳风进行穴位注射，1ml 每穴。

（三）治疗心得

1. 针灸治疗现状　耳鸣患者在临床上非常多见，神经性耳鸣的诊断要排除颅内病变、耳部病变、颈椎病等。神经性耳鸣的发生大多原因不明，有些局灶性的耳鸣发生的原因是局部循环不好。西医治疗神经性耳鸣主要有药物治疗、高压氧治疗和心理学治疗，所用药物无非就是改善循环、抗焦虑、抗抑郁等，其疗效甚微。针灸治疗神经性耳鸣主要是毫针治疗，有一定的效果，但是方法单一，方案简单，疗程较长，因此探讨一个更加优化的针灸方案非常有必要。

2. 临床体会

（1）关于耳前三穴的选取问题：耳门、听宫、听会均为治疗耳鸣耳聋的有效穴，但距离较近，因此针刺之时一次只取一穴，可交替使用。

（2）关于疗程安排：对于突发的、急性的神经性耳鸣，上述组合治疗除勾针每周 2 次外，其他方法每日 1 次，1 周为 1 个疗程，一般需要 1~2 个疗程；对于病程较长的、慢性的神经性耳鸣，组合治疗方案治疗每周 2 次，1 月为 1 个疗程，需要 1-2 个疗程。

（3）关于本病的治疗机制：可能与改善局部血液循环有关。梅花针叩打皮部，改善血管的舒缩功能，锋勾针于风池实施钩割提拉手法，使病理性粘连组织得到有效的松解，减轻局部的张力、压力，从而改善局部血液循环。

（4）关于配合西药的问题：神经性耳鸣的突发阶段可配合改善循环的西药，静脉给药进行治疗；对于病程较长的、慢性的神经性耳鸣可配合水针即甲钴胺，穴位注射进行治疗。

（四）注意事项

平素注意保持心情舒畅，起居、饮食规律，避免噪声强音刺激。

四十八、突发性耳聋

突发性耳聋简称"突发性聋"或"突聋"，是指突然发生的、原因不明的感音神经性听力损失。主要临床表现为单侧听力下降，可伴有耳鸣、耳堵塞感、眩晕、恶心、呕吐等。性别、左右侧发病率无明显差异。随年龄增加发病率亦增加，患病时年龄在 40 或 40 岁以上者占 3/4。

中医称本病为"暴聋"，多因外感风热或内伤情志、饮食，致痰湿内生，气郁化火，循经上扰、蒙蔽清窍或突然暴响震伤耳窍引起听力突然减退或丧失。

临床特点

突发性耳聋多为单侧耳聋，发病前多无先兆，少数患者则先有轻度感冒、疲劳或情绪激动史。耳聋发生突然，患者的听力一般在数分钟或数小时内下降至最低点，少数患者可在 3 天内听力损失方达到最低点。大多数患者可于耳聋时出现耳鸣，部分患者可伴有不同程度的眩晕，少数患者可有耳闷堵感、压迫感或麻木感。

干预与管理

（一）针灸治疗原则和特点

1. 针灸治疗原则　疏通耳窍，活血通络。
2. 针具选择　梅花针、锋勾针、毫针。

（二）治疗方案

同"神经性耳鸣"。

（三）治疗心得

1. 针灸治疗现状　目前对于突发性耳聋的治疗，西医主要是药物治疗和高压氧治疗，常用的药物有糖皮质激素、溶栓和抗凝药物、神经营养类药物，虽有一定疗效，但效果甚微。突发性耳聋早期及时针灸综合治疗，预后较好，听力恢复较快，但针灸方法单一，方案简单，疗效不稳定。因此探讨一个更加优化的针灸方案非常有必要。

2. 临床体会

（1）关于治疗方法与效果：暴聋的治疗方法与突发耳鸣雷同，只是疗程较短，效果更好。另外，暴聋实证居多，治疗多以泻实为主。

（2）关于疗程：除勾针每周 2 次外，余法每天 1 次，1 周为 1 个疗程，一般不超过 1 周即可获效。1 ~ 2 周可愈。

（3）关于锋勾针的取穴问题：不可每天选同一个穴位进行勾割，要双侧交替或选附近穴位替代。因为毕竟锋勾针的损伤程度较大，针后感较强，一般同一穴位 3 天后方可勾刺第 2 次。

（四）注意事项

1. 嘱患者保持鼻腔通畅，切忌捏住鼻翼用力擤鼻，以防浊涕四窜，变生他病。

2. 注意休息，多饮水。平素忌食辛辣燥火、肥甘厚味之品及烟酒，以防湿热内蕴。

3. 注重锻炼身体，增强体质，预防感冒。患上呼吸道感染时，要积极治疗，以免并发本病。

四十九、过敏性鼻炎

过敏性鼻炎为身体对某些过敏原敏感性增高而呈现以鼻黏膜病变为主的一种异常反应，表现为发作性喷嚏、流涕、鼻塞、鼻痒、眼睛痒等，鼻腔检查多见鼻黏膜苍白水肿，鼻甲肿大。本病好发于青年人，男女均可，且通常有家族史。过敏性鼻炎又可分为季节性和长年性两种，季节性过敏性鼻炎与花粉有很大关系，长年性过敏性鼻炎则是由于环境中之灰尘、动物皮屑、冷热空气、油漆味引起过敏，少部分人对蛋、牛奶、鱼等食物亦会过敏。

过敏性鼻炎中医称为"鼻鼽"或"鼽嚏"。多因禀质特异，邪犯鼻窍所致，以阵发性鼻痒、连续喷嚏为特征。本病的发生主要与肺脾肾阳气亏虚，体质特异，卫外不固关系密切，故不耐风寒异气或花粉等不洁之气侵袭，或因某些饮食物触发，致阵发性鼻痒、喷嚏、清涕长流，且反复发作。亦或因郁热内蕴、阴阳失调、寒热错杂所致。

干预与管理

（一）针灸治疗原则和特点

1. 针灸治疗原则　调和脏腑，宣通鼻窍。

2. 针具选择　毫针、针刀（4 号 0.6mm）、火针、水针、一次性使用埋线针（0.9mm）、胶原蛋白线（2-0）。

（二）治疗方案

1. 初诊　水针、埋线治疗

（1）取穴：大椎、肺俞（双）、印堂、迎香（双）。

（2）水针：操作方法：取维生素 B_{12} 注射液 1ml、2% 盐酸利多卡因注射液 4ml、醋酸曲安奈德注射液 20mg、0.9% 氯化钠注射液 3ml，共配成 10ml 混悬药液，针尖对准穴位迅速刺入，若回抽无血，再缓慢注射，每点注射 1ml。

（3）埋线：操作方法：患者俯卧位，充分暴露背部腧穴，常规皮肤消毒，术者戴无菌手套，选用一次性使用埋线针（0.9mm），装入约 2cm 胶原蛋白线（2-0）至套管中，左手固定穴位两侧皮肤，大椎、肺俞持针呈 45°迅速进入肌层，将线推入；待背部治疗后，嘱患者仰卧位，面部腧穴常规消毒后，选用约 1cm 胶原蛋白线（2-0），印堂、迎香操作方法同上，术后贴好创可贴。

2. 次诊（于初诊 2 周后进行）

第一步：针刀治疗

（1）取穴：颈部夹脊穴

（2）操作方法：患者取俯卧位，采用 4 号 0.6mm 针刀，依据针刀手术入路，实施颈部针刀手法。

第二步：火针治疗

（1）取穴：肺俞、印堂、迎香（双侧）。

（2）操作方法：将烧至通红的细火针迅速点刺肺俞、印堂、迎香穴，用消毒干棉球按压。

第三步：毫针治疗

（1）取穴：下关旁天应穴、列缺。

（2）操作方法：首先找到下关穴，向前轻轻平推即可找到颧颞结节，然后以左手示指（因临床时右手一般为刺手，故左手在定位的同时充当押手）轻轻按压此结节的稍后方向，即可触摸到一弯向前上方的切迹，接着示指向下轻轻按压皮肤，指下可感觉到一骨缝隙，此处即为进针点。常规消毒，用 3 寸毫针破皮后，缓慢捻针进入，患者感觉牙龈麻木、鼻子酸、眼睛湿润为度，列缺常规针刺，留针 30 分。

（三）治疗心得

1. 治疗现状：西医对本病有多种治疗方法，细胞膜稳定剂或炎症介质阻释剂、抗组胺类药物、鼻用激素鼻腔局部应用，临床上主要针对变态反应的病理改变，具有针对性强、起效快的优点，但均有一定副作用，停药后易于复发。

2. 治疗体会

（1）关于疗效评价：主要体现在通过辨证论治而调理机体达到阴阳平衡

状态，即固根本、防复发。埋线疗法能够起到慢性刺激和调节免疫的作用，对变态反应的多个病理环节起干预作用，能够持久地改善患者机体功能状态，配合毫针治疗及平素生活、饮食调护以尽早控制发作症状，是治疗过敏性鼻炎的主要思路和基本方法。

另外，以往我们曾单纯埋线治疗即可获得较为满意的近期疗效，但通常可维持 3 周左右，远期疗效较差，犹如"走三步退一步"的感觉。后来在埋线 2 周后行针刀、火针、毫针治疗，可以巩固疗效。

（2）关于下关旁天应穴的问题：该穴位于颧骨弓的下沿与冠突之间的缝隙，约相当于颞骨颧突和颧骨颞突缝线部位稍显膨大处。其深处为蝶腭神经节，此神经节由交感和副交感神经纤维支配，交感神经有使血管收缩的功能，能使鼻黏膜及海绵体内血流量变小，腺体分泌物减少，而副交感神经则有扩张血管功能，能使海绵体内过分充血，鼻黏膜膨大，腺体分泌物大量增加，有效改善局部循环，减轻炎症反应。但是在操作中，必须手法轻柔，遇到强阻力感时退针调整方向，深入到一定程度时会有手下落空感，不宜再深刺。此穴易出血，出针后需按压针眼 3 分钟以上。

（3）关于疗程安排：每月治疗 2 次，为 1 个疗程。一般需要 3 个疗程。

（四）注意事项

1. 埋线时，面部迎香、印堂用线应稍细短，容易吸收。
2. 叮嘱患者避免接触过敏原，出门佩戴口罩。

五十、鼻窦炎

鼻窦炎是一种以鼻腔浊涕量增多、鼻塞、头痛、头昏为主要特征的疾病，临床上分为急性鼻窦炎和慢性鼻窦炎两类。发病率以上颌窦最高，其后依次为筛窦、额窦和蝶窦。鼻窦炎对邻近器官和下呼吸道、消化道功能有一定影响，有时可发生严重的颅内并发症。致病原因：急性鼻窦炎多为急性鼻炎并发症，或因游泳时污水进入窦腔、飞行或潜水时气压骤变、外伤和急性传染病期细菌血行或淋巴径路感染窦腔等。慢性鼻窦炎多为急性鼻窦炎反复发作、迁延转为慢性。常见致病菌为肺炎双球菌、葡萄球菌、溶血性链球菌，其次为杆菌，如流感杆菌、变形杆菌、大肠杆菌等。真菌感染少见，牙源性鼻窦炎的致病菌多为厌氧菌。

急、慢性鼻窦炎属中医"鼻渊"范畴。鼻渊是因邪犯鼻窦，窦内湿热蕴积，酿成痰浊所致，以鼻流浊涕量多为特征。可见于任何年龄、任何季节，但以青年人为多，春季多发，最多见于感冒、急性鼻炎之后。鼻渊有虚实之分，实证多由外邪侵袭，导致肺、脾胃、肝胆的病变而发病；虚证多因肺脾气虚，邪毒久困，凝聚鼻窍而致。临床常见肺经风热、胆经郁热、脾胃湿热、肺脾气虚等证型。

临床特点

鼻流脓涕，伴鼻塞、头痛、嗅觉减退等症状。局部检查见鼻黏膜充血或淡红，鼻道中有脓液，眉间或颧部有压痛等，上颌窦穿刺可见脓液。理化检查：急性鼻窦炎血象中白细胞可升高，慢性鼻窦炎血象一般正常。鼻窦 X 线摄片可辅助诊断。

干预与管理

（一）针灸治疗原则和特点

1. 针灸治疗原则　分清虚实，驱邪扶正。
2. 针具选择　锋勾针、火针、毫针。

（二）治疗方案

1. 初诊

第一步：锋勾针治疗

（1）取穴：风池、通天、印堂、迎香。

（2）操作方法：勾刺双侧风池、通天、印堂、迎香穴。

第二步：毫针治疗

主穴：上星、合谷、颧髎。

配穴：肺经风热证：列缺、鱼际；胆经郁热证：太冲、侠溪；脾胃湿热证：内庭、丰隆；肺脾气虚证：足三里、脾俞。

2. 次诊（于初诊 3 日后进行）

第一步：火针治疗

（1）取穴：印堂、迎香。

（2）操作方法：将烧至通红的细火针快速点刺双侧迎香穴和印堂穴，用清洁干棉球按压。

第二步：毫针治疗（同初诊）

（三）治疗心得

1. 针灸治疗现状　临床上西医多采用抗生素、抗过敏、激素类等药物及鼻窦冲洗和外科手术治疗，但疗效一般，容易复发。通过中医针灸治疗，可以有效缓解患者临床症状，避免了多种药物的副作用和外科手术的创伤。

2. 治疗体会

（1）关于穴位的选取：通天穴为通鼻窍的经验穴，印堂、迎香为通鼻窍的专穴，风池穴为头面五官疾病的重要选穴，采用锋勾针强刺激，效果尤佳。

（2）关于疗效评价：在经过治疗后，即刻鼻窍通畅，多数患者会在1周内鼻涕增多，排出通畅，随之头痛、嗅觉失灵等症状会逐步改善。

（3）关于疗程安排：每周治疗2次为1个疗程，一般需要3-4个疗程。

（四）注意事项

1. 患者保持鼻腔通畅，注意休息，多饮水。同时应锻炼身体，增强体质，预防感冒。患上呼吸道感染时，要积极治疗，以免并发本病。

2. 平素忌食辛辣燥火、肥甘厚味之品，戒烟忌酒，以防湿热内蕴。

五十一、鼻衄

鼻衄即鼻出血，指血液由鼻腔流出，可见于许多疾病之中。出血的局部原因有鼻外伤、鼻腔炎症、鼻腔肿瘤、鼻中隔偏曲、小儿鼻腔异物并发炎症等；全身原因如高血压、动脉硬化、血液病、流感、伤寒、出血热、肝硬化、尿毒症、倒经、重金属或药物中毒、维生素缺乏及营养不良等。

鼻衄古有"鼻红""脑衄"之称，若甚者口鼻皆出血，则称为"鼻洪""鼻大衄"。鼻衄是因血液不循常道，上溢鼻窍，渗于血络外，以鼻出血为主要症状的一种疾病，也是多种疾病较常见的症状。临床常见胃热炽盛、阴虚火旺、气虚不摄等证型。

临床特点

鼻出血多为单侧，亦可从一侧鼻腔经鼻咽流向对侧。少量出血是仅鼻涕中带血，大量出血时可由两侧鼻孔同时涌出。严重失血者可出现面色苍白，血压下降，脉搏微弱等不同程度的休克状态。

干预与管理

（一）针灸治疗原则和特点

1. 针灸治疗原则　清热泻火，凉血止血。

2. 针具选择　毫针。

（二）治疗方案

临床仅采用毫针治疗。

（1）取穴

主穴：天府、孔最。

配穴：心火亢盛证：少府、阴郄；肺热炽盛证：少商、商阳；胃热炽盛证：二间、内庭；阴虚火旺证：太溪、行间点刺出血；气虚不摄证：足三里、气海、血海；衄血不止者：大椎、囟会；因急躁恼怒诱发者：内关、膻中。

（2）操作方法：穴位局部消毒后，常规针刺治疗，对于肺热炽盛者可于少商和商阳穴点刺放血。

（三）治疗心得

1. 治疗现状　鼻衄是耳鼻喉科较为常见的症状之一，目前西医治疗主要以压迫止血为主，无其他特效办法。中医针灸对单纯性鼻出血效果显著，但是目前存在的方案过于繁杂。探索简便、有效的方案尤为重要。

2. 临床体会

（1）关于即刻效应：临床发现，无论何种类型的鼻衄患者，仅针刺天府和孔最两个腧穴鼻衄就往往能收速效。孔最为肺经郄穴，肺开窍于鼻，故针刺该穴善治鼻衄；天府为肺经穴位，是治疗鼻衄的经验有效穴。当鼻衄发作时，针刺二穴可立即止血，且效应可持续数月之久，值得推广。

（2）关于疗程安排：一般针刺主穴 1 次即可获效。若病势较重，可辨证配穴，每日 1 次，连续 3 天为好。

（四）注意事项

1. 针刺治疗鼻衄，血止后应查明病因，积极治疗原发病。血液病引起的鼻出血慎用针刺。

2. 平时预防感邪，天气干燥时，饮服清润饮料。

3. 饮食方面，应多吃水果蔬菜，少食辛辣燥热助火之品，更不能饮酒。

五十二、急性扁桃体炎

急性扁桃体炎为腭扁桃体的急性非特异性炎症，常继发于上呼吸道感染，并伴有程度不等的咽部黏膜和淋巴组织的急性炎症。临床上分为急性卡他性扁桃体炎和急性化脓性扁桃体炎两类，其中后者又可分为急性滤泡性扁桃体炎、急性隐窝性扁桃体炎两种。

扁桃体炎中医称之为"乳蛾"。发于咽喉单侧为单蛾，发于双侧为双蛾。本病多由外感风热邪毒引起，也有嗜食辛辣肥腻食物，以致肺胃火盛上炎于咽喉，发为咽痛、红肿，甚至化脓。轻者只肿不痛，未及时治疗，从而延误以致脓不得化而僵硬难消；或者体质虚弱正不胜邪，累发不已，转为慢性。本病以"清、消、补"为治疗大法。发病急骤者，多为实证、热证，宜泻热解毒，利咽消肿。临床常见风热侵袭、肺胃热盛、阴虚邪滞、气虚邪滞、痰瘀互结、肺阴不足等证型。

临床特点

多继发于上呼吸道感染，以乙型溶血性链球菌为主要致病菌，亦可见部分厌氧菌、病毒感染所致。潜伏期约 2～4 天，传染性较强，多发于儿童及青年。在季节交替，气候变化时容易发病。

正常人咽部及扁桃体隐窝内存留着某些病原体，机体防御能力正常时，不致发病。当人体抵抗力降低时，病原体大量繁殖，毒素破坏隐窝上皮，细菌侵入其实质而发生炎症。过度疲劳、受凉、潮湿、便秘、烟酒过度、有害气体刺激等，鼻及鼻窦的慢性炎症、慢性扁桃体炎反复发作等均可诱发本病。

干预与管理

（一）针灸治疗原则和特点

1. 针灸治疗原则　调和气血，清利咽喉。
2. 针具选择　锋勾针、三棱针、毫针。

（二）治疗方案

第一步：锋勾针治疗

（1）取穴：扁桃体局部。

（2）操作方法：以锋勾针勾刺肿大充血或化脓的扁桃体，每侧 2～3 针，以出血为度。

第二步：三棱针治疗

（1）取穴：少商、商阳。

（2）操作方法：常规消毒，先将手指搓揉，使之充血，消毒后用粗针或三棱针在穴位上浅点刺，放血 2 ~ 5 滴。

第三步：毫针治疗

（1）取穴

主穴：合谷、内庭、曲池、颊车。

配穴：风热侵袭证：风池、鱼际；肺胃热盛证：太冲、孔最；阴虚邪滞证：三阴交、照海；气虚邪滞证：天突、少泽；痰瘀互结证：丰隆、内庭；肺阴不足证：合谷、太渊、足三里。

（2）操作方法：常规针刺。

（三）治疗心得

1. 治疗现状　西医药物的治疗主要是针对致病菌应用抗生素，使用时间不宜过长，且容易发生耐药，病人病情容易反复。应用复方硼砂溶液、呋喃西林液等只是对症治疗，缓解局部不适。反复发作者一般选择手术切除治疗，术后患者失去了人体第一道抵御外邪的"门户"。传统中药及毫针有一定优势，但疗效不稳定。

2. 临床体会

（1）关于疗效评价及疗程安排：锋勾针勾刺病变扁桃体，配合三棱针少商、商阳放血，泄热作用较强，且能清利咽喉。本方案对于急性扁桃体炎能迅速缓解咽部黏膜及扁桃体充血，改善咽部不适效果立竿见影。一般治疗 1 次即明显见效，若效果不显着，于次日重复三棱针、毫针治疗 1 次即可。另外，急性咽炎伴咽喉不适亦可按本病方案施治。

（2）关于本方案的安全性：本方案治疗只针对浅层病变组织，对深层正常组织无毒副作用，安全有效，安全性优于西医常规治疗。

（3）关于治疗的机制：锋勾针勾刺病变扁桃体，可减轻局部肿胀张力，调和气血，加快病理产物代谢。

（4）关于配合中西药物的问题：临床体会，本病单用针灸组合方案即可见效，但对于个别不便接受针灸的患者，可以含化"利烟片""六神丸"等中药制剂。如果伴有高热、心悸、关节肿痛等，实验室检查抗链球菌溶血素 O 明显增高、血沉增快等，则需结合西医抗生素静脉输注，以增强疗效。

（四）注意事项

1. 适当休息，多饮开水，饮食宜清淡富于营养，禁食辛辣烧烤之物，戒烟酒，忌鱼虾羊肉。

2. 吞咽困难者，宜进流质或半流质饮食，以利吞咽，减轻疼痛。

3. 避风寒燥气，室内宜湿润通风。

五十三、慢性咽炎

慢性咽炎为咽部黏膜、黏膜下及淋巴组织的慢性炎症，常为上呼吸道慢性炎症的一部分。本病多见于成年人，病程长，症状顽固，不易治愈。依据临床病理分为慢性单纯性咽炎和慢性肥厚性咽炎两型。前者病理表现为咽黏膜层慢性充血，黏膜下结缔组织及淋巴组织增生，黏液腺肥大，分泌亢进。后者为黏膜慢性充血、肥厚，黏膜下有广泛的结缔组织及淋巴组织增生，在咽后壁形成颗粒状的隆起，有时甚至融合化脓；若咽侧索淋巴组织增生，则该处呈条索状增厚。

慢性咽炎属于中医学的"喉痹"。以咽部干燥，痒痛不适，咽内异物感，吞咽不利为主要表现。本病主要责之于虚、瘀、痰、热。临床证型以肺肾阴虚、肝肾阴虚、脾气虚弱、脾肾阳虚、气滞血瘀为主。

临床特点

咽部可有各种不适感，如异物感、灼热感、干燥感、痒感、刺激感和轻微的疼痛等。由于咽后壁常有较黏稠的分泌物刺激，常在晨起时出现较频繁的刺激性咳嗽，严重时可引起作呕，咳嗽时常无分泌物咳出。上述症状因人而异，轻重不一，往往在用嗓过度、受凉或疲劳时加重。全身症状一般均不明显。

干预与管理

（一）针灸治疗原则和特点

1. 针灸治疗原则　利咽通痹。

2. 针具选择　火锞针。

（二）治疗方案

火锞针治疗

1. 施术部位：检查所见咽后壁增生的滤泡隆起或晦暗发白的黏膜。

2. 操作方法及步骤：

（1）局部麻醉：患者取坐位，头后仰，口咽部噙含 2% 的利多卡因注射液 5ml，保留 5 分钟以上，患者出现舌根麻木后吐出。医者手持压舌板压患者舌体，如患者仍有吞咽反射者，重复上述麻醉过程，直至吞咽反射消失。

（2）锞针速烙刺：灯光照明下充分暴露咽后壁，将锞针针身裹缠盐水蘸湿的消毒干棉球，以防烫伤悬雍垂。将火锟针置于酒精灯上烧2~3分钟，迅速在患者病变黏膜表层施以滑烙刺法，以局部黏膜变苍白为度，一般根据病灶大小决定滑烙范围。

（3）预防感染：火锟针烙刺后即予生理盐水漱口，可口含利咽片。

（三）治疗心得

1. 治疗现状　西医药物的治疗常用复方硼砂溶液、呋喃西林液、2% 硼酸液含漱，或含服碘喉片等；理化方法如 10% 硝酸银溶液烧灼肥大的淋巴滤泡、冷冻或激光治疗等，靶向性较差，副作用大。中医治疗中有嚼化草珊瑚片，含服中药片或蒸汽吸入药液，以及传统毫针治疗，均作用缓慢，疗效一般且容易反复。

2. 临床体会

（1）关于疗程安排：本法对于慢性咽炎滤泡增生型，疗效极佳，一般治疗 1 次即可治愈。如治疗半月后仍有咽部不适感则加治 1 次。

（2）关于本方案的安全性：本方案对深层正常组织无毒副作用，安全有效，安全性优于西医理化方案。可在治疗后即刻口含利咽喉片，以减轻不适感。治疗后不影响正常饮食，但 1 周内，不可进食过热、过粗糙及刺激性食物。

（3）关于治疗的机制：可能与锟针烙刺病变局部，可起到祛腐生新作用有关。锟针烙刺局部，形成内生热效应，使组织蛋白液化消融，使病变组织萎缩、平复、消失或坏死脱落，新鲜黏膜再生修复，恢复咽后壁黏膜光滑、红润、平整，达到根除病变，消减症状，治愈疾病的目的。

（四）注意事项

1. 戒烟酒、改善工作和生活环境（避免粉尘及有害气体）。

2. 积极治疗鼻和鼻咽部慢性炎症、纠正便秘和消化不良等，对本病的防治甚为重要。

五十四、慢性前列腺炎

慢性前列腺炎是指各种原因所致的以会阴部、骨盆区域疼痛或不适、排尿异常、性功能障碍，伴随情绪低落、失眠、健忘等全身症状为特征的前列腺综合征，包括慢性细菌性前列腺炎、慢性非细菌性前列腺炎、前列腺痛。其发病机制、病理生理学改变目前还不十分明确。普遍认为，可能是在病原体或（和）某些感染或非感染因素作用导致。

中医学本病无对应的命名，根据临床表现，慢性细菌性前列腺炎属于中医学"白淫""劳淋""白浊"范畴；慢性非细菌性前列腺炎可能归属"淋浊""精浊"等范畴。中医学认为，本病由内外因素所致，引起气滞血瘀、气机不畅或湿热下注等，导致下焦气机不利而发病。临床常见湿热下注、气滞血瘀、肝肾阴亏、肾阳不足等证型。

临床特点

慢性前列腺炎临床特点包括以下四个方面：一是下尿路刺激征症状，表现为不同程度的尿频、尿急、尿痛，尿不尽感，尿道灼热，于晨起、尿末或大便时尿道偶有少量白色分泌物流出；二是炎性反应或反射性疼痛症状，表现为会阴部、外生殖器区、下腹部、耻骨上区、腰骶及性生活后疼痛或会阴部潮湿；三是性功能障碍症状，表现为性欲减退、勃起功能障碍、遗精、早泄、阳痿等；四是精神、心理症状，表现为焦虑、抑郁、失眠、记忆力下降，甚则有自杀倾向等。

干预与管理

（一）针灸治疗原则和特点

1. 针灸治疗原则　清利湿热，理气活血。
2. 针具选择　梅花针、芒针、毫针。

（二）治疗方案

第一步：梅花针治疗

操作方法：患者采取坐位或卧位，普叩头部诸阳经，然后重点叩刺神庭、百会、四神聪。

第二步：芒针治疗

1. "秩边透水道"针法

取穴：秩边。

操作方法：针具：6～7寸芒针。

体位：俯卧位。

进针点：髂后上棘内缘与股骨大转子内缘连线的上 2/5 与下 3/5 交界处进针。

进针角度：与矢状面呈 20° 夹角、与水平面平行进针。该角度恰能使针经坐骨大孔而深入，进针后恰指向水道穴方向。

深度：115mm（6寸）左右，以患者感觉针感向会阴、尿道区域放射为度。

手法：将针轻捻徐入115mm后，施捻转手法1分钟，留针20～30分钟。

2. 针刺中髎穴（图下篇-54-1）

取穴：中髎

操作方法：针具：4寸芒针。

体位：俯卧位。

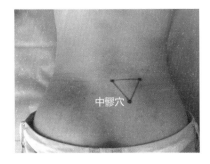

图下篇-54-1 中髎穴

进针点：从髂后上棘向后正中线作连线，以此为边长，向下作等边三角形，这个倒置等边三角形的顶点处进针。

进针角度：向外斜向下呈30°角。

深度：3～4寸，以针尖顺利通过孔道到达骶前孔，同时患者感觉针感向会阴、尿道区域放射为度。

第三步：毫针治疗

主穴：肾俞、中极/关元/水道、三阴交。

配穴：湿热下注证：阴陵泉、次髎、丰隆；气滞血瘀证：合谷、太冲、血海、膈俞；肝肾阴亏证：肝俞、肾俞、太溪、太冲；肾阳不足证：关元、命门、气海。

操作方法：中极/关元/水道穴，向下斜刺，针感传向会阴部；余常规针刺，留针20～30分钟。

第四步：TDP治疗

操作方法：特定电磁波谱（TDP）治疗仪照射肾俞、中极/关元，至皮肤潮红为度。

（三）治疗心得

1. 治疗现状　目前西医对于慢性细菌性前列腺炎治疗，主要应用抗菌药，但是由于前列腺的特殊屏障，抗生素不能渗透入前列腺泡内，所以治疗效果不理想、且停药后症状易复发；对于慢性非细菌性前列腺炎的治疗，由于病因不明往往缺乏针对性治疗而采用经验性治疗，即在抗菌药物上进行变化，效果并不理想；对于前列腺痛的治疗，由于难以找到相关的病理改变或客观证据，在治疗上也没有特效的方法与药物。目前中医治疗慢性前列腺炎，有一定的疗效。但其证候分型杂乱，没有统一、规范的认识。在针刺方面，虽然在针灸镇痛、针灸解郁的理论指导下，治疗慢性前列腺炎取得了较好的临床疗效，但也存在着取穴较多、主次不分、单纯使用毫针针刺等问题。

2. 临床体会

（1）对慢性前列腺炎的认识：长期以来现代医学注重于前列腺局部的研究，但此病病因、机制不明，病程较长、症状反复，使患者出现精神压力及心理问题，逐渐加重并出现精神心理和人格特征改变。此外，长期的疼痛可能会对大脑皮质层相关的区域产生一定的影响，通过某种潜在的机制导致患者产生精神心理症状，如焦虑、抑郁、紧张等。我们前期的系列研究发现，此类患者均有神经、免疫功能失常，因此我们认为该病属于全身疾患，而不应该只着眼于前列腺本身，需要调节全身的神经内分泌功能，配合局部的治疗方可获效。

（2）关于本方案起效的机制：在以上认识的基础上，通过梅花针叩打头部，调节中枢神经，调节机体的免疫与内分泌，共同促进病变组织的恢复与患者精神状态的调节；再芒针深刺刺激盆丛神经，改善前列腺的血液循环、缓解平滑肌的痉挛。局部治疗是关键，首选"秩边透水道"针法。

（3）关于"秩边透水道"针法：源流于20世纪60年代初，天津杨兆钢教授师承沈金山老师的奇术，采用芒针秩边透水道治疗慢性前列腺炎。当时强调只针一侧，不留针，并推测通过刺激骶2神经而取效。笔者在跟随杨教授学习后，进行了大量文献研究，认为此针法源于《灵枢·癫狂》"内闭不得溲，刺骶上以长针"。通过尸体穴位解剖研究证实，针穿臀大肌、梨状肌、骶丛，达盆腔，针尖的位置在骨盆内、壁腹膜外处，此处恰是盆丛神经分布的区域，而盆丛神经正是支配前列腺、膀胱、尿道的次级神经丛，这说明此针法是通过刺激盆丛神经而取效，这为"气至病所"提供了解剖学依据。在尸体上模拟长针从秩边深刺，使之穿至腹部，结果所见，所穿出处恰位于水道穴附近，可见以"秩边透水道"命名符合临床实际。在此基础上，开展了深度研究，包括大量的临床观察及系列的基础实验。规范了操作流程，客观规定了进针点、进针角度与方向、深度，完善了主穴及辨证配穴，明确了适应证。基础研究初步探讨了取效的机制为，通过调节神经及免疫功能，缓解了前列腺尿道部平滑肌的痉挛，改善了局部血液循环，从而使得患者无论局部症状还是全身的功能都得到了改善。从此便正式命名为"秩边透水道"针法，最终制定了秩边透水道技术的临床路径。

（4）关于中髎穴：八髎穴最早记载于《素问·骨空》，原文说："腰痛不可以转摇，急引阴卵，刺八髎与痛上，八髎在腰尻分间。描述了八髎穴位于臀底的大体位置。《世界卫生组织标准针灸经穴定位》描述八髎穴位置："上髎在骶，正对第一骶后孔中；次髎在骶部，正对第二骶后孔中；中髎在骶部，正对第三骶后孔中；下髎在骶部，正对第四骶后孔中。"，其定位沿用至今。现代研究表明，深刺八髎穴是治疗泌尿生殖系统、盆腔脏器疾病的关键技术，因为骶神经紧贴骶骨前缘骶前孔出口处，因此当深刺八髎穴的时候，很容易刺激到骶神经干从而达到治疗目的。《针灸大成》云：中髎穴"主大小便不利， 腹胀下利， 五劳七伤六极， 大便难小便淋沥……"。南京王玲玲教授认为针刺中髎穴可刺激第 3 骶神经前根，其支配盆底器官排便、膀胱排尿以及性功能，因此深刺中髎穴对治疗慢性前列腺炎有直接作用。

（5）本方案取效的关键是"气至病所"，即指深刺秩边、中髎穴后，患者自觉针感向前列腺区、睾丸、尿道、会阴等部位放散，或盆腔内有胀、热及舒快感。此针感愈强，疗效愈佳。

（6）关于疗程安排：每周行 3 次治疗，2 个月 1 个疗程，一般需要维持治疗 2 ~ 3 个疗程。

（7）关于疗效评价问题：此方案治疗慢性前列腺炎见效快、痊愈慢。第 1 次治疗结束后，第 2 天即感舒适。其中会阴部疼痛、坠胀、不适感见效最快，其他症状逐渐好转。但是对于湿热下注证型的患者，疗效稍差。同时我们在临床治疗上发现，临床疗效与化验指标不成比例，症状好转但化验指标并没有明显的变化，提示我们不能单纯依靠症状的缓解来评价疗效疾病的好转程度。

（8）关于中医分型与西医疾病的联系：湿热下注型包括慢性细菌性前列腺炎和部分支原体、衣原体感染后的慢性非细菌性前列腺炎；气滞血瘀型常见于前列腺痛；肝肾阴亏、肾阳不足常见于慢性非细菌性前列腺炎。

（9）关于配合心理辅导的问题：由于此病较为隐私，大部分患者在就诊前，几乎都就诊于个人门诊或私人医院，被灌输此病是肾虚的表现，口服大量补肾药，不仅花费较多，而且疗效差，同时患者不断在网上查找与自己疾病相关的资料，对比自己的症状，给自己诊断，加重精神负担。经久不愈（一般病程达 2 年以上）才就诊于大医院，此时部分患者已有轻度抑郁或焦虑状态。面对这类患者，我们必须要做好讲解、安抚工作（包括此病的表现、机制、预后等），使患者相信大夫的医术，患者才能安心按疗程治疗，否则患者在治疗过程中会脱失。

（四）注意事项

1. 保持健康规律的生活习惯。要求患者避免憋尿、纵欲或过度压抑、过度劳累，避免久坐、长时间骑车、骑马等不良习惯。

2. 清淡饮食，避免辛辣刺激与饮酒，多吃含锌量高的食物，例如苹果、鸡蛋、瘦肉、花生米等。

3. 注意心理调控，解除思想压力和精神负担，保持乐观向上的心态，改变消极的思维模式，积极配合治疗。

五十五、良性前列腺增生症

前列腺增生又称前列腺肥大，是前列腺的一种良性病变，以前列腺的纤维组织、平滑肌组织及腺体组织增生为特征。它是老年男子的常见病之一，多发于 50～70 岁。据统计，50～70 岁年龄的男性，其前列腺增生的发病率约在 60%，年龄越大，发病率越高。其病理变化主要是由于增大的腺体引起尿道梗阻，造成排尿困难，甚至发生尿潴留。

良性前列腺增生症属中医"癃闭"范畴。排尿困难为癃，癃者，小便不利，点滴而短少，病势较缓；急性尿潴留为闭，闭者，小便闭塞，点滴不通，病势较急。本病多因年老体虚，阳气不足，气血亏虚所致。肾为先天之本，主生长发育及生殖，膀胱气化主排尿，肾元亏虚，气血瘀阻，精室肿大，压迫尿道，产生癃闭；因此肾与膀胱气化不利是致病之本，同时与三焦、脾、肺也关系密切。临床常见膀胱湿热、肺热壅盛、肝郁气滞、浊瘀阻塞、脾气不升、肾阳衰惫等证型。

临床特点

前列腺增生的主要危害是尿道梗阻，其症状表现的轻重则取决于前列腺增生后压迫尿道的程度。①尿频：排尿次数增多，尤其是夜尿次数增多，为早期最常见的症状。这是由于膀胱有残余尿，使膀胱有效容量减少所致。当残余尿量增多，或膀胱黏膜有炎症时，则不论白天或夜间均出现尿频，严重者每 15～30 分钟就有尿意。②排尿困难：呈进行性加重，先表现为排尿踌躇，即有尿意时不能及时排出，需要等待片刻后方能排出。这是由于尿道阻力增加后，膀胱逼尿肌必须过度收缩才能使排尿动作开始，从而出现排尿起始延缓。以后随着梗阻加重，出现排尿困难，需用力才能排出，尿流变细，射尿无力，尿流射程距离很短。梗阻进一步发展可有间歇性排尿，出现尿流中断，尿流滴沥而不成线的现象。③急性尿潴留：在急性尿潴留之前，多数有排尿困难症状。当遇到受寒、性交、饮酒、憋尿等因素的突然刺激，引起增生的腺体及膀胱颈部充血水肿；或刺激前列腺囊及平滑肌中肾上腺素受体，使腺体收缩和张力增加，从而造成急性梗阻而致尿潴留。④全身症状：晚期因尿路梗阻，可引起输尿管、肾盂积水；如排尿时腰痛，往往说明有膀胱输尿管逆流。如并发感染则表现有肾盂肾炎症状。积水晚期肾功能损害时，可出现一系列尿毒症症状。

干预与管理

（一）针灸治疗原则和特点

1. 针灸治疗原则　以通利小便为主，兼清热利湿、理气化瘀、补肾健脾。
2. 针具选择　梅花针、芒针、毫针。

（二）治疗方案

第一步：梅花针治疗（同慢性前列腺炎篇）

第二步：芒针治疗（同慢性前列腺炎篇）

第三步：毫针、TDP 治疗

（1）取穴

主穴：肾俞、志室、膀胱俞、中极 / 关元、水道、三阴交。

配穴：膀胱湿热证：阴陵泉；肺热壅盛证：尺泽、肺俞；肝郁气滞证：太冲、期门；浊瘀阻塞证：膻中、膈俞、血海；脾气不升证：百会、脾俞、足三里、气海；肾阳衰惫证：命门、关元、太溪。

（2）操作方法：穴位常规消毒后，中极 / 关元穴（实证取中极穴，虚证取关元穴）、水道穴用 3 寸毫针斜刺，以针感向会阴部放射为度，余穴用 1.5 寸毫针常规针刺，实证用泻法，虚证用补法，用 TDP 治疗仪照射腰骶部、小腹部，留针 30 分。

（三）治疗心得

1. 治疗现状　本病的治疗旨在改善症状，缓解并发症，保护肾功能。目前现代医学主要以药物治疗为主，包括激素类药物、α 受体阻滞剂、降胆固醇药及植物药，但均是以控制症状为主，且有不同程度的副作用；出现严重梗阻的患者应考虑手术治疗，特点是疗效好，治疗彻底，不过创伤较大。中医治疗以行气活血、通利小便为原则，针灸以传统毫针刺激为主，但是取穴繁多，见效缓慢，疗效不满意。

2. 治疗体会

（1）关于本病的诊断问题：本病好发于 50 岁以后的男性，当出现尿频、进行性排尿困难等症状时应首先考虑良性前列腺增生症。在诊断时应结合相关的检查及指标，当前列腺体积较大、质地较硬或有结节时，需及时测定前列腺特异抗原（PSA），PSA 也是鉴别前列腺癌的重要指标，正常 PSA < 4ng/ml，如异常增高，应考虑癌肿，并进一步检查。

（2）关于选择适应证的问题：临床中前列腺增生所致的梗阻一般分为器

质性梗阻和功能性梗阻两类，前者指前列腺增生肥大压迫（机械压迫）尿道所致，发病呈进展性，约占 70%；后者系前列腺增生引起尿道平滑肌痉挛所致，发病多急骤，约占 30%。针灸在治疗本病时应选择尿道平滑肌痉挛所致的功能性梗阻患者；当梗阻严重时出现尿潴留等症状即机械压迫所致的器质性梗阻时，针刺已不能够解除机械压迫，建议行手术治疗以彻底解决患者痛苦，此时已不是本治疗方案的适应证。若经过本方案治疗后，患者症状缓解、能维持正常生活则不需手术，治疗无效且怀疑器质性梗阻者建议手术治疗。

（3）关于疗效评价：针灸缓解本病功能性梗阻具有明显优势，使用秩边透水道针法为佳，短期即可缓解症状，一般 1～2 次就可见效，但需要持续治疗方可达到较好的疗效，以能够维持正常生活为度。

（4）关于疗程问题：一般在疾病初期需每日或隔日治疗，症状缓解后可 1 周治疗 2 次，10 次 1 疗程，一般需维持治疗 3 个疗程以上，每个疗程之间可以休息 1 周。

（四）注意事项

1. 保持心情舒畅，情绪稳定，切忌悲观，忧思恼怒；避免因情志因素导致病情加重。

2. 多吃含纤维性食物，保持大便通畅，少食辛辣及肥甘食品，慎用壮阳之食品与药品；戒除烟、酒，避免受凉、过劳，以免诱发急性尿潴留。

3. 积极参加有益于身心健康的体育活动，增强体质，抗御外邪。

五十六、男性性功能低下

男性性功能低下，是指各种原因所导致的性功能异常。包括许多病证，临床中常见的有早泄、阳痿等。早泄，指行房时过早射精不能进行正常性交；阳痿，指阴茎不能正常勃起。这些病证，病因有许多共同之处，发病机制上相互关联，故合为一篇加以叙述。

中医学认为，本病的发生多因房事不节，手淫过度；或过于劳累、疲惫；异常兴奋、激动；高度紧张惊恐伤肾；命门火衰、宗筋不振；或嗜食肥甘、湿热下注、宗筋弛缓而致。本病与肾、肝、心、脾的功能失调密切相关。临床常见命门火衰、心脾亏虚、肝郁不舒、湿热下注等证型。

临床特点

男性性功能低下，主要包括阴茎勃起障碍和射精障碍两部分。对于勃起异常，器质性病因是脊髓损伤、糖尿病性神经损伤、下丘脑、垂体病变、性腺、肾上腺、甲状腺的病变，其他如利血平、雌激素、抗胆碱能药物等可引起勃起不能；就射精异常而言，目前研究认为其病因主要为精神源性、手淫，还因于中枢神经系统、尿道及生殖器官的器质性损伤，吩噻嗪类药物、抗胆碱类药物、抗精神病药物等药物性原因，以及先天性泌尿生殖器官发育不良等。非器质性性功能障碍是指一组与心理社会因素密切相关的性功能障碍，是临床常见的类型。本节主要论述性功能障碍常见的阳痿、早泄。

干预与管理

（一）针灸治疗原则和特点

1. 针灸治疗原则　实证疏肝解郁、清热利湿，虚证温补命门、补心养脾。
2. 针具选择　梅花针、芒针、毫针。

（二）治疗方案

第一步：梅花针治疗（同慢性前列腺炎篇）

第二步：芒针治疗（同慢性前列腺炎篇）

第三步：毫针、TDP 治疗

（1）取穴

主穴：会阴、中极、归来、三阴交。

配穴：阳痿者：命门、气海；早泄者：气海、志室；命门火衰证：命门、肾俞、关元；心脾亏虚证：脾俞、足三里；肝郁不舒证：肝俞、阳陵泉、太冲；湿热下注证：阴陵泉、内庭。

（2）操作方法：中极、归来以 3 寸毫针向下斜刺，以针感传至会阴部为度。余穴常规针刺，得气为度，用 TDP 治疗仪照射腰骶部、小腹部，留针30 分。

第四步：火针治疗

（1）取穴：命门、关元。

（2）操作方法：细火针速刺不留针。

（三）治疗心得

1. 治疗现状　目前，临床中生理功能障碍的男性，往往自病自医、讳疾忌医，主动就诊者不足10%，盲目依赖保健品、补肾壮阳药物的现象值得警惕。

2. 临床体会

（1）关于临床辨证中虚实的问题：我们认为不应都考虑为虚证，临床中往往虚实夹杂，以湿热下注型更为多见，不宜一味妄用补肾壮阳之品。

（2）关于选取会阴穴的问题：针刺会阴穴直接刺激阴部神经，可良好改善性功能。但因临床不便所以较少使用，建议在床边添置围挡以保护隐私，以便推广应用。

（3）关于火针点刺命门、关元的问题：传统针灸理论认为，火针命门、关元适应于命门火衰所致滑精遗精者，但我们临床体会，本病无论何型均可采用火针点刺命门、关元，推测可能与增强性兴奋有关，确切机制有待进一步研究证实。

（4）关于配合中药的问题：对于不便坚持针灸的患者（比如外地病人），可配合中药以增强疗效。湿热下注可配服龙胆泻肝汤或四妙散加减，肝郁不舒可配服柴胡疏肝散或逍遥散加减，心脾两虚可配归脾汤，肾阳亏虚可配右归丸或金匮肾气丸之类。

（5）关于疗程：隔日1次，以4周为1疗程，2～3个疗程为宜。

（6）关于秩边透水道针法作用机制的问题：我们前期一系列研究表明，秩边透水道针法芒针可直接作用于盆丛神经，对盆丛神经有调节作用，盆丛交感神经是阴茎海绵丛的主要组成部分，交感神经兴奋刺激副性腺平滑肌收缩驱出精液，而盆丛副交感神经是形成阴茎勃起的主要神经。针刺可调节大脑皮质的功能，增强对低级中枢的调控，抑制交感神经的兴奋，增强副交感神经的功能，改善阴茎血运状况，延长勃起时间，延缓射精，从而使功能恢复。

（四）注意事项

1. 在接受治疗的同时，要注重对患者进行心理辅导（同慢性前列腺炎篇），让其树立战胜疾病的信心，清心寡欲，戒除手淫，劳逸结合，适当进行体育锻炼。

2. 治疗期间，要求患者应分房静养，不可服用壮阳之品而强为。

五十七、痛经

凡在经期或经行前后出现周期性小腹疼痛或痛引腰骶，甚至剧痛晕厥者，称为"痛经"，亦称"经行腹痛"。西医妇产科学把痛经分为原发性痛经和继发性痛经，原发性痛经又称功能性痛经，是指生殖器官无器质性病变者；继发性痛经则是由于盆腔器质性疾病如子宫内膜异位症、子宫腺肌症、盆腔炎或宫颈狭窄等所引起。原发性痛经以青少年女性多见，继发性痛经则常见于育龄期妇女。

有关痛经的记载，最早见于《金匮要略·妇人杂病脉证并治》："带下，经水不利，少腹满痛，经一月再见"。痛经病位在子宫、冲任，以不通则痛或不荣则痛为主要病机。其之所以伴随月经周期而发，又与经期及经期前后特殊生理状态有关，未行经期间，由于冲任气血平和，致病因素尚不足以引起冲任、子宫气血瘀滞或不足，故平时不发生疼痛。经期前后，血海由满盈而泄溢，气血盛实而骤虚，子宫、冲任气血变化较平时急剧，易受致病因素干扰，加之体质因素的影响，导致子宫、冲任气血运行不畅或失于煦濡，不通或不荣而痛。常见病机有气滞血瘀、气血虚弱、寒湿凝滞、湿热瘀阻、肝肾亏损。

临床特点

（一）原发性痛经

年轻女性从初潮后 6～12 个月开始，在月经来潮前数小时或来潮后出现下腹部持续性或阵发性疼痛，可放射至腰骶部和大腿内侧，历时 1～3 日自行缓解。重者面色发白、出冷汗、畏寒、恶心、呕吐或腹泻。有时四肢厥冷、尿频和全身乏力。妇科检查无异常发现，有时可有子宫轻度压痛。症状在结婚、分娩后可自行减轻或消失。

（二）继发性痛经

1. 子宫内膜异位症引起的继发性痛经

（1）20%～30% 的患者无症状。

（2）痛经为主要症状，多为继发性痛经，进行性加剧，发生在经前、经时及经后 1～2 日，呈周期性，但亦有表现为非周期的慢性盆腔痛。

（3）原发或继发不孕：不孕可能由于粘连等机械因素、卵巢功能障碍、合并黄素化未破裂卵泡综合征（LUFS）以及自身免疫因素等所致。

（4）月经失调：主要表现为周期缩短，经期延长，经前 2～3 日点滴出血。亦可为经量增多，少数为经量减少。

（5）性交疼痛。

（6）肠道症状：便秘或腹泻、里急后重、便血等。

（7）泌尿道症状：尿频、尿急、尿痛或血尿。

（8）妇科检查：子宫位置正常或呈后位，活动或固定，大小正常或稍增大，病变累及卵巢者可在一侧或两侧扪及囊性肿块。

2. 子宫腺肌症引起的继发性痛经

（1）痛经：继发性痛经，进行性加剧，常为痉挛性，致使患者难以耐受。多见于 30 ~ 50 岁妇女。

（2）月经失调：表现为月经量增多及经期延长，少数可有月经前、后点滴出血。由于子宫内膜浸润与纤维肌束增生，干扰子宫肌层正常收缩所致。

（3）妇科检查：子宫增大呈球形，质地较硬，有压痛，有的表现为子宫表面不规则，呈结节样突起。月经期子宫可增大，质地变软，压痛明显。

干预与管理

（一）针灸治疗原则和特点

1. 针灸治疗原则　调和气血，通经止痛。
2. 针具选择　芒针、毫针、艾条。

（二）治疗方案

第一步：芒针治疗（同慢性前列腺炎篇）

第二步：毫针治疗

（1）取穴

主穴：十七椎下、中极、血海、三阴交、地机。

配穴：气滞血瘀证：合谷、太冲；气血虚弱证：足三里、血海、脾俞、气海；寒湿凝滞证：水道、阴陵泉；湿热瘀阻证：丰隆；肝肾亏损证：肾俞、肝俞、太冲、太溪。

（2）操作方法：常规消毒穴位后进行针刺，中极穴用 3 寸针斜刺进针，以针感向会阴部放射为度，余穴常规针刺，得气后，寒湿凝滞型及气滞血瘀型用泻法，气血虚弱型、肝肾亏虚型用补法，留针 30 分钟。

第三步：艾灸、TDP 治疗

TDP 灯照射腰骶部、小腹部，艾灸三阴交 / 地机。

（三）治疗心得

1. 针灸治疗现状　目前西医治疗的方法主要为口服非甾体抗炎药，在于降低血中前列腺素、血管加压素、催产素水平从而抑制子宫收缩等。非甾体类药的使用使原发性痛经的发病率大为降低，但不良反应较多。针灸治疗原发性痛经具有明显的优势，逐步受到人们重视，但针灸治疗原发性痛经的腧穴繁多，临床选穴随意性强，客观性差，不利于针灸规范化治疗痛经。多数国内文献报道，毫针、艾灸、穴位埋线、穴位注射、耳针等针灸方法治疗原发性痛经疗效肯定，但是推广力度有限，无统一的诊疗标准和操作方法等是限制其临床推广应用的原因。

2. 临床体会

（1）关于"秩边透水道"针法的应用：我们在前期的临床实践中，应用芒针"秩边透水道"针法治疗慢性前列腺炎，取得较好疗效。进一步的基础研究发现，该针法针穿臀大肌、梨状肌、骶丛，达盆腔，针尖的位置在骨盆内、壁腹膜外处，此处恰是盆丛神经分布的区域，而盆丛神经正是支配前列腺、膀胱、尿道的次级神经丛，这说明此针法是通过刺激盆丛神经而取效，这为"气至病所"提供了解剖学依据。我们推测，对于女性，盆丛神经自然支配了子宫、卵巢、膀胱、尿道，同样的机理，该针法应该对女性的泌尿、生殖疾患同样有效。因此在临床中反复实践，效果满意。

（2）关于疗效评价："秩边透水道"针法对原发性痛经疗效要优于继发性痛经。对原发性痛经见效很快，要领是针感要传入小腹、前阴，"气至病所"则痛立止。且操作简单价格低廉，无药物毒副作用。

（3）关于疗程安排：于每月经前 10 天开始，每日 1 次，至来潮后停止针刺即为 1 个疗程，一般需要 3 个疗程。

（四）注意事项

1. 继发性痛经应结合中西医疗法，即使针后症状减轻亦要治疗原发疾病。
2. 经期注意保暖，忌食生冷食物，忌接触冷水。

五十八、崩漏

崩漏系指妇女在非行经期间阴道大量出血或持续淋漓不断，前者称"崩中"或"经崩"，后者称"漏下"或"经漏"。突然出血，来势急，血量多者为"崩"；淋漓下血，来势缓，血量少者为"漏"。二者常交替出现，故概称"崩漏"。是月经病中的疑难重症之一。崩与漏在临床上可以互相转化，久崩不止，可致成漏，漏下不止，必将成崩。崩为漏之甚，漏为崩之渐，故临床统称崩漏。临床常见血热内扰、气不摄血、肾气不足、肾阴亏虚、瘀滞胞宫等证型。

西医学中的功能失调性子宫出血属崩漏范畴，简称功血，是由于调节生殖的神经、内分泌机制失常引起的异常子宫出血，为非器质性疾病。多发生于青春期及更年期妇女，亦可发生于月经初潮至绝经期间的任何年龄。临床表现为月经周期紊乱，月经过多，经期延长，甚或不规则阴道流血。通常分为排卵型和无排卵型两类，约 85% 病例属无排卵型功血。

临床特点

本病以子宫出血为主要表现。

1. 无排卵型功血　多发于青春期及更年期妇女。本病的发病特点是不规则子宫出血。常表现为月经周期紊乱，经期长短不一，出血量时多时少，甚或大量出血而致贫血、休克。

2. 排卵型功血　多发生于生育年龄的妇女。常分为排卵型月经过多、黄体功能不全、子宫内膜脱落不全、排卵期出血四种。确诊需结合妇科检查，兹不赘述。

干预与管理

（一）针灸治疗原则和特点

1. 针灸治疗原则　调理冲任，固摄经血。
2. 针具选择　磁圆梅针、芒针、毫针、艾条。

（二）治疗方案

第一步：磁圆梅针治疗

（1）部位：督脉、任脉、足三阴经。

（2）操作方法：以右手拇、示指握持针柄中后 1/3 处，中指、环指、小指顺势轻托针柄，肘部屈曲位 90°，手臂悬空，腕部放松，针头垂直于接触面，凭右手手腕上下活动循经叩打经脉，由上而下反复叩刺 3 遍，中度刺激。

第二步：芒针治疗（同慢性前列腺炎篇）

第三步：艾灸治疗

（1）取穴：隐白。

（2）操作：距皮肤 2~3cm，使皮肤有温热感而无灼痛为宜，温和灸 15~20 分钟，局部出现红晕为度。

第四步：毫针、TDP 治疗

（1）取穴

主穴：关元、三阴交、血海、膈俞。

配穴：血热内扰证：大敦、行间、太冲；气不摄血证：脾俞、气海、足三里；肾气不足证：百会、气海、命门、肾俞；肾阴亏虚证：肾俞、太溪、阴谷；瘀滞胞宫证：地机、太冲、合谷。

（2）操作：主穴关元用3寸毫针斜刺进针，以针感向会阴部放射为度，配穴按虚补实泻法操作。TDP照射于小腹部位。

（三）治疗心得

1. 治疗现状　西医治疗功血的原则是止血、调整周期，无排卵型功血促进排卵，排卵型功血促进黄体功能的恢复。青春期少女以调整周期、恢复排卵为目的；更年期患者以止血、减少经量、调整周期为原则。但是西医调整月经周期必须使用激素类药物，长期使用难免有副作用之嫌。中医治疗是在不同月经周期选用不同方药，按"止血-调经-促排卵"的思路，运用"塞流""澄源""复旧"的治崩三法指导用药，但是存在治疗周期长，费用高，操作复杂等问题。针灸治疗崩漏用穴见仁见智，常规毫针针刺方法单一。

2. 临床体会

（1）关于秩边透水道针法得气的问题：临床使用本法时，深度的控制是以患者出现盆腔内热、胀、松快感等感觉为准，这些感觉称之为"得气"，是本针法治疗崩漏取效的关键。

（2）关于疗效评价及疗程安排问题：针灸对本病有一定的疗效，但对于血量多、病势急者，应采取综合治疗。一般隔日治疗1次，10天1疗程，需2～3个疗程。

（3）关于隐白穴的问题：隐白穴为足太阴脾经的井穴，古人认为井穴为"经气所出，如水之源头"。艾灸隐白穴为治水之源，从而达到统血而止血的目的。同时此操作简单方便，可嘱患者自行艾灸，不必拘泥于在医院治疗。

（4）关于中药的问题：治疗本病应根据临床辨证适当配合中药，方可取得满意疗效。

（四）注意事项

1. 嘱患者生活要有规律，保证充足睡眠，防止过度劳累，保持外阴清洁。
2. 避免精神刺激，注意条畅情志，保持乐观情绪，积极配合治疗。

五十九、闭经

女子年逾16周岁，月经尚未来潮，或月经周期已建立后又中断6个月以上者，称闭经。前者称原发性闭经，后者称继发性闭经。西医学认为闭经有生理性和病理性之分，生理性包括青春期前、妊娠期、哺乳期、绝经前后的月经停闭不行，不属于本节所指的病理性闭经的范畴。病理性闭经包括原发性、继发性闭经，指因下生殖道、子宫、卵巢、垂体、下丘脑及中枢神经等部位，以及肾上腺或全身性疾病而引起的闭经。

卵巢早衰所致闭经属继发性闭经，是指女性40岁前由于卵巢内卵泡耗竭或因医源性损伤而发生的卵巢功能衰竭，以低雌激素及高促性腺激素为特征，可伴有围绝经期症状。卵巢是女性雌激素产生的主要生殖器官，它的功能衰退大大影响女性体内雌激素的分泌而导致月经停止来潮。闭经的论述首见于《内经》，称为"女子不月""月事不来"，傅山所论的"年未老经水断"即为现代医学所说的卵巢早衰。

月经的产生是脏腑、天癸、气血、冲任共同协调作用于胞宫的结果，肾、天癸、冲任、胞宫是产生月经的主要环节，因此其中任何一个环节发生功能失调都可导致血海不能满溢，但其原因归纳起来不外虚实两端。虚者，多因肾气不足，冲任虚弱；或肝肾亏损、精血不足；或脾胃虚弱，气血乏源；或阴虚血燥等导致精亏血少，冲任血海空虚，源断其流，无血可下而致经闭。实者，多为气血阻滞或痰湿流注下焦，使血流不通，冲任受阻，经血不得下而成经闭。临床常见气血虚弱、肾气亏损、阴虚血燥、血瘀气滞、痰湿阻滞、寒凝血滞等证型。

临床特点

1. 卵巢轴异常

（1）子宫性闭经：由子宫内膜对卵巢不能产生正常的反应而引起，月经调节功能正常，卵巢有功能。多见于子宫内膜结核、严重的产后盆腔感染等。

（2）卵巢性闭经：由于卵巢性激素水平低落，子宫内膜不发生周期性变化而致。卵巢早衰患者会像绝经期妇女那样出现雌激素低下症候群。一些卵巢早衰患者可同时合并有自身免疫性疾病，则会有相应疾病的症状体征。

（3）垂体性闭经：是由垂体前叶的器质性疾病或功能失调影响促性腺激素的分泌出现闭经。

（4）下丘脑性闭经：最为常见，是由于下丘脑功能失调而影响垂体，进而影响卵巢致病。

2. 其他内分泌代谢疾病 甲状腺功能亢进或减低、肾上腺皮质功能亢进或减低、先天性肾上腺皮质增生、胰岛素抵抗或代谢综合征（多囊卵巢综合征）。

干预与管理

（一）针灸治疗原则和特点

1. 针灸治疗原则 虚则补之，实则通之，虚以滋养肝肾、补气养血为主，实以活血调气为主。

2. 针具选择 芒针、毫针。

（二）治疗方案

第一步：芒针治疗（同慢性前列腺炎篇）

第二步：毫针治疗

（1）取穴

主穴：膈俞、肝俞、肾俞、脾俞、归来、三阴交。

配穴：气血虚弱证：气海、足三里；肾气亏损证：太溪、气海；阴虚血燥证：太溪、血海；血瘀气滞证：地机、太冲；痰湿阻滞证：阴陵泉、丰隆；寒凝血滞证：命门、腰阳关。

（2）操作方法：归来穴用 3 寸毫针斜刺进针，以针感向会阴部放射为度，余穴常规针刺，得气后行平补平泻手法，留针 30 分钟。

第三步：TDP 治疗

留针时配合腰骶部 TDP 照射治疗。

（三）治疗心得

1. 治疗现状 目前对于器质性病变引起的闭经针对病因治疗，功能性闭经的治疗多采用药物治疗，对于宫腔形态正常、子宫内膜受损、发育不良及低雌激素的患者，行雌孕激素周期疗法，小剂量阿司匹林合并维生素 E 治疗有创伤的子宫内膜已逐渐在临床上应用，特别是在激素治疗无效的情况下可使用该方法。

临床卵巢早衰所致闭经证型很多，原因涉及遗传、免疫、代谢异常、放化疗因素、感染因素、医源性因素及心理因素等。激素替代周期疗法是目前针对卵巢早衰性闭经患者广泛应用的治疗方法，30% 卵巢早衰属于免疫性疾病，免疫抑制治疗能够恢复卵巢的功能，但长期应用副反应大，疗效不确切。中医根据不同证型采用滋肾养血、活血化瘀、健脾豁痰、理气通经、温肾健脾的方法对闭经的治疗有效，中药能明显提高卵巢对促性腺激素的反应性和卵巢中性激素的含量。但因疗程较长，效果也不甚稳定。

2. 临床体会

（1）关于疗效评价：本方案主要针对功能性病变引起的闭经，对于卵巢功能早衰引起的卵巢性闭经、垂体前叶功能减退导致的垂体性闭经、下丘脑性闭经疗效较好，对于子宫性闭经、器质性病变引起的闭经疗效不佳。北京房毓恭教授团队采用本法对卵巢早衰做了大样本的临床观察，取得了一定的成果，值得推广。

（2）关于疗程安排：本病治疗见效较慢，根据个体差异，疗程或长或短，隔日针灸 1 次，15 次为 1 个疗程，持续 3 个疗程。如果针刺后月经已至，也需继续针刺巩固疗效，坚持继续治疗 1 个疗程。每个疗程之间可以休息 1 周。

（四）注意事项

1. 对于原发性闭经要查寻病因，必要时要针对原发病进行治疗。

2. 本病与精神情绪有很大关系，嘱患者注意调节情绪，保持乐观心态，减少精神刺激。

六十、产后缺乳

产后乳汁甚少或全无，称"缺乳"，亦称"乳汁不足""乳汁不行"。产后缺乳多发生在产后数天至半个月内，也可发生在整个哺乳期。临床上以初产后的缺乳最为常见。中医学认为其病因有虚实之分，虚者多为气血虚弱，乳汁化源不足；实者多因肝气郁结，或气滞血凝，乳汁不行。

临床特点

产后缺乳的特点为产后乳汁分泌不足，甚至可能全无，不能满足婴儿的需要，甚至影响婴儿的生长发育。产妇除了以上表现之外，经常伴随其他不适症状，例如乳房胀满疼痛、食欲不振、胸闷心烦、精神抑郁或自觉发热等。

干预与管理

（一）针灸治疗原则和特点

1. 针灸治疗原则　益气补血，疏肝解郁，通络下乳。

2. 针具选择　磁圆梅针、毫针。

（二）治疗方案

第一步：磁圆梅针治疗

（1）部位：足太阴脾经、足阳明胃经、足少阳胆经、足厥阴肝经。

（2）操作方法：以右手拇、示指握持针柄中部，中指、环指轻握针柄后部，小指轻托针柄末端，使虎口向内，针头垂直。手臂悬空，右肘屈曲90°，以腕部运动形成主要的叩击力量，同时运用中指、环指、小指的撬力。腕力与指力两者巧妙配合，灵活"弹刺"。循经叩打，以皮肤潮红为度。

第二步：毫针治疗

（1）取穴

主穴：少泽、肩井、乳根 / 天池。

配穴：气血亏虚证：脾俞、胃俞、足三里、三阴交；肝气郁滞证：膻中、支沟、阳陵泉、太冲。

（2）操作：常规毫针针刺，留针 30 分钟。

（三）治疗心得

1. 治疗现状　目前西医对于产后缺乳尚无特别有效的治疗方法，有用催产素肌肉注射或者吸奶器吸出乳汁等方法。中医治疗产后缺乳多用穿山甲、王不留行等中药，但费用较高，起效较慢，且在哺乳期每日服用中药，有些药物可能经过乳汁排泄，对婴儿有影响，故使用中医外治更具优势。

2. 临床体会

（1）关于疗效评价：我们体会针刺治疗乳少效果很好，一般治疗 1 次即起效，3 次以内即可治愈。所以临床治疗宜首选针灸疗法。这可能与针刺疗法可调节下丘脑－垂体轴的功能，有效促进催产素、催乳素增多，同时减少雌激素及孕激素的分泌，降低其抑制催乳素的作用有关，从而共同促进乳汁分泌。而且操作简便，疗程短，疗效快，便于推广应用。

（2）关于疗程：一般 1～3 次即可治愈。

（3）产后缺乳者，若乳汁淤积，排出不畅，则很容易导致急性乳腺炎的发生。因此要积极治疗产后乳少病症，避免进一步发展为急性乳腺炎。事实上，急性乳腺炎早期（郁乳期）仍可使用本法治疗。

（四）注意事项

1. 哺乳时间每次能超过 30 分钟最佳。前乳、后乳营养成分不同，哺乳时将一边奶水吸净后再换另一边。

2. 多摄取汤类饮食，如鲫鱼汤、花生猪蹄汤、排骨海带汤等。

3. 情绪波动对乳汁分泌具有重要影响，尽可能保持心情愉快，并保证充足睡眠。

六十一、小儿外感发热

小儿外感发热是小儿时期最常见的疾病，以发热、鼻塞、流涕、喷嚏、咽部刺激症状为主要临床表现，具有热证多寒证少、年龄愈小兼证愈多的特点。小儿外感发热常因急性上呼吸道感染引起。急性上呼吸道感染简称上感，俗称"感冒"，是小儿最常见的疾病。它主要侵犯鼻、鼻咽和咽部，导致急性鼻炎、急性咽炎、急性扁桃体炎等，常统称上呼吸道感染。

临床特点

1. 轻型　有明显的上呼吸道感染症状，鼻分泌物明显增加，全身症状轻微或无，自然病程 2 ~ 4 天。

2. 中型　局部症状较轻型严重，且有一定的全身症状，如恶寒、发热、头痛、全身不适等，自然病程 1 周左右。

3. 重型　有明显的上呼吸道感染症状及全身症状，如发热、全身不适、食欲不振、倦怠无力、头痛，常有咳嗽、鼻部症状较以上各型更加显著。

干预与管理

（一）针灸治疗原则和特点

1. 针灸治疗原则　解表散热。

2. 针具选择　三棱针、毫针。

（二）治疗方案

第一步：三棱针治疗

（1）取穴：少商、商阳、四缝。

（2）操作方法：穴位局部常规碘伏消毒后，三棱针点刺放血。

第二步：毫针治疗

（1）取穴：大椎、曲池、外关、鱼际。

（2）操作：穴位局部消毒后，轻浅刺激不留针。

（三）治疗心得

1. 治疗现状 发热是儿科最常见的一种病证。西医目前治疗小儿发热临床多用退热药、抗生素或抗病毒治疗，疗效不理想，且反复使用抗生素等药物易产生菌群失调等不良反应，还影响小儿的生长发育。中医治疗小儿外感发热以中药为主，但因为喂养不好配合，取效又慢，故而探讨一种更加优化的治疗方案非常必要。

2. 临床体会

（1）关于疗效评价及疗程安排：小儿发热时，针刺组合治疗可以有效控制体温，一般治疗 1 次奏效。

（2）关于小儿发热伴惊厥的问题：小儿高热控制不当常常会导致惊厥，这种情况在临床上非常多见，故而小儿发热要及时控制，避免惊厥的发生。若惊厥一旦发生，可以先予毫针针刺人中穴以救急缓解惊厥症状，然后再予三棱针点刺放血以退热。

（3）关于小儿发热伴食积的问题：小儿脾常不足，加之饮食不知自节，故易为乳食所伤。胃伤脾损，乳食停滞，化湿酿热，郁阻气机，湿热不得外达，发为"食积热"，伴舌苔腻或可闻及口臭，故本法特选"四缝"穴以消食化滞，调理肠胃，此时亦可配合口服七珍丹，或配合捏脊治疗。

（4）关于配合其他疗法的问题：由于小儿病情变化迅速，若针刺后效果不理想者，应及时配合中西医其他疗法，以免贻误病情。

（四）注意事项

1. 平时注意体格锻炼，多做户外活动，多晒太阳，增强体质。
2. 合理喂养，适时添加辅食。

六十二、小儿咳嗽

咳嗽是小儿肺系疾患中的一种常见病症。《幼幼集成·咳嗽证治》指出："凡有声无痰谓之咳，肺气伤也；有痰无声谓之嗽，脾湿动也；有声有痰谓之咳嗽，初伤于肺，继动脾湿。"小儿咳嗽有外感咳嗽和内伤咳嗽之分，临床所见，外感咳嗽多于内伤咳嗽。此外，古代文献尚有"百晬嗽"的记载，这是指乳儿在生后百日以内的咳嗽，亦称"乳嗽"或"胎嗽"。

西医认为咳嗽是为了排除呼吸道分泌物或异物而发生的一种身体防御反射动作。一般咳嗽多先有短促的深呼吸，继而声门迅速关闭，同时呼吸肌、肋间肌、横膈肌剧烈收缩，使胸内压力升高，最后声门突然开启，肺内被压空气和分泌物随之咳出，即成咳嗽。

临床特点

本病一年四季均可发生，而以冬春为多，在季节变换及气候骤变时更易发病。各年龄儿童均可发病，其中3岁以内的婴幼儿为多见，年龄愈小，症状也多愈重。由于小儿肺脏娇嫩，卫外机能未固，外感时邪每易犯肺，使肺气失于清肃，而发生咳嗽。

本病一般预后较好，若治疗不当，调护失宜，则反复迁延，若因邪未去而进一步发展，病情随之加重，可转为肺炎喘嗽。

干预与管理

（一）针灸治疗原则和特点

1. 针灸治疗原则　外感咳嗽宜疏散外邪，宣肺止咳；内伤咳嗽应调和脏腑，理肺止咳。

2. 针具选择　三棱针、毫针。

（二）治疗方案

第一步：三棱针治疗

取穴：少商、商阳、四缝。

操作方法：将患儿手指固定，常规消毒后，用三棱针点刺放血。

第二步：毫针治疗

取穴：孔最、肺俞、列缺。

操作方法：以上取穴均以0.5寸毫针速刺不留针。

（三）治疗心得

1. 治疗现状　小儿咳嗽常见于上呼吸道感染、支气管肺炎、肺炎等疾病，西医多使用抗生素、补液、雾化等治疗。能够有效缓解症状，但其副作用较大。使用中医针灸、中药治疗，既能减轻临床症状，也可减少药物副作用。

2. 治疗体会

（1）关于疗效评价：针刺镇咳疗效肯定，这可能与针刺后可即刻缓解气管、支气管痉挛有关。临床所见无论中医辨证何型咳嗽，针刺均可缓解咳嗽症状，特别是小儿夜间痉咳难静者，只用三棱针点刺少商、商阳放血，皆可立竿见影。

（2）关于配合小儿推拿：对于婴幼儿，临床上可联合小儿推拿治疗，常用推拿疗法有清肺经、按天突、推膻中、开璇玑、揉乳旁、揉乳根、擦背。外感咳嗽推攒竹、推坎宫、推太阳、黄蜂入洞、拿风池、推上三关、退下六腑、拿合谷，以疏风解表。内伤咳嗽加揉二马，按揉气海、揉肺俞、揉肾俞，以补脾养肺益肾。

（3）关于配合中药治疗：对于适合服用中药的患儿，可配合中药治疗，但须辨证化裁。对于久咳不止、咳嗽少痰者，须酌加少量润肺止咳之品，如川贝、沙参之类。

（4）年龄稍大的患儿，可在背部走罐、刮痧。

（四）注意事项

1. 应适当增加户外活动，加强身体锻炼，增强抗病能力。注意气候变化，防止受凉，特别是秋冬季节，注意保暖，以防外感。

2. 内伤咳嗽常反复发作，久治不愈或暂愈而复发者，为肺肾不足，抗病能力薄弱，在咳嗽缓解期应作扶正治疗，重在补肺、肾，补虚固本，以图根治。

3. 发病期间应注意保持室内空气流通，避免刺激性气体。还应适当休息，多饮水，清淡饮食。

六十三、小儿疳证

小儿疳证是指由于喂养不当或多种疾病的影响，使脾胃受损、气液耗伤而引起的一种慢性疾病。一般认为，"疳"之含义有二：一是"疳者甘也"，指病因为小儿恣食肥甘厚味，损伤脾胃，积滞中焦；二是"疳者干也"，指日久气液干涸，形体羸瘦，形成疳证。临床以形体消瘦，面色无华，毛发干枯，精神萎靡或烦躁，饮食异常，大便不调为特征。病久则易合并其他疾病而危及生命。临床常见脾胃失和、脾胃虚损等证型。本病发病无明显季节性，临床尤多见于5岁以下小儿，西医学的小儿营养不良和多种维生素缺乏症等营养障碍疾病属本病范畴。

临床特点

本病多见于5岁以下婴幼儿，可见于小儿喂养不当、消化不良、慢性腹泻及肠寄生虫、结核病等。患儿面黄肌瘦、头大颈细、头发稀疏、精神不振、饮食异常、腹胀如鼓或腹凹如舟、青筋暴露等。中医根据病情分为疳气、疳积、干疳。

干预与管理

（一）针灸治疗原则和特点

1. 针灸治疗原则　健脾益胃，化滞消疳。
2. 针具选择　三棱针、毫针。

（二）治疗方案

第一步：三棱针治疗

（1）取穴：四缝穴。

（2）操作：四缝穴严格消毒后，用三棱针点刺 0.1～0.2 寸，出针后迅速挤出少量黄白色透明样黏液或出血，并用消毒干棉球擦干。

第二步：毫针治疗

（1）取穴

主穴：中脘、足三里。

配穴：脾胃失和证：脾俞、胃俞；脾胃虚损证：脾俞、胃俞、气海、关元；食积重者：下脘、璇玑、腹结；虫积：天枢、百虫窝；重症疳积：神阙、气海、脾俞、膏肓、肾俞。

（2）操作：中脘用毫针平补平泻法，足三里用补法。配穴按虚补实泻法操作，重症疳积之配穴用灸法。对婴幼儿可采取速刺不留针。

第三步：捏脊治疗

两手沿脊柱两旁，由下而上连续地挟提肌肤，边捏边向前推进，自尾骶部开始，一直捏到项枕部为止（一般捏到大椎穴，也可延至风府穴）。具体操作方法是用拇指指腹与示指、中指指腹对合，挟持肌肤，拇指在后，示指、中指在前。然后示指、中指向后捻动，拇指向前推动，边捏边向项枕部推移。重复 3～5 遍后，再按揉肾俞穴 2～3 次。

（三）治疗心得

1. 治疗现状　西医多采用口服酵母片及促进消化类药物治疗，无特殊疗法。虽然针灸类资料全部介绍四缝穴是治疗本病的专穴，但没有形成完整的治疗方案。

2. 临床体会

（1）关于四缝穴点刺问题：中指指缝较其余三指指缝最大，治疗时应先点刺中指。若小儿不能耐受，则至少在中指指缝进行点刺，若能耐受，最好将双手四缝穴全部点刺。采用提捏刺法，出针后迅速推挤，见有黄白色透明样黏液，可夹有少许血丝。

（2）关于捏脊疗法：在推拿学教材中有专篇介绍，此处不加赘述。临床单用捏脊疗法，对小儿也有很好的强体效应。于本病配合四缝穴治疗效果更好。

（3）关于疗程安排：1周1次，1～3次即可。

（四）注意事项

1. 要合理喂养小儿，尽可能给予母乳喂养，及时添加辅食，注意营养补充，要给予高蛋白及高热量正常饮食或软食，以分次多餐为宜。

2. 纠正偏食和嗜食异常等不良习惯。

3. 适当安排小儿户外活动及身体锻炼，以增进食欲，提高消化能力。

六十四、小儿泄泻

小儿泄泻西医学称为婴幼儿腹泻，是一组由多病原、多因素引起的以大便次数增多和大便性状改变为特点的消化道综合征。是我国婴幼儿最常见的疾病之一。6个月至2岁婴幼儿发病率高，一岁以内患儿约占半数，是造成儿童消化不良、生长发育障碍的主要原因之一。

小儿泄泻，是以大便次数、数量增多，粪质稀薄，甚如水样为特征的一种小儿常见病。本病一年四季均可发生，但夏秋季节发病者占绝大多数，因夏秋季小儿脾胃易为暑湿、风寒和饮食所伤，故易患泄泻。《古今医统·幼幼汇集·泄泻门》："泄泻乃脾胃专病，凡饮食、寒、热三者不调，此为内因，必致泄泻"。此外本病还与患儿体质密切相关。临床常见伤食泻、风寒泻、湿热泻、寒湿泻、脾虚泻、脾肾阳虚泻等证型。

临床特点

大便次数比平时增多；大便性状有改变，呈稀水样、蛋花汤样或脓血样改变。

急性腹泻病：病程在2周以内。迁延性腹泻病：病程在2周至2个月。慢性腹泻病：病程在2个月以上。

轻型：无脱水，无中毒症状。中型：轻至中度脱水或轻度中毒症状。重型：重度脱水或有明显中毒症状（烦躁、精神萎靡、嗜睡、面色苍白、高热或体温不升、白细胞计数明显增高等）。

干预与管理

（一）针灸治疗原则和特点

1. 针灸治疗原则　运脾化湿。
2. 针具选择　三棱针、毫针、艾条。

（二）治疗方案

第一步：三棱针治疗

取穴：四缝穴。

操作：行提捏点刺。点刺后挤出黄白色透明黏液。

第二步：毫针治疗

（1）取穴

主穴：天枢、合谷、足三里。

配穴：伤食泻：下脘，里内庭；风寒泻：风池；湿热泻：少商，商阳，水分，曲池；寒湿泻：关元，阴陵泉；脾虚泻：中脘，气海；脾肾阳虚泻：关元。

（2）操作：按照常规毫针针刺手法治疗。

第三步：艾灸治疗

就诊时足三里采用温针灸法；并嘱家长自行对患儿足三里穴施雀啄灸法，每次施灸 15 ~ 20 分钟，以灸至局部稍有红晕为度。

（三）治疗心得

1. 治疗现状　目前西医儿科治疗此病，多采用调整饮食，纠正水、电解质紊乱及酸碱平衡，保护肠黏膜，肠道微生态疗法。这些外源性对症治疗，短期疗效好，但不能长期使用，以防依赖。控制感染一般使用抗生素，但应用不当会导致继发性腹泻。中药调理副作用小，但由于口感欠佳，患儿拒药现象普遍。

2. 临床体会

（1）关于四缝穴的选取：一般资料介绍，四缝穴用于疳证，但临床体会，用于小儿泄泻也有较好效果。三棱针点刺并挤出黏液，能健脾行气、提高免疫力、促进婴幼儿生长发育。点刺深浅根据年龄、体质决定。

（2）关于足三里灸法的应用问题：艾灸足三里穴有补益脾胃、调和气血、扶正培元之功，古人把三里灸又称为长寿之灸，是保健之要穴。小儿肠胃娇弱，常灸三里可祛邪防病。由于方便易学，建议家长在家中自行艾灸，每日 1 次。

（3）关于疗程安排：一般每周行三棱针治疗 1 次，余法可每日 1 次，1 周 1 个疗程，需要 1-2 个疗程。

（4）关于针药配合的问题：适用于迁延性腹泻、久泻的患儿。对不便服药或者服药困难者，可行中药穴位贴敷；随证选方，以颗粒剂配方调水成糊状，敷于神阙穴，并以纱布覆盖。患儿有苔腻、口臭，低烧不退，可服"小儿七珍丹""肥儿丸"涤荡肠道积滞。一般服药后 1 日内排出臭秽或夹杂食物的大便后，症状即可缓解。

（四）注意事项

1. 注意饮食卫生，食品应新鲜、清洁，不吃变质食品，不要暴饮暴食。饭前、便后要洗手，餐具要卫生。

2. 提倡母乳喂养，不宜在夏季及小儿有病疾患时断奶，遵守添加辅食的原则，注意科学喂养。

3. 加强户外活动，注意气候变化，及时增减衣服，防止腹部受凉。

六十五、小儿遗尿

小儿遗尿是指 5 岁以上具有正常排尿功能的小儿，在睡眠中小便不能自行控制的病态表现。本病经久不治，会影响小儿的身心健康。遗尿可分为原发性和继发性，没有明显尿路或神经系统病变者属于原发性遗尿，继发于神经源性膀胱、尿路感染等疾病的遗尿属于继发性遗尿。另外，脊柱腰骶部的器质性异常，如隐性脊柱裂及脊柱裂亦常引起遗尿。

中医学认为肾主封藏，司气化，膀胱主贮藏和排泄小便，小便的正常排泄有赖于肾、三焦和膀胱的气化功能，而三焦的气化又与肺、脾、肾三脏关系密切，遗尿的病因虽在膀胱约束功能失司，但根源是肺、脾、肾三脏功能失调。中医学认为本病的病因病机是湿热下注、肝郁气滞、肾气亏虚等导致三焦气化不利，膀胱开合失司，则发为遗尿。临床常见肾气不足、肺脾气虚、肝经湿热等证型。

临床特点

小儿经常于夜间遗尿，一次甚至数次，或者间隔 1～2 天至数天遗尿一次或多次。患儿常熟睡难醒，不能感到尿意自动醒来排尿，不但不能惊醒，有些甚至在潮湿的衣物或床褥上继续睡眠。部分患儿多数在婴儿时期就开始经常或间断发生遗尿现象，但大都未及时治疗，随着年龄的增长遗尿次数逐渐增多。再者，睡前饮入大量液体、教养上的缺乏、精神创伤等都是引起遗尿的因素。

干预与管理

（一）针灸治疗原则和特点

1. 针灸治疗原则　益肾健脾，固摄膀胱。
2. 针具选择　芒针、毫针、艾条。

（二）治疗方案

第一步：秩边透水道针法治疗

取穴：髂后上棘内缘与股骨大转子内缘连线的上 2/5 与下 3/5 交界处为进针点。

操作方法：患者取俯卧位，暴露臀部，定位进针点，常规消毒后，选用 3～4 寸针，与矢状面成 20° 夹角进针，该角度恰能使针经坐骨大孔而深入，以针感传至会阴部或小腹部为度，不留针。

第二步：毫针治疗

（1）取穴

主穴：气海、水道、足三里、三阴交。

配穴：肾气不足证：关元、肾俞、志室；肺脾气虚证：百会、脾俞、足三里；肝经湿热证：阴陵泉、太冲、期门。

（2）操作方法：穴位常规消毒后，气海穴、水道穴用 3 寸毫针针刺，余穴用 1.5 寸毫针常规针刺。实证用泻法，虚证用补法，得气后留针 30 分钟。

第三步：TDP／艾灸治疗

操作方法：特定电磁波谱（TDP）治疗仪照射腰骶部、小腹部，以皮肤潮红为度；或者艾灸气海、足三里穴以皮肤潮红为度。

第四步：配服中药治疗

以"益肾健脾，固摄膀胱"为原则，根据病证分型配服中药治疗。

（三）治疗心得

1. 治疗现状　目前西医治疗手段以药物为主，包括抑制逼尿肌收缩的药物、增加尿道阻力的药物等，虽能控制症状但远期疗效不理想；其次还有一些辅助功能训练方法如盆底肌训练等。针灸治疗以益肾健脾、固摄膀胱为原则，目前仍然是毫针治疗为主，疗法单一。

2. 治疗体会

（1）关于"秩边透水道"针法在本疾病中的应用：我们在早期的针灸临床中，应用"秩边透水道"针法原本是用于治疗成人泌尿生殖疾患，经过一系列的文献整理、实验研究、尸体解剖、临床论证等证实本针法是通过刺激盆丛神经起效的，盆丛神经恰是支配前列腺、膀胱、尿道的次级神经丛；其机制是调节神经及免疫功能，改善局部的血液循环，使患者局部及全身症状得到改善；经过前期的临床观察发现本针法亦适用于小儿遗尿，通过针刺使盆底肌、尿道括约肌收缩，防止遗尿的发生。只不过需要强调的是，所用的针具不需要 6~7 寸的芒针，只需 3~4 寸的长针即可，不留针。

（2）关于选择适应证的问题：小儿遗尿分为原发性和继发性两种，由心理因素等造成的属于原发性遗尿，由脊柱裂、癫痫等造成的属于继发性遗尿，本法更适用于前者，通过针刺调节大脑皮质下、皮质下中枢及自主神经功能状态，使其作用协调而起效。

事实上，本方案同样对成人女性的压力性尿失禁有较好效果，可以推广使用。压力性尿失禁在成年女性中非常常见，其特点是正常状态下无遗尿，而腹压突然增高时尿液自动流出，如咳嗽、大笑、打喷嚏、跳跃、搬重物或行走过多时，尿液不自主地从尿道口漏出的现象，停止加压时漏尿停止，并不伴有尿频、尿急等症状。患者因不能控制漏尿症状而需长期使用尿垫，不敢长途旅行，畏于参加社交活动，因此容易产生抑郁、自卑等负面情绪，严重影响患者的生活质量和心理健康。也有将此诊断为"神经源性膀胱"的。此时需及时干预治疗，可以采用"秩边透水道"针法治疗，能够直达病所快速起效。北京刘志顺教授团队应用长针中髎、会阳穴施以电刺激，治疗压力性尿失禁取得成功，并发表了高质量论文。我们理解，这也许是同样的治疗效应。

（3）关于疗程安排：针对小儿遗尿者，可隔日治疗 1 次，10 次为 1 个疗程，一般需要 1-2 个疗程。

若是成人压力性尿失禁者，根据患者身体情况，一般在疾病初期需每日或隔日治疗，如果遗尿次数明显减少，症状缓解后可 1 周治疗 2 次，10 次 1 疗程，一般需维持治疗 3 个疗程以巩固疗效，每个疗程之间可休息 1 周。

（4）关于配合药物问题：小儿遗尿患者需消除其心理负担，积极培养小儿养成规律的排尿习惯，或者配服中药益肾健脾，针药结合，提高疗效。对于成人压力性尿失禁患者，若症状明显、遗尿次数多，单用针灸疗法效果不显时可配合中西药以增加尿道阻力、固摄膀胱，促进恢复。

（四）注意事项

1. 由于儿童年龄较小，治疗期间配合较差，留针时间可较成人短，刺激量稍小，家长需做好陪护工作。

2. 医者需掌握本针法的操作要领，在施行"秩边透水道"针法时应嘱患者先排空小便，以免针刺时给患者造成伤害。

参考文献

[1] 崔丽英 . 中国特发性面神经麻痹诊治指南 [J]. 中华神经科杂志 , 2016,49(02):84-85.

[2] 杜元灏 . 循证针灸治疗学 [M]. 北京：人民卫生出版社，2014:122-124.

[3] 孔维佳 . 耳鼻咽喉头颈外科学 [M]. 北京：人民卫生出版社，2006:146-147,498-499.

[4] 杜元灏，董勤 . 针灸治疗学 [M]. 北京：人民卫生出版社，2012:41,138.

[5] 上海交通大学颅神经疾病诊治中心 . 面肌痉挛诊疗中国专家共识 [J]. 中国微侵袭神经外科杂志 ,2014,（11）:528-532.

[6] 王效菊，朱广仁 . 面肌痉挛症的中医分型证治 [J]. 河南中医学院学报 ,1980,（1）:14-16.

[7] 吴江 . 神经病学 [M]. 北京：人民卫生出版社，2005.

[8] 高树中 . 一针疗法 [M]. 2 版 . 济南：济南出版社，2007：99.

[9] 王吉耀 . 内科学 [M]. 2 版 . 北京：人民卫生出版社，2010:427-434.

[10] 柳正植 . 合募配穴法治疗功能性腹泻的临床疗效观察 [D]. 长春中医药大学，2014.

[11] 樊粤光 . 中医骨伤科学 [M]. 北京：高等教育出版社，2007.

[12] 张玉珍 . 中医妇科学 [M].7 版 . 北京：中国中医药出版社 ,2002.

[13] 中华医学会 . 临床诊疗指南·妇产科学分册 [M]. 北京：人民卫生出版社，2009.

[14] 周安方 . 现代中医男科学 [M]. 武汉：湖北科学技术出版社，1996.

[15] 王士贞 . 中医耳鼻咽喉科学 [M].2 版 . 北京：中国中医药出版社，2007.

[16] 丁淑华 . 中医五官科学 [M]. 北京：中国中医药出版社，2006.

[17] 葛均波，徐永健 . 内科学 [M].8 版 . 北京：人民卫生出版社 ,2013.

[18] 李平华 . 肩周炎 [M]. 北京：人民军医出版社，2004.

[19] 符仲华 . 浮针医学纲要 [M]. 北京：人民卫生出版社，2016.

病症索引